教育部生物医学工程类专业教学指导委员会"十四五"规划教材
生物医学工程实践教学联盟规划教材

# 医学数字信号处理实验
## ——基于 MATLAB（微课版）

陈　昕　宋　嵘　主　编

王新沛　刁现芬　刘红秀　巩　萍　副主编

吴　凯　主　审

电子工业出版社
Publishing House of Electronics Industry
北京·BEIJING

## 内 容 简 介

医学信号处理是生物医学工程、智能医学工程、医疗器械工程、康复工程等专业的核心课程，要求学生既要掌握医学信号处理原理，又要将原理与实际应用相结合。本书通过详细讲解体温信号处理、呼吸信号处理、心电信号处理、血氧监测与信号处理、血压监测与信号处理的实验原理和方法，使读者对医学信号处理有一个完整的认知。本书还详细介绍了 MATLAB 软件的安装使用方法以及 MATLAB 的程序设计。本书所有实验基于深圳市乐育科技有限公司出品的 LY-A501 型医学信号采集平台，书中所有程序均通过 LY-A501 型医学信号采集平台的实测验证。

本书配套的资料包括软件、示例程序、PPT 讲义等。这些资料会持续更新，下载链接可通过微信公众号"卓越工程师培养系列"获取。

本书既可以作为高等院校相关专业医学信号处理的入门教材，也可以作为相关行业工程技术人员医学信号处理的入门培训用书。

**图书在版编目（CIP）数据**

医学数字信号处理实验：基于 MATLAB：微课版 / 陈昕，宋嵘主编. —北京：电子工业出版社，2023.3
ISBN 978-7-121-44992-5

Ⅰ．①医…　Ⅱ．①陈…　②宋…　Ⅲ．①数字信号处理－应用－医学－高等学校－教材　Ⅳ．①R-39

中国国家版本馆 CIP 数据核字（2023）第 016834 号

责任编辑：张小乐　　文字编辑：曹　旭
印　　刷：三河市华成印务有限公司
装　　订：三河市华成印务有限公司
出版发行：电子工业出版社
　　　　　北京市海淀区万寿路 173 信箱　邮编：100036
开　　本：787×1092　1/16　印张：13　字数：346 千字
版　　次：2023 年 3 月第 1 版
印　　次：2023 年 9 月第 2 次印刷
定　　价：48.00 元

凡所购买电子工业出版社图书有缺损问题，请向购买书店调换。若书店售缺，请与本社发行部联系，联系及邮购电话：（010）88254888，88258888。

质量投诉请发邮件至 zlts@phei.com.cn，盗版侵权举报请发邮件至 dbqq@phei.com.cn。

本书咨询联系方式：（010）88254462，zhxl@phei.com.cn。

# 前　言

　　监护仪是医疗器械中的经典，历史悠久且使用简单，因此很多高校在进行课程设计时都首选监护仪或其子模块，如体温、呼吸、心电、血氧和血压等参数模块。监护仪的设计需要多门课程的知识支撑，包括电路设计与制作、嵌入式系统开发、医学信号处理、软件系统设计等。按照常规的学习路径，监护仪的设计可分为 4 个环节：①设计参数测量电路并制作电路板；②基于电路板设计嵌入式应用软件；③在嵌入式应用软件的基础上实现算法；④设计软件交互界面，实现参数测量与显示。这个学习路径存在一个显著的问题，就是下游环节严重依赖上游环节的验证通过，因此每个环节都不能出错。例如，电路板调试未通过，就无法启动嵌入式应用软件设计。为了解决这个问题，我们提出了一种创新式的学习路径——并行模式。例如，在电路设计环节，算法和软件已验证通过，学生只需要专注于模拟电路的设计，进行电路分析和 PCB 设计与制作；在算法实现环节，硬件和软件已验证通过，学生只需要专注于医学信号处理部分。用"黑盒""白盒"来标记学习情况，当专注于一个环节时，其他 3 个环节均为"黑盒"，每当完成一个环节后，就将该环节从"黑盒"转换为"白盒"。当所有环节都变为"白盒"，即完成所有环节的学习之后，学生再按照正向设计理念，先设计参数测量电路并制作电路板，再进行嵌入式程序设计和算法实现，最后设计软件交互界面。"磨刀"过程看起来漫长，却不耽搁"砍柴"。而且，这种方式最大的优势在于，每个环节一旦出问题，都可以静下心来调试。

　　基于并行模式的学习路径，本书聚焦于第 3 个环节，即算法实现，也称为医学信号处理。本书不局限于理论，因为很多人都懂得信号处理的理论知识，如傅里叶变换、IIR 滤波器设计和 FIR 滤波器设计等；同样，很多人都知道常见的人体生理参数测量原理，如通过脉搏波和袖带压拟合抛物线，然后根据抛物线计算收缩压、平均压和舒张压。但是，这些毕竟都是理论，，还须经过实战验证，正所谓"纸上得来终觉浅，绝知此事要躬行"。而且，实战环节也并非那么简单。首先，要有硬件设备；其次，要对软件环境非常熟悉；最后，需要反复实验，将理论与实践深度融合，直至得到满意的实验结果。

　　本书正是一本理论和实践相融合的实用型教材，全书共 10 章。其中，第 1、2 章主要介绍 MATLAB 软件的安装使用，以及 MATLAB 的程序设计和调试；第 3 章通过对打包解包小工具的设计介绍 PCT 通信协议，以及打包解包小工具中用到的 GUI 控件，如触控按钮、可编辑文本、静态文本和面板；第 4 章通过对串口助手小工具的设计介绍 MATLAB 中的串口应用，以及串口助手小工具中用到的 GUI 控件，如复选框和弹出式菜单；第 5 章通过对数据处理小工具的设计介绍 MATLAB 中的文件打开与保存对话框、数据格式化输出、基本的二维绘图、定时器，以及数据处理小工具中用到的 GUI 控件，如坐标轴、按钮组和单选按钮；第 6～10 章分别介绍体温信号处理、呼吸信号处理、心电信号处理、血氧监测与信号处理、血压监测与信号处理，包括实验原理及详细的实验步骤。

　　如何使用本书？建议读者分 3 个阶段进行学习。第一阶段：通过第 1、2 章学习 MATLAB 软件的安装使用，以及 MATLAB 程序设计和调试；通过第 3～5 章学习 MATLAB 常用 GUI 控件、PCT 通信协议、绘图和串口通信等，为学习五大人体生理参数信号处理做铺垫。第二阶段：通过第 6～10 章的学习，对体温、呼吸、心电、血氧和血压信号处理形成较深刻的认识，并掌握基本的医学信号处理方法。第三阶段：从五大人体生理参数中选择一项或若干项，自行设计一套带有微控制器的生理参数测量系统，如心电测量系统，编写与 MATLAB 对应的 C 语言代码，并在硬件系统上进行验证。由于本书属于实战性很强的教材，建议读者按照实验步骤完成每章实验之后，进一步完成本章任务和本章习题。另外，在第三阶段中如果遇到电路设计的问题，可以参阅《现代医学电子仪器原理与设计实验》（余学飞、陈昕主编），寻找解决途径。第一阶段和第二阶段属于必做环节，第三阶段属于选做环节。

本书配有丰富的资料包，包括软件、示例程序、PPT 讲义等。这些资料会持续更新，下载链接可通过微信公众号"卓越工程师培养系列"获取。

陈昕和宋嵘确定了本书的编写思路，指导全书的编写，对全书进行统稿，并与王新沛、刁现芬、刘红秀和巩萍共同参与了本书的编写，吴凯对全书进行了严格的审核。本书配套的 LY-A501 型医学信号采集平台和示例程序由深圳市乐育科技有限公司开发，深圳市乐育科技有限公司还参与了本书的编写。

由于编者水平有限，书中难免有不成熟和错误的地方，恳请读者批评指正。读者反馈问题、获取相关资料或遇到实验平台技术问题，可发邮件至邮箱：ExcEngineer@163.com。

# 目 录

# 1 MATLAB 概述

MATLAB 是美国 MathWorks 公司出品的一款面向科学计算、可视化及交互式程序设计的商业数学软件，主要用于算法开发、数据可视化、数据分析及数值计算，应用十分广泛。本章主要介绍 MATLAB 软件、工作环境、M 文件及程序调试。

## 1.1 MATLAB 软件介绍

### 1.1.1 MATLAB 简介

MATLAB 是由 Matrix 和 Laboratory 两个单词的前 3 个字母组合而成的，意为矩阵实验室。它将数值分析、矩阵计算、科学数据可视化及非线性动态系统的建模和仿真等诸多强大的功能集成于一个易于使用的视窗环境中，为科学研究、工程设计和需要进行有效数值计算的众多科学领域提供了一种全面的解决方案，并在很大程度上摆脱了传统非交互式编程语言（C、FORTRAN 等）的编辑模式。

MATLAB 和 Mathematica、Maple 并称为三大数学软件。MATLAB 在数学类科技应用软件中的数值计算方面首屈一指。MATLAB 有矩阵运算、绘制函数图形、实现算法、创建用户界面、连接其他编程语言的程序等功能，主要应用于工程计算、控制设计、信号处理与通信、图像处理、信号检测、金融建模设计与分析等领域。

MATLAB 的基本数据单位是矩阵，它的指令表达式与数学、工程中常用的形式非常相似，所以在解决相同的问题时，MATLAB 的操作比 C、FORTRAN 等语言更简洁，同时 MATLAB 也吸收了其他软件的优点，因而成为一个强大的数学软件。新的 MATLAB 版本中也加入了对 C、FORTRAN、C++、Java 等语言的支持。

### 1.1.2 MATLAB 特点与应用

MATLAB 有两种基本的数据：数组和矩阵。从形式上两者不好区分，但可以根据所采用的运算法则或函数加以区分。在 MATLAB 中，矩阵运算时把矩阵视为一个整体，基本与线性代数中的处理方法一致；数组运算时虽然在形式上将数组视为一个整体，但本质上运算对象是数组中的每个元素。当 MATLAB 把矩阵或数组独立地当成一个运算量时，可以兼容向量和标量；矩阵和数组中的元素可以是复数，也可以是实数集。这些是 MATLAB 最基本的特点，除此之外，MATLAB 还具有以下几个特点。

#### 1. 强大易用

MATLAB 是一种解释性语言，支持向量和矩阵运算，这些运算是解决工程和科学问题的基础。MATLAB 几乎提供了传统编程语言的所有功能，包括运算符、流程控制、数据结构、数据类型、输入/输出、程序调试和面向对象编程等。使用 MATLAB 语言时，用户不需要执行声明变量、指定数据类型及分配内存等低级管理任务，并且在进行一些复杂的运算时可以直接调用 MATLAB 的库函数。因此，一行 MATLAB 代码可以等效于多行传统编程语言（C、FORTRAN、C++、Java 等）代码，使得开发变得简单、高效。

**2．跨平台**

MATLAB 可以运行在多种操作系统中，如 Windows、Linux、iOS。在一个平台上编写的程序，同样可以在其他平台上正常运行；在一个平台上编写的 M 文件，在其他平台上也可以进行编译、调试。跨平台的优点有利于用户在不同平台上协同开发，用户可以方便地将一个平台上编写的程序移植到新的平台中。

**3．函数库**

MATLAB 包含了大量的基本数学运算函数，这些函数经过各种优化和容错处理，用户可以非常方便地通过调用函数提高开发效率。另外，MATLAB 还提供很多专用的工具箱，帮助用户解决专业问题，如信号处理、自动控制、通信、图像处理、神经网络等。为了让 MATLAB 函数库更丰富、功能更强大，工程和科学领域中的最新研究成果也会源源不断地更新到 MATLAB 的函数库中。

**4．强大的绘图能力**

MATLAB 不仅能绘制二维曲线，还能绘制三维曲面，体现了强大的绘图能力。这种绘图能力为数据的图形化显示提供了有效的方式，使数据显示更加生动、形象，有利于显示数据间的内在关系。

**5．用户图形界面**

MATLAB 可以使用 Guide 工具箱创建图形用户界面（Graphical User Interface，GUI），类似于 Visual Studio 的 MFC 和 WinForm。用户图形界面包含触控按钮、滑动条、单选按钮、复选框、可编辑文本、静态文本、弹出式菜单、列表框、切换按钮、坐标区、面板和 Active X 控件，用户可以通过 MATLAB 函数完成交互式图形用户界面的设计。

基于以上特点，MATLAB 的应用范围十分广泛，典型应用包括数据分析、数值和符号计算、工程与科学绘图、控制系统的设计与仿真、医学数字信号处理、数字图像处理、通信系统设计与仿真、财务与金融工程、管理与调度优化计算和新算法的研究开发。

### 1.1.3　MATLAB 安装

在本书配套资料包的"02.相关软件\MATLAB R2018b\R2018b_win64"文件夹中，双击运行 setup.exe，在如图 1-1 所示的界面中，选中"使用文件安装密钥"单选按钮，然后单击"下一步"按钮。

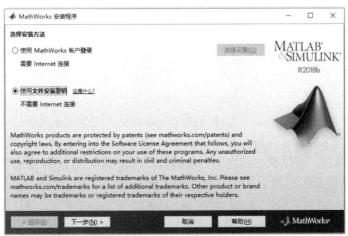

图 1-1　MATLAB 安装步骤 1

　　在如图 1-2 所示的"许可协议"界面中，选中"是"单选按钮，接受许可协议的条款，然后单击"下一步"按钮。

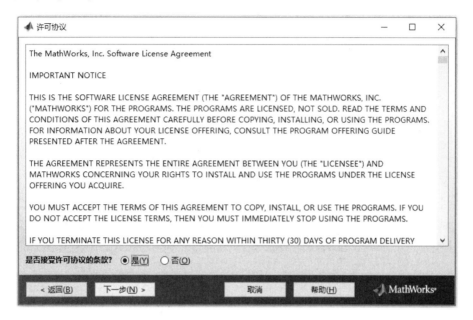

图 1-2　MATLAB 安装步骤 2

　　在如图 1-3 所示的"文件安装密钥"界面中，填写文件安装密钥，然后单击"下一步"按钮。

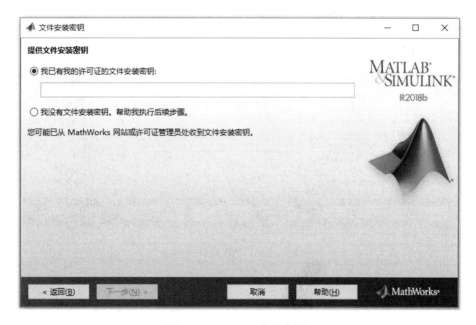

图 1-3　MATLAB 安装步骤 3

　　在如图 1-4 所示的"文件夹选择"界面中，单击"浏览"按钮更改软件的安装路径，由于 MATLAB R2018b 的安装文件大约有 20GB，因此不建议安装在 C 盘，这里选择安装在"D:\MATLAB\R2018b"文件夹中，然后单击"下一步"按钮。

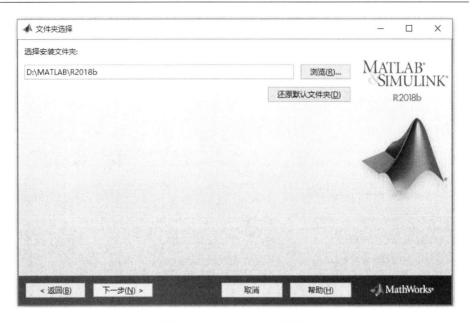

图 1-4　MATLAB 安装步骤 4

在如图 1-5 所示的"产品选择"界面中，选择安装所有产品，然后单击"下一步"按钮。

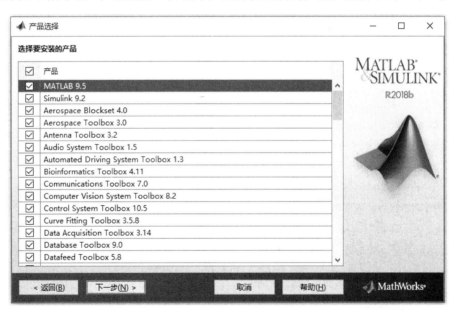

图 1-5　MATLAB 安装步骤 5

在如图 1-6 所示的"安装选项"界面中，勾选"桌面"和"开始菜单"复选框，然后单击"下一步"按钮。

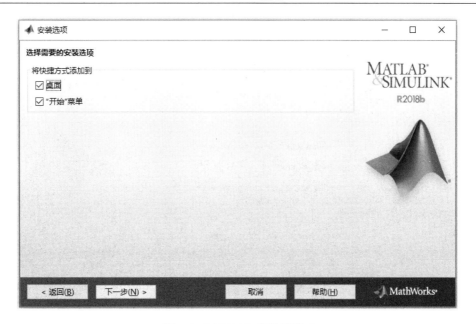

图 1-6　MATLAB 安装步骤 6

在如图 1-7 所示的"确认"界面中，单击"安装"按钮。

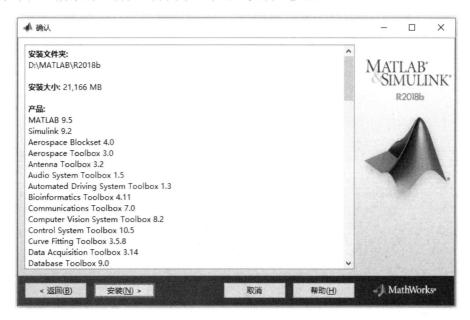

图 1-7　MATLAB 安装步骤 7

在如图 1-8 所示的"产品配置说明"界面中，单击"下一步"按钮。

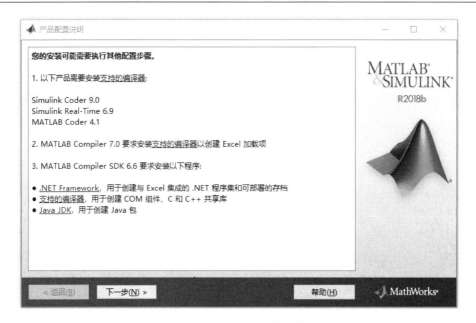

图 1-8　MATLAB 安装步骤 8

这时，出现如图 1-9 所示的"安装完毕"界面，单击"完成"按钮。

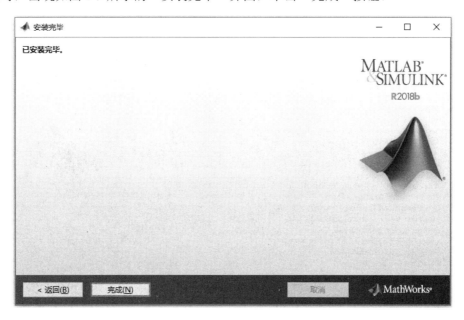

图 1-9　MATLAB 安装步骤 9

# 1.2　MATLAB 工作环境

运行 MATLAB R2018b 软件，MATLAB 工作界面如图 1-10 所示，下面依次介绍该工作环境下的菜单/工具栏、当前路径栏、当前文件夹窗口、命令行窗口和工作区窗口。

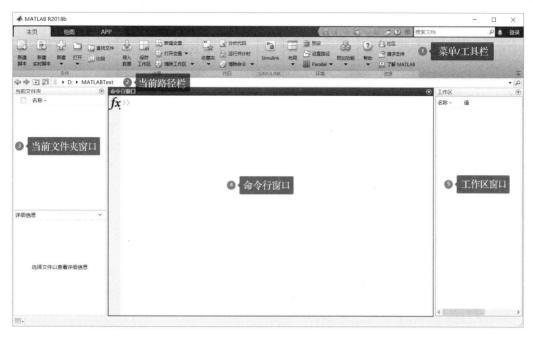

图 1-10    MATLAB 工作界面

### 1. 菜单/工具栏

菜单/工具栏有 3 个标签页，分别为主页、绘图和 APP。其中，在"主页"标签页下有新建文件、打开文件、导入数据、保存数据、设置路径等功能；在"绘图"标签页下有数据的绘图功能；在"APP"标签页下有各应用程序的入口。

### 2. 当前路径栏

当前路径指的是 MATLAB 用来查找、打开、保存文件的位置，该路径显示当前文件夹所在的位置，可以在此处修改路径从而打开不同的文件。

### 3. 当前文件夹窗口

MATLAB 借鉴 Windows 资源管理器管理磁盘、文件夹和文件的思想，设计了当前文件夹窗口。用户可以对该窗口中的文件夹进行新建、复制、删除和重命名等操作，还可以通过该窗口打开、编辑和运行 M 文件及载入 MAT 文件等。

### 4. 命令行窗口

MATLAB 的命令行窗口提供了非常友好的交互功能，用户可以在此窗口中输入变量、函数和表达式等，输入完成后回车，系统即可执行相应的操作。将光标置于命令行窗口中，按键盘上的向上方向键，可以调出命令历史记录窗口，通过该窗口可以追溯、查找历史命令。

### 5. 工作区窗口

MATLAB 要处理各种数据，需要一个专门的内存空间，这个空间就是工作区窗口。工作区窗口中的变量既可以被命令行窗口中的命令调用，也可以被脚本文件和函数文件中的命令调用。双击该窗口中的变量名，就会弹出变量编辑窗口，在该窗口中不仅可以查看变量的内容，还可以对变量进行各种编辑操作。

## 1.3    M 文件

在 MATLAB 中，用户可以在命令行窗口中直接输入命令。这种交互式编程方式的优点是简单、方便，适合处理简单的运算。但是这种方式在处理一些比较复杂的运算时，就显得非常吃力，这时可以将处理这些复杂运算的一系列命令或函数集合到一个文件中，在 MATLAB 中，这个文件被称为 M 文件。

### 1.3.1　脚本文件与函数文件

M 文件分为脚本文件和函数文件，这两个文件的后缀均为.m，脚本文件的图标为，函数文件的图标为。脚本文件不需要输入参数，也不需要输出参数，按照文件指定的顺序执行命令，计算过程中的变量保存在基本工作区，即脚本文件中的变量相当于全局变量。函数文件既可以有输入参数，也可以有输出参数，函数文件中的变量只在运行期间有效，运行完毕就自动从内存中清除。因此，函数文件中的变量相当于局部变量。

### 1.3.2　M 文件编辑器

MATLAB 软件在启动时，通常不会同时启动 M 文件编辑器，用户可以通过命令将其打开。MATLAB 软件有记忆功能，如果在没有关闭编辑器中的 M 文件的情况下直接关闭软件，那么在下次启动软件时会同时打开 M 文件编辑器及上次关闭时打开的所有 M 文件。文件编辑器不仅可以编辑 M 文件，还可以对 M 文件进行交互式调试。

打开 M 文件编辑器的方式有 4 种：①单击工具栏中的菜单命令"新建脚本"；②执行菜单命令"新建"→"脚本"或"新建"→"函数"；③在命令行窗口中直接输入 edit 命令；④在"当前文件夹"窗口中右击空白处，在弹出的快捷菜单中，执行菜单命令"新建"→"脚本"或"新建"→"函数"。注意，脚本文件和函数文件的后缀均为.m，只是图标不同，文件类型不是在创建时决定的，而是由文件中的实际内容决定的。

## 1.4　MATLAB 程序调试

与其他编程语言（C、C++、C#、Java 等）类似，在开发过程中，MATLAB 常常需要对脚本文件或函数文件进行调试（Debug），以便查找错误并予以改正。因此，掌握调试方法和技巧，对提高编程效率尤为重要。

程序中的错误一般分为语法错误和逻辑错误两类。其中，语法错误通常是一些函数名、变量名的误写，标点符号的漏写，或者关键字的不正确使用等。这类错误一般会在程序运行时，在命令行窗口给出提示，因此这类错误容易被发现并修改。

逻辑错误相对比较复杂，处理起来也困难一些。程序设计的过程，本质上就是通过机器语言解决问题。程序设计按照先后顺序分为 4 个阶段，分别为理解问题、算法抽象、程序模型设计、代码实现。逻辑错误主要有以下 4 种：①理解问题错误；②算法抽象错误；③程序模型设计错误；④代码实现错误。

很多初学者在编写代码时，常常会有这样的疑问：为什么编译器既没有报错也没有警告，但运行结果不正确？这个很容易理解，如本来要计算两个数之和，结果在实现的过程中，计算的是两个数的乘积，即使语法正确，结果也不符合预期。因此，没有语法错误并不代表逻辑正确。

针对逻辑错误，除提升程序员自身的逻辑抽象能力及深入理解计算机语言和运行机理外，还需要掌握调试方法和技巧。在 MATLAB 软件界面中，可以使用快捷键或菜单栏中的图标调试程序，如运行节、设置/清除断点、步进、步入、步出、退出调试等，MATLAB 调试快捷键及其对应的菜单栏图标名如表 1-1 所示。

表 1-1 MATLAB 调试快捷键及其对应的菜单栏图标名

| 快 捷 键 | 菜单栏图标名 | 说 明 |
| --- | --- | --- |
| Ctrl+Enter | 运行节 | 运行调试 |
| F5 | 运行或继续 | 运行调试或从断点处继续运行 |
| Shift+F5 | 退出调试 | 关闭调试工具并停止代码执行 |
| F10 | 步进 | 运行下一行 |
| F11 | 步入 | 运行下一行并单步执行函数 |
| Shift+F11 | 步出 | 一直运行到当前函数返回 |
| F12 | 设置/清除 | 设置或清除断点（也可以通过双击实现） |

下面通过实例来介绍调试的过程，将按照设置断点、运行调试、单步调试和退出调试的顺序进行。

在计算机的 D 盘中新建一个 MATLABTest 文件夹，然后在 MATLABTest 文件夹中新建一个 Product 文件夹，将本书配套资料包 "04.例程资料\Product" 文件夹中的 Programming 文件复制到 "D:\MATLABTest\Product" 文件夹中。当然，工程保存的文件夹路径读者可以自行选择，不一定放在 D 盘中。在 MATLAB 软件中，打开 Programming 文件夹中的 TestBubbleSort.m 和 BubbleSort.m 文件。

## 1.4.1 设置断点

首先，在 TestBubbleSort.m 文件的第 6 行、BubbleSort.m 文件的第 2 行和第 9 行设置断点。单击编辑器序号旁边的 "−" 符号即可设置断点，设置成功后对应的代码行会出现红色圆点，如图 1-11 所示，单击红色圆点即可取消断点。

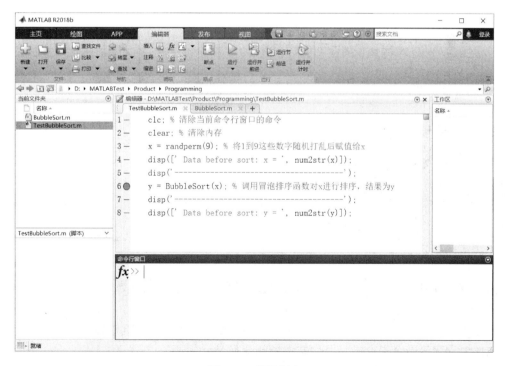

图 1-11 设置断点

### 1.4.2　运行调试

按 F5 键或单击▷按钮运行调试，箭头（绿色）指示当前程序运行的位置。由于在 TestBubbleSort.m 文件的第 6 行设置了断点，因此运行调试后箭头指向第 6 行。同时，工作区窗口中新增了变量 x，命令行窗口打印两个信息（对应第 4 至 5 行代码），提示符"＞＞"变为"K＞＞"，如图 1-12 所示，表示已经进入了调试模式。

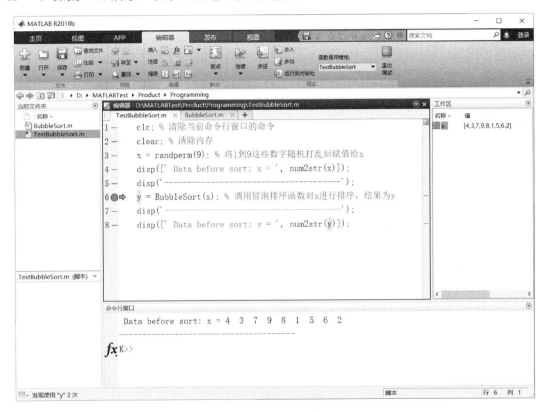

图 1-12　运行调试

### 1.4.3　单步调试

按 F11 键或单击▷按钮，运行下一行并单步执行函数。由于 BubbleSort 函数是在 BubbleSort.m 文件中实现的，而且 BubbleSort 函数的第 2 行设置了断点，所以箭头会先跳转到第 2 行，继续单步执行到第 9 行。此时，工作区窗口中又增加了变量 len、m 和 n，如图 1-13 所示。

### 1.4.4　退出调试

按 Shift+F5 键或单击▢按钮即可退出调试，或者等待程序执行完毕后自动退出调试，提示符还原为"＞＞"，如图 1-14 所示。工作区窗口中只剩下变量 x 和 y，而函数中使用到的 len、m 和 n 已经被自动清除，这是因为 TestBubbleSort.m 是脚本文件，BubbleSort.m 是函数文件，脚本文件中的变量是全局变量，函数文件中的变量是局部变量。

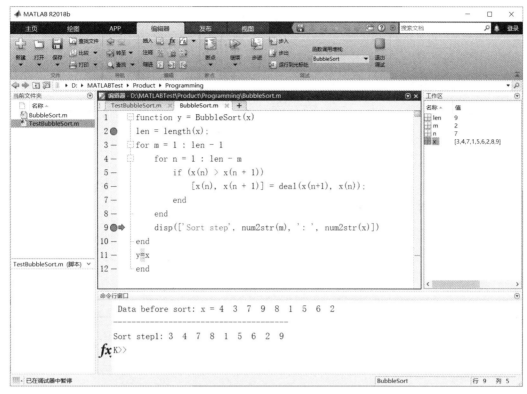

图 1-13 单步调试

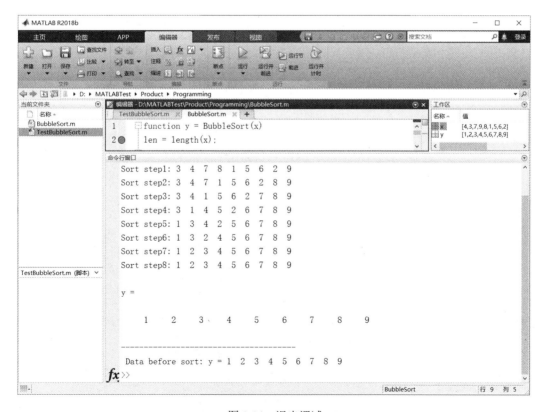

图 1-14 退出调试

# 本 章 任 务

完成本章的学习后，在计算机上安装 MATLAB 软件，建议安装 MATLAB R2018b 版本，并熟悉程序调试流程。

# 本 章 习 题

1．MATLAB 有哪些特点？主要应用在哪些领域？

2．脚本文件和函数文件有什么区别？

3．在程序调试过程中，单步调试进入函数时，函数中的变量会随着语句的执行逐步出现在工作区窗口中，退出函数时函数中的变量是否还会在工作区窗口中？

# 2  MATLAB 脚本语言基础

常量、变量、数据类型、数组、运算符是所有编程语言中都必不可少的元素，MATLAB对这些元素进行了多方面的拓展，另外，MATLAB还将矩阵这个二维数组的数学原型作为一个非常重要的元素。本章主要介绍 MATLAB 的变量与常量、基本数据类型、数组与矩阵、运算符、程序结构与控制命令、函数。

## 2.1  变量与常量

### 2.1.1  变量

在程序运行过程中可以改变其值的量称为变量，变量由变量名表示。MATLAB 中的变量命名必须遵照以下规则。

（1）变量名必须以字母开头，并且只能由字母、数字、下画线组成，不能含有空格和标点符号。

（2）变量名区分大小写。例如，ECG 和 ecg 为两个不同的变量名，COS 不代表余弦函数。

（3）变量名不能超过 63 个字符，如果超出限制范围，则从第 64 个字符开始，其后的字符都将被忽略。

（4）关键字，如 if、for、while 等，不允许作为变量名。

（5）不建议使用特殊常量符号（pi、i、j）作为变量名。

### 2.1.2  常量

MATLAB 中有一些预定义的特殊变量，称为常量，一些常用的常量如表 2-1 所示。

表 2-1  MATLAB 常用常量

| 常 量 名 | 含 义 |
|---|---|
| i 或 j | 虚数单位 |
| Inf 或 inf | 正无穷大，由 0 做除数时引入此变量 |
| NaN | 非数，表示非数值量，产生于 0/0、$\infty/\infty$、0*$\infty$ 等运算 |
| pi | 圆周率 $\pi$ 的双精度表示 |
| eps | 浮点运算的最小分辨率，当某量的绝对值小于 eps 时，可以认为此量为 0，eps 默认值为 $2^{-52}$ |
| Realmin 或 realmin | 最小正浮点数 |
| RealMax 或 realmax | 最大正浮点数 |

## 2.2  基本数据类型

MATLAB 有 17 种基本数据类型，每种类型的数据都以数组或矩阵形式存在。数组或矩阵的最小尺寸为 0×0，它能够扩展为任意大小的 $n$ 维数组。本书使用到的常用基本数据类型如表 2-2 所示，下面依次介绍这些数据类型。

表 2-2　常用基本数据类型

| 类　别 | | 数 据 类 型 | 说　明 |
|---|---|---|---|
| 数值 | 浮点数 | double | 双精度，存储空间为 8 字节，MATLAB 默认的数据类型 |
| | | single | 单精度，存储空间为 4 字节 |
| | 整数 | uint8 | 无符号 8 位，存储空间为 1 字节 |
| | | uint16 | 无符号 16 位，存储空间为 2 字节 |
| | | uint32 | 无符号 32 位，存储空间为 4 字节 |
| | | uint64 | 无符号 64 位，存储空间为 8 字节 |
| | | int8 | 有符号 8 位，存储空间为 1 字节 |
| | | int16 | 有符号 16 位，存储空间为 2 字节 |
| | | int32 | 有符号 32 位，存储空间为 4 字节 |
| | | int64 | 有符号 64 位，存储空间为 8 字节 |
| 逻辑 | | logic | 逻辑 0 和 1 分别代表假和真 |
| 字符串 | | char | 字符串表示为字符向量，多个字符串的数组建议使用元胞数组 |
| 元胞数组 | | cell array | 各元胞可存储不同维数、不同数据类型的数组 |
| 结构体 | | structure | 类似于 C 语言中的结构体，每个域可保存不同维数和不同类型的数组 |

MATLAB 有一个与其他编程语言不同的特点，即编程时不需要事先定义或说明变量的数据类型，系统会根据变量被赋值的类型自动识别，这也是 MATLAB 与其他编程语言最大的区别之一。

### 2.2.1　浮点数类型

在 MATLAB 中，浮点数又分为单精度浮点数（single）和双精度浮点数（double）。其中，双精度浮点数是 MATLAB 中默认的数据类型。如果用户在定义一个变量时未指定数据类型，则默认该变量为双精度浮点数类型。如果不希望变量是双精度浮点数类型，则可以在定义变量时指定其他数据类型，或者给变量赋其他类型的值，又或者通过函数进行数据类型转换。

MATLAB 中的双精度浮点数占用 8 字节（64 位）。其中，第 63 位为符号位，0 为正，1 为负；第 52～62 位为指数部分；第 0～51 位为小数部分。单精度浮点数占用 4 字节（32 位）。其中，第 31 位为符号位，0 为正，1 为负；第 23～30 位为指数部分；第 0～22 位为小数部分。

### 2.2.2　整数类型

MATLAB 提供了 8 种整数类型，不同的整数类型在计算机内存中占用的字节不同。有符号数有一位用来表示符号，因此表示的数据范围和相应的无符号数不同。

MATLAB 中变量的默认数据类型是双精度浮点型，可以通过整数类型关键字，如 int8，将双精度浮点型变量转换为整型变量。在转换中，小数点之后的数按照四舍五入的原则处理。例如，3.5 转换为整型变量之后为 4，3.14 转换为整型变量之后为 3。MATLAB 还提供了多种取整函数，如表 2-3 所示。

表 2-3 取整函数

| 函　　数 | 说　　明 |
|---|---|
| round(x) | 向最接近的整数取整，小数部分是 0.5 时向绝对值大的方向取整 |
| fix(x) | 向 0 方向取整 |
| floor(x) | 向不大于 x 的最接近整数取整 |
| ceil(x) | 向不小于 x 的最接近整数取整 |

在 MATLAB 中，整数只能与相同类型的整数或双精度浮点数进行运算。当两个整数类型的数据进行运算时，必须是同类型的整数数据，并且结果仍然是这种整数类型的；当一个整数类型的数据与一个双精度浮点数类型的数据进行运算时，结果同样是整数类型的，取整采用默认的四舍五入原则。

### 2.2.3　逻辑类型

在 MATLAB 中，逻辑型数据仅具有两种状态，分别为逻辑真（true）和逻辑假（false），逻辑真用 1 表示，逻辑假用 0 表示。任何数值都可以参与逻辑运算，其中非零值看作逻辑真，零值看作逻辑假。

下面以实例来介绍逻辑型变量与数值型变量的区别。分别定义一个逻辑型变量 a 和一个数据型变量 b，并通过 whos 列出它们的信息，最后，通过 islogical 和 isnumeric 函数对这两个变量的数据类型进行判断。islogical 函数判断输入数据是否为逻辑类型；isnumeric 函数判断输入数据是否为数值类型，代码如下。

```
>> a = true;
>> b = 1;
>> whos a
  Name      Size            Bytes  Class      Attributes
  a         1x1                 1  logical
>> whos b
  Name      Size            Bytes  Class      Attributes
  b         1x1                 8  double
>> islogical(a)
ans =
  logical
   1
>> islogical(b)
ans =
  logical
   0
>> isnumeric(a)
ans =
  logical
   0
>> isnumeric(b)
ans =
  logical
   1
```

### 2.2.4　字符串

在 MATLAB 中，数字、字母、下画线等字符（Character）可以组成一个字符串（String），每个字符都能用一个数值来表示，采用 16 位的 Unicode 编码。下面依次介绍字符数组、字符串元胞数组和字符串操作函数。

#### 1. 字符数组

第一种创建一维字符数组的方法是将字符放于一对单引号内。一维字符数组也称为字符串或字符向量。MATLAB 中的每个字符都占用 2 字节的存储空间，代码如下。

```
>> signalName = 'ECG Wave';
>> whos signalName
  Name              Size               Bytes  Class    Attributes

  signalName        1x8                   16  char
```

可以使用 class 和 ischar 函数识别字符数组，代码如下。

```
>> class(signalName)
ans =
    'char'
>> ischar(signalName)
ans =
  logical
   1
```

第二种创建一维字符数组的方法是使用方括号[]，代码如下。

```
>> signalName = ['ECG Wave']
signalName =
    'ECG Wave'
```

方括号[]还可以用来创建二维字符数组，但是在创建二维字符数组时，必须保证每行的字符串有相同的长度，可在较短的字符串后面添加空格以使其与最长的字符串长度一致。例如，在'ECG Wave '的 Wave 后面添加一个空格，这样字符串'ECG Wave '就会与'SPO2 Wave'的长度一致了，代码如下。

```
>> signalName = ['ECG Wave '; 'SPO2 Wave']
signalName =
  2×9 char 数组
    'ECG Wave '
    'SPO2 Wave'
```

另外，还可以使用 char 函数创建二维字符数组，与使用方括号[]创建不同的是，char 函数会自动在较短的字符串后面添加空格，以使其与最长的字符串长度一致，所以不需要手动添加空格，代码如下。

```
>> signalName = char('ECG Wave', 'SPO2 Wave')
signalName =
  2×9 char 数组
    'ECG Wave '
    'SPO2 Wave'
```

## 2. 字符串元胞数组

无论是使用方括号[]还是 char 函数来创建二维字符数组，都需要保持字符串长度一致。在 MATLAB 中，还可以使用元胞数组创建二维字符数组。元胞数组可以容纳不同长度和类型的数据，可以使用花括号{}来创建字符串元胞数组，代码如下。

```
>> signalName = {'ECG Wave'; 'SPO2 Wave'}
signalName =
  2×1 cell 数组
    {'ECG Wave' }
    {'SPO2 Wave'}
```

## 3. 字符串操作函数

MATLAB 提供了大量的字符串操作函数，本书中使用到的部分字符串操作函数如表 2-4 所示。

表 2-4　部分字符串操作函数

| 函　　数 | 说　　明 |
| --- | --- |
| blanks | 创建空白的字符串（由空格组成） |
| hex2dec | 将字符串表示的十六进制数转换为十进制数 |
| num2str | 将数字转换为字符串 |
| sort | 按值的大小对数组元素进行排序 |
| str2double | 字符串或字符串元胞数组转换为双精度数 |
| strcat | 依次横向连接字符数组 |
| strcmp | 比较字符串，判断字符串是否一致 |
| strfind | 在第一个字符串中查找第二个字符串出现的索引 |

以上字符串操作函数的示例代码如下。

（1）blanks。

blanks 函数用于创建含 n 个空格的字符串。例如，创建含 2 个空格的字符串。

```
>> blanks(2)
ans =
    '  '
```

（2）hex2dec。

hex2dec 函数用于将字符串表示的十六进制数转换为十进制数，代码如下。

```
>> modIDString = '12';
>> modIDNum = hex2dec(modIDString)
modIDNum =
    18
```

（3）num2str。

num2str 函数用于将数字转换为字符串，代码如下。

```
>> temp1 = 36.5;
>> strTemp = num2str(36.5)
strTemp =
    '36.5'
```

（4）sort。

sort 函数用于对数组元素按值的大小进行排序，代码如下。

```
>> readData = [1, 8, 2, 5, 7, 6];
>> sortRslt = sort(readData)
sortRslt =
     1    2    5    6    7    8
```

（5）str2double。

str2double 函数用于将字符串或字符串元胞数组转换为双精度浮点数，代码如下。

```
>> strBaudRate = '115200';
>> dBaudRate = str2double(strBaudRate)
dBaudRate =
     115200
```

（6）strcat。

strcat 函数用于连接多个字符串，代码如下。

```
>> fileName = strcat('ECGWave', '.csv')
fileName =
   'ECGWave.csv'
```

（7）strcmp。

strcmp 函数用于比较字符串是否相同，相同则返回逻辑 1，不同则返回逻辑 0，代码如下。

```
>> arrStr = {'COM1'; 'COM2'};
>> strcmp(arrStr{1}(1 : 4), 'COM1')
ans =
  logical
   1
>> strcmp(arrStr{2}(1 : 4), 'COM10')
ans =
  logical
   0
```

（8）strfind。

strfind 函数用于在第 1 个字符串中查找第 2 个字符串，并返回查找到的索引值，如果没有找到，就返回空矩阵，代码如下。

```
>> strfind('SignalProcessing', 'Processing')
ans =
     7
>> strfind('SignalProcessing', 'processing')
ans =
     []
```

## 2.2.5　元胞数组

在 MATLAB 中，元胞数组是一种特殊的数据类型，可以将元胞数组看成一种无所不包的通用矩阵（广义矩阵）。元胞数组的基本组成单元是元胞（cell），每个元胞在数组中是平等的。元胞的数据类型可以是字符串、双精度浮点数、任意维数数组、字符数组、结构体、元胞数组或其他 MATLAB 数据类型，每个元胞的数据可以是标量、向量、矩阵、任意维数数组，每个元胞可以具有不同的尺寸和内存空间，内容可以完全不同。元胞数组的内存空间是动态分配的，元胞数组的维数不受限制，访问元胞数组的元素可以使用单下标方式或全下标方式。下面依次介绍元胞数组创建和元胞数组操作函数。

### 1．元胞数组创建

元胞数组的创建方法有很多种，最常用的是使用花括号{}将不同类型和尺寸的数据组合在一起，构成一个元胞数组。例如，创建一个二维元胞数组，代码如下。

```
>> uartInfo = {'COM1', 115200, '8', '1', 'NONE'; 'COM10', 9600, '8', '2', 'EVEN'}
uartInfo =
  2×5 cell 数组
    {'COM1' }    {[115200]}    {'8'}    {'1'}    {'NONE'}
    {'COM10'}    {[  9600]}    {'8'}    {'2'}    {'EVEN'}
```

访问元胞数组的方法有两种。例如，访问元胞数组 uartInfo 第 2 行第 2 列的元素，可以通过单下标访问，代码如下。

```
>> uartInfo{4}
ans =
        9600
```

还可以通过全下标访问，代码如下。

```
>> uartInfo{2, 2}
ans =
        9600
```

### 2．元胞数组操作函数

iscell 函数用于判断输入是否为元胞数组，是则返回逻辑 1，否则返回逻辑 0，代码如下。

```
>> uartInfo = {'COM1', 115200, '8', '1', 'NONE'; 'COM10', 9600, '8', '2', 'EVEN'};
>> iscell(uartInfo)
ans =
  logical
    1
```

### 2.2.6　结构体

在 MATLAB 中，除了元胞数组，结构体也能存放不同类型的数据，但结构体与元胞数组的区别在于结构体是用名称访问的，元胞数组是用数字索引访问的。使用元胞数组还是结构体，取决于应用环境。例如，在循环中动态访问元胞数组中的元素比较方便，直接使用 c{k} 即可，这里的 k 是循环变量，而动态访问结构体的属性就比较麻烦，在没有这种需求的情况下使用结构体会更加简单、直观。

结构体的定义有两种方式：①直接赋值；②通过 struct 函数。直接赋值需要指出结构体的属性名称，以指针操作符"."连接结构体变量名与属性名。对某个属性赋值时，MATLAB 会自动生成包含此属性的结构体变量，而对于同一结构体变量，属性的数据类型可以不同，这也是 MATLAB 与很多编程语言不同的地方。

对结构体变量赋值时，可以只对部分元素赋值，这时未被赋值的元素为空矩阵，但是可以随时对其进行赋值。

使用 struct 函数定义结构体时，其调用格式如下。

结构体变量名 = struct(属性名 1，属性值 1，属性名 1，属性值 1，…)

在 MATLAB 中，结构体相关操作函数如表 2-5 所示。

表 2-5　结构体相关操作函数

| 函　　数 | 说　　明 |
| --- | --- |
| struct | 定义结构体变量 |
| fieldname | 获取结构体变量的属性名 |
| isstruct | 判断是否为结构体变量 |
| isfield | 判断是否为结构体变量的属性 |
| getfield | 获取结构体变量的属性值 |
| setfield | 设置结构体变量的属性值 |
| rmfield | 删除结构体变量的属性 |

下面分别通过直接赋值和使用 struct 函数来创建结构体 a 和 b，代码如下。

```
>> a.name = 'ZhangSan';
>> a.age = 18;
>> a.grade = 2;
>> a
a =
  包含以下字段的 struct:
     name: 'ZhangSan'
      age: 18
    grade: 2
>> b = struct('name', 'ZhangSan', 'age', 18, 'grade', 2);
b =
  包含以下字段的 struct:
     name: 'ZhangSan'
      age: 18
    grade: 2
```

## 2.3　数组与矩阵

数组、矩阵、向量、标量是 MATLAB 中的一组基本运算量。这些概念经常被混淆，下面简单介绍这些基本的运算量。

数组是计算机程序设计领域的概念，数组向下可以兼容矩阵、向量和标量。将数组元素按照一维方式组织在一起，就是一维数组，一维数组的数学原型是向量。将数组元素按照行、列排成一个二维阵列，就是二维数组，二维数组的数学原型是矩阵。二维数组相当于一个平面。将行数、列数分别相同的二维数组叠成一个立体，就是三维数组。以此类推，就有了多维数组的概念。数组运算在其他编程语言中需要借助循环结构，但在 MATLAB 中，数组被当作一个整体，并且拥有独立的运算符和运算法则。

矩阵是一个数学概念，一般编程语言很少引入矩阵作为其基本运算量，因此在这些编程语言中，矩阵运算就必须借助于循环结构。注意，矩阵与二维数组的表示、建立和存储是相同的，但二者的运算符和运算法则不同，因此不能单从形式上区分矩阵与二维数组，必须从运算符和运算法则上加以区分。

向量是矩阵的特例，因此向量也是一个数学概念，$n$ 个元素排成一行的矩阵就是一个 $n$ 维行向量，$n$ 个元素排成一列的矩阵就是 $n$ 维列向量。在 MATLAB 中，标量既可以看作 $1 \times 1$ 阶矩阵，也可以看作简单的变量，因此标量也是数学概念。

数组和矩阵的创建、访问及操作非常复杂，本书涉及的数组和矩阵的知识点不多，因此本节仅介绍一维数组的创建和访问，以及矩阵的创建、访问和拼接。

### 2.3.1 数组的创建

通过将元素放于方括号[]内，就可以创建一个一维数组。行数组（$n$ 个元素排成一行的数组，又称为行向量）中的元素使用空格或逗号分隔。分别通过空格和逗号创建行数组，代码如下。

```
>> a = [1 2 3 4]
a =
     1     2     3     4
>> b = [1, 2, 3, 4]
b =
     1     2     3     4
```

列数组（$m$ 个元素排成一列的数组，又称为列向量）中的元素使用分号分隔。通过分号创建一个列数组，代码如下。

```
>> c = [1; 2; 3; 4]
c =
     1
     2
     3
     4
```

还可以使用冒号创建数组，示例代码如下。其中，元素 a 是数组 c 的第一个元素，但元素 b 不一定是数组 c 的最后一个元素；inc 是步长，可省略，省略时代表步长为1。

```
c = a : b
c = a : inc : b
```

分别创建一个步长为 1、2 和-2 的数组，代码如下。

```
>> a = 2 : 9
a =
     2     3     4     5     6     7     8     9
>> b = 2 : 2 : 9
b =
     2     4     6     8
>> c = 2 : -2 : -9
c =
     2     0    -2    -4    -6    -8
```

### 2.3.2 数组的访问

在进行数组访问时，既可以访问数组的一个元素，也可以访问数组的若干连续或不连续的元素，代码如下。

```
>> c = [2 4 6 8];
>> c1 = c(2)
c1 =
     4
>> c2 = c(2 : 3)
c2 =
     4      6
>> c3 = c(2 : end)
c3 =
     4      6      8
>> c4 = c(end : -1 : 2)
c4 =
     8      6      4
>> c5 = c([2 4])
c5 =
     4      8
```

### 2.3.3　矩阵的创建

将数值放于方括号[]内，同行元素之间用空格或逗号分隔，行与行之间用分号分隔，这样就可以创建一个矩阵。分别使用空格和逗号创建矩阵 a 和 b，代码如下。

```
>> a = [1 2 3; 4 5 6; 7 8 9]
a =
     1      2      3
     4      5      6
     7      8      9
>> b = [1, 2, 3; 4, 5, 6; 7, 8, 9]
b =
     1      2      3
     4      5      6
     7      8      9
```

### 2.3.4　矩阵的访问

矩阵的访问主要包括单元素访问和多元素访问，下面介绍这两种访问方法。

#### 1．单元素访问

数学上引用矩阵中的具体元素时，通常采用全下标标识法，即指出某一元素是在第几行第几列，优点是数学概念清晰、引用简单。因此，这种方法在 MATLAB 访问和赋值中使用最为频繁。其实，虽然在 MATLAB 中是以矩阵作为基本的计算单元，但是矩阵在计算机内的存储形式并非按所看到的那样排列，而是按照单下标标识法排成一列存储在内存中。单下标标识法与全下标标识法不同，只需要一个下标即可指出元素在矩阵中的位置。下面以 $m \times n$ 的矩阵 A 为例介绍单下标与全下标的转换关系。如果全下标的元素位置为(a，b)，即第 a 行第 b 列，那么对应的单下标则为$(b-1) \times m + a$。按照全下标和单下标的方式访问矩阵中的元素，代码如下。

```
>> a = [1 2 3; 4 5 6; 7 8 9];
>> a11 = a(1, 1)
a11 =
     1
```

```
>> a22 = a(2, 2)
a22 =
     5
>> a33 = a(3, 3)
a33 =
     9
>> a31 = a(3)
a31 =
     7
>> a13 = a(7)
a13 =
     3
```

**2．多元素访问**

使用冒号可以访问矩阵的某一行或某一列的若干元素、访问若干行或若干列的元素、访问子矩阵的所有元素，以及访问矩阵所有元素等。

（1）A(m : l : n)用于访问矩阵 A 中步长为 l 的从序号为 m 到 n 的所有元素。

（2）A([m n l])用于访问矩阵 A 中序号为 m、n 和 l 的 3 个元素。

（3）A[:, j]用于访问矩阵 A 中第 j 列所有元素。

（4）A[i, :]用于访问矩阵 A 中第 i 行的所有元素。

（5）A(i : i+m, :)用于访问矩阵 A 中第 i 至(i+m)行的所有元素。

（6）A(:, k: k+n)用于访问矩阵 A 中第 k 至(k+n)列的所有元素。

（7）A(i: i+m, k:k+n)用于访问矩阵 A 中第 i 至(i+m)行、第 k 至(k+n)列的所有元素。

例如，访问矩阵 a 的多个元素，代码如下。

```
>> a = [1 2 3; 4 5 6; 7 8 9];
>> a1 = a(1, :)
a1 =
     1     2     3
>> a2 = a(1:2, :)
a2 =
     1     2     3
     4     5     6
>> a2 = a(2:3, :)
a2 =
     4     5     6
     7     8     9
>> a3 = a(:, 2)
a3 =
     2
     5
     8
```

### 2.3.5　矩阵的拼接

两个或两个以上的单个矩阵，按照一定的方向进行拼接并生成新的矩阵，就是矩阵的拼接。矩阵的拼接分为水平方向拼接和垂直方向拼接。对矩阵 A 和 B 进行拼接，如果按照水平方向拼接，则要求矩阵 A 和 B 的行数相同；如果按照垂直方向拼接，则要求矩阵 A 和 B 的列数相同。

分别定义一个矩阵 a 和一个矩阵 b，按照水平方向对 a 和 b 进行拼接得到新的矩阵 c，按照垂直方向对 a 和 b 进行拼接得到新的矩阵 d，代码如下。

```
>> a = [1, 2; 3, 4]
a =
     1     2
     3     4
>> b = [5, 6; 7, 8]
b =
     5     6
     7     8
>> c = [a, b]
c =
     1     2     5     6
     3     4     7     8
>> d = [a; b]
d =
     1     2
     3     4
     5     6
     7     8
```

# 2.4　运算符

MATLAB 中的运算符可以分为 3 类，分别为算术运算符、关系运算符和逻辑运算符。下面介绍这些运算符及运算符优先级。

## 2.4.1　算术运算符

算术运算符根据处理对象的不同，可分为数组算术运算符和矩阵算术运算符。数组算术运算符如表 2-6 所示。

表 2-6　数组算术运算符

| 运 算 符 | 示　　例 | 说　　明 |
|---|---|---|
| + | C = A + B | 数组加法，即 C(i, j) = A(i, j) + B(i, j) |
| − | C = A − B | 数组减法，即 C(i, j) = A(i, j) − B(i, j) |
| .* | C = A .* B | 数组乘法，即 C(i, j) = A(i, j) * B(i, j) |
| ./ | C = A ./ B | 数组右除，即 C(i, j) = A(i, j) / B(i, j) |
| .\ | C = A .\ B | 数组左除，即 C(i, j) = B(i, j) / A(i, j) |
| .^ | C = A .^ B | 数组乘幂，即 C(i, j) = A(i, j) ^ B(i, j) |
| .' | B = A .' | 数组转置，将数组的行摆放成列，复数元素不进行共轭 |

对于数组的算术运算，无论是加、减、乘、除，还是乘幂，算术运算都是元素间的运算，即对应下标元素的一对一运算。

矩阵算术运算符如表 2-7 所示。

表 2-7 矩阵算术运算符

| 运 算 符 | 示 例 | 说 明 |
|---|---|---|
| + | C = A + B | 矩阵加法，即 C(i, j) = A(i, j) + B(i, j) |
| − | C = A − B | 矩阵减法，即 C(i, j) = A(i, j) − B(i, j) |
| * | C = A * B | 矩阵乘法 |
| / | C = A / B | 矩阵右除，定义为线性方程组 X * B = A 的解，即 C = A / B = A * B$^{-1}$ |
| \ | C = A \ B | 矩阵左除，定义为线性方程组 A * X = B 的解，即 C = A \ B = A$^{-1}$ * B |
| ^ | C = A ^ B | 矩阵乘幂，A 和 B 中至少有一个为标量 |
| ' | B = A' | 矩阵共轭转置，B 是 A 的共轭转置矩阵 |

对于矩阵的加法、减法、乘法，都是严格按照矩阵运算法则定义的，而矩阵的除法虽然和矩阵求逆有关系，但却分为左除、右除，因此不是完全等价的。乘幂运算更是将标量幂扩展到矩阵可作为幂指数。

## 2.4.2 关系运算符

关系运算用于比较两个操作数之间的大小，返回值为逻辑型变量，关系运算符如表 2-8 所示。

表 2-8 关系运算符

| 运 算 符 | 示 例 | 说 明 |
|---|---|---|
| < | A < B | 小于 |
| <= | A <= B | 小于或等于 |
| > | A > B | 大于 |
| >= | A >= B | 大于或等于 |
| == | A == B | 等于 |
| ~= | A ~= B | 不等于 |

注意，MATLAB 的关系运算虽可看成矩阵的关系运算，但将关系运算定义在数组基础之上更为合理。数组的关系运算必须遵照以下运算法则。

（1）如果 A 和 B 均为标量，则结果为 1 或 0 的标量。

（2）如果 A 和 B 有一个为标量，另一个为数组，则标量将与数组中各元素逐一进行关系运算，结果为与运算数组行、列数相同的数组，其中各元素取值为 1 或 0。

（3）如果 A 和 B 均为数组，且 A 和 B 的行、列数分别相同，则 A 与 B 各对应元素逐一进行关系运算，结果为与 A 或 B 行、列数相同的数组，其中各元素取值为 1 或 0。

（4）使用==和~=运算符时对参与比较的量同时比较实部和虚部，使用其他运算符时只比较实部。

从数组的关系运算法则可以得出结论，关系运算是元素一对一的运算。注意，数组的关系运算向下可兼容一般高级语言中所定义的标量关系运算。

## 2.4.3 逻辑运算符

MATLAB 中常见的逻辑运算包括与、或、非、快速与、快速或，返回值为逻辑型变量，

MATLAB 中常见的逻辑运算符如表 2-9 所示。

表 2-9  常见的逻辑运算符

| 运算符或运算函数 | 名　　称 | 示　　例 |
| --- | --- | --- |
| &或 and | 与 | A & B |
| \|或 or | 或 | A \| B |
| ~或 not | 非 | ~A |
| xor | 异或 | xor(A, B) |
| && | 快速与 | A && B |
| \|\| | 快速或 | A \|\| B |

与关系运算符类似，MATLAB 的逻辑运算也是定义在数组基础之上更为合理。数组的逻辑运算必须遵照以下运算法则。

（1）如果 A 和 B 均为标量，则结果为 1 或 0 的标量。

（2）如果 A 和 B 有一个为标量，另一个为数组，则标量将与数组中各元素逐一进行逻辑运算，结果为与运算数组行、列数相同的数组，其中各元素取值为 1 或 0。

（3）如果 A 和 B 均为数组，且 A 和 B 的行、列数分别相同，则 A 与 B 各对应元素逐一进行逻辑运算，结果为与 A 或 B 行、列数相同的数组，其中各元素取值为 1 或 0。

（4）快速与、快速或是只针对标量的运算。对于快速与运算，当 A 为 0 时，就不需要继续与 B 做逻辑运算了，而是立即得出运算结果为 0；当 A 为 1 时，才继续与 B 做逻辑运算。对于快速或运算，当 A 为 1 时，就不需要继续与 B 做逻辑运算了，而是立即得出运算结果为 1；当 A 为 0 时，才继续与 B 做逻辑运算。

从数组的逻辑运算法则可以得出这样的结论，逻辑运算是元素一对一的运算。同样地，数组的逻辑运算向下可兼容一般高级语言中所定义的标量逻辑运算。

### 2.4.4　运算符优先级

通常情况下，在一个表达式中，算术运算符的优先级最高，其次是关系运算符，最后是逻辑运算符，运算符的优先次序如表 2-10 所示，按照从上到下的顺序，分别由高到低，而同一行的各运算符具有相同的优先级。

表 2-10  运算符优先次序

| 优　先　级 | 运　算　符 |
| --- | --- |
| 高 | '（共轭转置）、^（矩阵乘幂）、.'（转置）、.^（数组乘幂） |
| | ~（逻辑非） |
| | *、/（右除）、\（左除）、.*（数组乘）、./（数组右除）、.\（数组左除） |
| | +、-、:（冒号运算） |
| | <、<=、>、>=、==（等于）、~=（不等于） |
| | &（逻辑与） |
| | \|（逻辑或） |
| | &&（快速与） |
| 低 | \|\|（快速或） |

# 2.5  程序结构与控制命令

下面介绍本书实验中涉及的程序结构和控制命令。其中，程序结构有 3 种，分别为顺序结构、选择结构和循环结构，常用的控制命令有 break、continue、return 和 try…catch…。

## 2.5.1  顺序结构

顺序结构是最简单的结构，顺序语句是指组成程序的代码按照由上至下的顺序依次执行，直到程序的最后一行代码。顺序结构的程序比较容易编写，由于它不包含其他的控制语句，程序结构比较单一，因此实现的功能也有限。

## 2.5.2  选择结构

选择结构按照不同的条件执行相应的语句，在 MATLAB 中，有两种选择结构语句，分别为 if 语句和 switch 语句。

### 1. if 语句

在 if 语句中，当某一表达式为真时，就执行相应的语句，if 语句又分为单分支 if 语句，双分支 if 语句和多分支 if 语句。

（1）单分支 if 语句格式如下。

```
if 表达式
    语句组
end
```

（2）双分支 if 语句格式如下。

```
if 表达式
    语句组 1
else
    语句组
end
```

（3）多分支 if 语句格式如下。

```
if 表达式 1
    语句组 1
elseif 表达式 2
    语句组 2
…
elseif 表达式 m
    语句组 m
elseif
    语句组 n
end
```

### 2. switch 语句

switch 语句与多分支 if 语句的功能类似，switch 语句格式如下。

```
switch 表达式
    case 表达式 1
        语句组 1
```

```
    case 表达式 2
        语句组 2
    …
    case 表达式 m
        语句组 m
    otherwise
        语句组 n
end
```

与 C 语言的 switch 语句不同，在 MATLAB 中，当其中一个 case 条件为真时，switch 语句就不会对后面的 case 语句进行判断，也就是说即使有多个 case 条件为真，也仅执行所遇到的第一个 case 条件为真的语句。这样就不必像 C 语言那样，在每条 case 语句后面都加上 break 语句，以防止继续执行后面 case 条件为真的语句了。

### 2.5.3　循环结构

循环结构有规律地重复相应运算或操作，在 MATLAB 中，有两种循环结构语句，分别为 for 循环语句和 while 循环语句。

#### 1. for 循环语句

循环次数确定时可以使用 for 循环语句，for 循环语句的格式如下。

```
for 循环变量 = 表达式 1:表达式 2:表达式 3
    循环体语句
end
```

其中，表达式 1 为循环变量的初值；表达式 2 为步长；表达式 3 为循环变量的终值。当步长为 1 时，表达式 2 可以省略。

#### 2. while 循环语句

循环次数不确定时可以使用 while 循环语句，while 循环语句的格式如下。

```
while(表达式)
    语句
end
```

在 while 循环语句中，当表达式为真时，执行循环体内的语句，否则退出循环体。while 循环语句中必须有可以修改循环控制变量的命令，否则就会陷入死循环，除非循环体中有控制退出循环的命令，如 break 或 continue。

### 2.5.4　控制命令

#### 1. break 命令

break 命令的作用是终止本次循环，跳出最内层的循环，即不必等到循环结束，而是根据条件来退出循环。它的用法与 continue 类似，常常与 if、for 或 while 语句联合使用以强制终止循环。但 break 命令和 continue 命令不同的是，break 命令用于终止整个循环，而 continue 命令用于结束本次循环并进入下一次循环。

#### 2. continue 命令

continue 命令的作用是结束本次循环，即跳过本次循环中尚未执行的语句，进入下一次是否执行循环的判断。

### 3．return 命令

return 命令可以使正在执行的函数正常退出。return 命令经常用在函数的末尾，以正常结束函数的运行，也可以在某一个条件满足时通过 return 命令退出该函数。

### 4．try…catch…命令

try…catch…命令可以提高程序的容错能力，以及提高程序设计的灵活性。先试探性地执行 try 和 catch 之间的语句 1，如果出错，则将错误信息存入系统保留变量 lasterr，然后执行语句 2；如果未出错，则转向执行 end 之后的语句。try…catch…命令的格式如下。

```
try
    语句 1
catch
    语句 2
end
```

## 2.6  MATLAB 中的函数

### 2.6.1  函数结构

一个函数由函数定义行、帮助文本和函数主体组成。下面以一个计算 m 的 n 次方函数 CalcPower 为例介绍函数结构，函数的文件名保存为 CalcPower.m，完整代码如下。

```
function rslt = CalcPower(m, n)                          % 函数定义行
%   计算 m 的 n 次方                                       % 帮助文本的 H1 行
%   CalcPower(m, n)返回 m 的 n 次方的计算结果                 % 帮助文本第 2 行
%   COPYRIGHT 2018-2020 LEYUTEK. All rights reserved.     % 帮助文本第 3 行

% 计算 m 的 n 次方，并将结果赋值给输出参数 rslt                  % 函数主体第 1 行
rslt = m^n;                                              % 函数主体第 2 行
```

函数定义行的格式为"function [输出参数列表] = 函数名(输入参数列表)"。函数定义行必须为文件的第一个可执行文件，函数名与文件名相同，可以是 MATLAB 中任何合法的字符。

函数定义行之后的若干以%开头的注释行为帮助文本，用于描述该函数的功能。其中，H1 行是帮助文本的第 1 行，通常用于简单说明该函数的功能。在 MATLAB 中使用 lookfor 命令查找某个函数时，查找到的就是该函数 H1 行的相关信息。H1 行之后的帮助文本，通常是该函数的详细说明，如函数的详细功能、用法、输入和输出参数说明、注意事项、开发和修改日期等。在 MATLAB 中使用 help 命令查找某个函数时，查找到的就是 H1 行及 H1 行之后的其他帮助文本。

函数主体用于实现函数的功能，是函数代码的主要部分。同时，其还包括必要的注释，有两种注释方式：①以%开始的注释行可以出现在函数的任何地方；②如果有很多注释行，则可以使用注释块操作符%{和}%，类似于 C 语言的/*和*/。在函数主体中，为了方便调试，还可以使用 disp 函数将一些计算过程或最终结果显示到命令行窗口中，类似于 C 语言的 printf 语句。

### 2.6.2  函数类型

MATLAB 中的函数可以分为主函数、子函数、嵌套函数、匿名函数、私有函数和重载函

数等，下面介绍这些函数。

### 1. 主函数与子函数

主函数在结构上与其他函数没有区别，将其称为主函数主要是因为它在 M 文件中排在最前面，子函数则排在主函数之后。主函数名必须与其所在的 M 文件名相同，M 文件的所有函数中，只有主函数可以在命令行窗口或其他函数中调用。

一个 M 文件只能有一个主函数，但可以有多个子函数，并且所有子函数是平等的，没有前后主次之分，子函数只能被同一个文件中的主函数或其他子函数调用。注意，在同一个 M 文件中，函数的结尾是否使用 end 关键字必须统一，要么在每个函数的结尾都添加，要么都不添加，本书所有实验程序的函数结尾都不添加 end 关键字。

### 2. 嵌套函数

在一个函数内部，可以定义一个或多个函数，这种定义在其他函数内部的函数就称为嵌套函数。一个函数的内部可以嵌套多个函数，嵌套函数的内部又可以继续嵌套其他函数。

### 3. 匿名函数

匿名函数是非常简单的函数，通常由一个表达式组成，能够接受多个输入或输出参数。匿名函数的优点是可以避免文件的管理和存储，缺点是执行效率低。用户可以在 MATLAB 命令行、函数文件或脚本文件中创建匿名函数。

### 4. 私有函数

私有函数是具有限制性访问权限的函数，这些函数对应的 M 文件位于 private 目录下，私有函数的实现与普通函数一样，也可以在一个 M 文件中编写一个主函数和多个子函数，甚至嵌套函数。但是私有函数只能被 private 直接父目录下的 M 文件或 M 文件主函数调用。通过 help、lookfor 等命令不能显示一个私有函数的任何信息，必须声明其私有特点，获取私有函数 priFunc 的帮助信息，必须通过 help private/priFunc 命令。

### 5. 重载函数

重载是计算机编程中非常重要的概念，用于处理功能类似而参数类型或个数不同的函数。例如，对两个数进行求和运算，一种情况是两个浮点数类型的数据，另一种情况是无符号 8 位整数类型的数据，这时就需要编写两个同名函数，一个用于处理浮点数类型数据，一个用于处理 8 位整数类型数据，用户在调用函数时，MATLAB 就可以根据实际传入函数的参数选择执行其中一个函数。

MATLAB 的内置函数中有非常丰富的重载函数，放置在不同的文件夹内，文件夹名称以 @开头。例如，@double 文件夹内的重载函数输入参数是双精度浮点型，@uint8 文件夹内的重载函数输入参数是无符号 8 位整型。

在 M 文件内部进行函数调用时，查找对应名称函数的顺序为 M 文件内的子函数、私有函数、内部函数。因此，可以通过编写同名函数的方法实现 M 文件内部的函数重载。

# 本 章 任 务

本章有大量的 MATLAB 实例，在 MATLAB 软件中验证这些实例，并举一反三。

# 本 章 习 题

1. 在 MATLAB 中，变量名是否区分大小写？能否使用 pi 作为变量名？
2. 在 MATLAB 中，无符号 8 位整数能否与有符号 16 位整数进行运算？

3．通过 round、fix、floor 和 ceil 函数对 1.25 和 1.7 进行取整操作，结果分别是什么？

4．MATLAB 中的一个字符在计算机的内存中占用多少字节空间？

5．简述 MATLAB 中元胞数组和结构体的异同。

6．简述 MATLAB 中标量、向量、矩阵、数组的区别。

7．数组乘法和矩阵乘法有什么区别？

8．逻辑与（&）和快速逻辑与（&&）有什么区别？

9．通常情况下一个函数由函数定义行、帮助文本和函数主体组成，通过"help+函数名"命令可以查看哪些信息？通过"lookfor+函数名"命令又可以查看哪些信息？

10．主函数和子函数有什么区别？又有什么关系？

11．MATLAB 语言和 C 语言中的 case 语句有什么区别？

# 3 打包解包小工具设计实验

本书的目标是实现基于 MATLAB 开发的人体生理参数信号处理软件系统。在软件系统中，可以将一系列控制命令（启动血压测量、停止血压测量等）发送到医学信号采集平台，然后平台可以返回采集到的生理参数（体温、呼吸、心电、血氧、血压）原始信号，读者可基于原始信号进行算法设计，并将原始信号和处理后的信号显示在软件系统上。为确保数据（或命令）在传输过程中的完整性和安全性，我们需要在发送之前对数据（或命令）进行打包处理，接收到数据（或命令）之后再进行解包处理。因此，无论是软件系统还是医学信号采集平台，都需要有一个共同的模块，即打包解包模块（PackUnpack），该模块遵照某种通信协议。本章将介绍 PCT 通信协议，并通过开发一个打包解包小工具，来深入理解和学习 PCT 通信协议。

## 3.1 实验内容

学习 PCT 通信协议，用 MATLAB GUI 设计一个打包解包小工具。该工具可以根据用户输入的模块 ID、二级 ID 及 6 字节数据实现打包操作，并将打包结果显示到打包结果显示区。另外，其还可以根据用户输入的 10 字节待解包数据实现解包操作，并将解包结果显示到解包结果显示区。

## 3.2 实验原理

### 3.2.1 PCT 通信协议

从机常作为执行单元，用于处理一些具体的事务，而主机（Windows、Linux、Android 和 emWin 平台等）常用于与从机进行交互，向从机发送命令，或者处理来自从机的数据。主机与从机交互框图如图 3-1 所示。

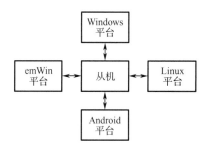

图 3-1 主机与从机交互框图

主机与从机之间的通信过程如图 3-2 所示。主机向从机发送命令的具体过程：①主机对待发命令进行打包；②主机通过通信设备（串口、蓝牙、Wi-Fi 等）将打包好的命令发送出去；③从机在接收到命令之后，对命令进行解包；④从机对命令进行处理并执行相应的任务。

从机向主机发送数据的具体过程：①从机对待发数据进行打包；②从机通过通信设备（串口、蓝牙、Wi-Fi 等）将打包好的数据发送出去；③主机在接收到数据之后，对数据进行解包；

④主机对接收到的数据进行处理，如进行计算、显示等。

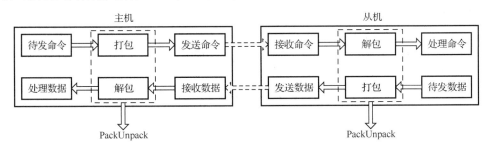

图 3-2　主机与从机之间的通信过程（打包/解包框架图）

## 1．PCT 通信协议格式

在主机与从机的通信过程中，主机和从机有一个共同的模块，即打包解包模块（PackUnpack），该模块遵循某种通信协议。通信协议有很多种，本实验采用的 PCT 通信协议由本书作者设计，该协议已经分别通过 C、C++、C#、Java 等编程语言实现。打包后的 PCT 通信协议的数据包格式如图 3-3 所示。

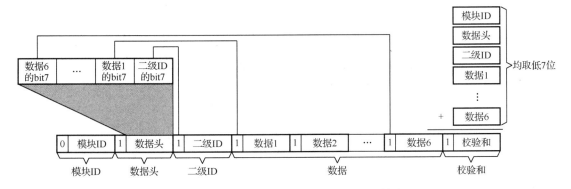

图 3-3　打包后的 PCT 通信协议的数据包格式

PCT 通信协议的规定如下。

（1）数据包由 1 字节模块 ID+1 字节数据头+1 字节二级 ID+6 字节数据+1 字节校验和构成，共计 10 字节。

（2）数据包中有 6 个数据，每个数据为 1 字节。

（3）模块 ID 的最高位 bit7 固定为 0。

（4）模块 ID 的取值范围为 0x00～0x7F，最多有 128 种类型。

（5）数据头的最高位 bit7 固定为 1，数据头的低 7 位按照从低位到高位的顺序，依次存放二级 ID 的最高位 bit7、数据 1 的最高位 bit7、数据 2 的最高位 bit7、数据 3 的最高位 bit7、数据 4 的最高位 bit7、数据 5 的最高位 bit7 和数据 6 的最高位 bit7。

（6）校验和的低 7 位为模块 ID+数据头+二级 ID+数据 1+数据 2+…+数据 6 的结果（取低 7 位）。

（7）二级 ID、数据 1～数据 6 和校验和的最高位 bit7 固定为 1。注意，并不是二级 ID、数据 1～数据 6 及校验和只有 7 位，而是在打包后，它们的低 7 位位置不变，最高位均位于数据头中，因此依然还是 8 位。

## 2．PCT 通信协议打包过程

PCT 通信协议的打包过程分为 4 步。

第 1 步，准备原始数据，原始数据由模块 ID（0x00～0x7F）、二级 ID、数据 1～数据 6 组成，如图 3-4 所示。其中，模块 ID 的取值范围为 0x00～0x7F，二级 ID 和数据的取值范围为 0x00～0xFF。

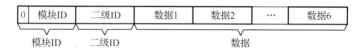

图 3-4　PCT 通信协议打包第 1 步

第 2 步，取出二级 ID、数据 1～数据 6 的最高位 bit7，按照从低位到高位的顺序依次存放于数据头的低 7 位，如图 3-5 所示。

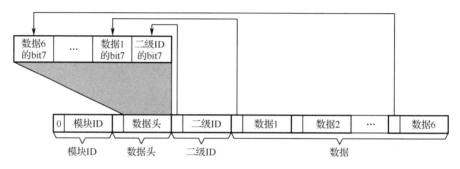

图 3-5　PCT 通信协议打包第 2 步

第 3 步，对模块 ID、数据头、二级 ID、数据 1～数据 6 的低 7 位求和，取求和结果的低 7 位，将其存放于校验和的低 7 位，如图 3-6 所示。

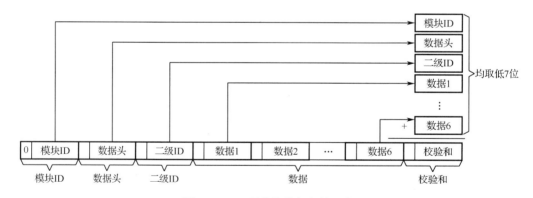

图 3-6　PCT 通信协议打包第 3 步

第 4 步，将数据头、二级 ID、数据 1～数据 6 和校验和的最高位置 1，如图 3-7 所示。

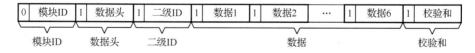

图 3-7　PCT 通信协议打包第 4 步

### 3．PCT 通信协议解包过程

PCT 通信协议的解包过程也分为 4 步。

第 1 步，准备解包前的数据包，原始数据包由模块 ID、数据头、二级 ID、数据 1～数据 6、校验和组成，如图 3-8 所示。其中，模块 ID 的最高位为 0，其余字节的最高位均为 1。

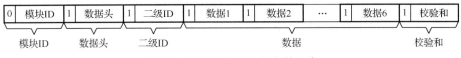

图 3-8　PCT 通信协议解包第 1 步

第 2 步，对模块 ID、数据头、二级 ID、数据 1～数据 6 的低 7 位求和，如图 3-9 所示，取求和结果的低 7 位与数据包校验和的低 7 位对比，如果相等，则说明校验正确。

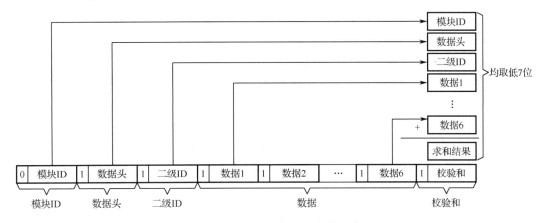

图 3-9　PCT 通信协议解包第 2 步

第 3 步，数据头的最低位 bit0 与二级 ID 的低 7 位拼接之后作为最终的二级 ID，数据头的 bit1 与数据 1 的低 7 位拼接之后作为最终的数据 1，数据头的 bit2 与数据 2 的低 7 位拼接之后作为最终的数据 2，以此类推，如图 3-10 所示。

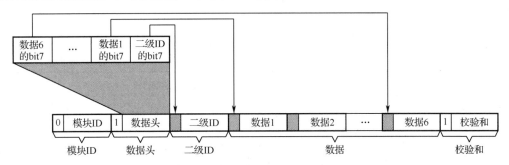

图 3-10　PCT 通信协议解包第 3 步

第 4 步，解包后的结果如图 3-11 所示，由模块 ID、二级 ID、数据 1～数据 6 组成。其中，模块 ID 的取值范围为 0x00～0x7F，二级 ID 和数据的取值范围为 0x00～0xFF。

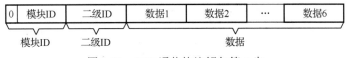

图 3-11　PCT 通信协议解包第 4 步

## 3.2.2　控件及其属性

MATLAB GUI 是由各种图形对象组成的用户界面，用户的命令和对程序的控制是通过"选择"各种图形对象来实现的。基本图形对象分为控件对象和用户界面菜单对象，简称控件和菜单。MATLAB GUI 中常用的控件如表 3-1 所示。

表 3-1　MATLAB GUI 中常用的控件

| 名　　称 | 功　　能 |
|---|---|
| 按钮（PushButton） | 按钮是最常用的控件，主要是执行单击事件动作 |
| 滑动条（Slider） | 滑动条主要为程序提供数值，这个数值被限定在一定范围内，用户可以通过鼠标或键盘移动滑动条上的方块位置来改变滑动条提供的数值 |
| 单选按钮（RadioButton） | 单选按钮经常是多个一组联合使用，用于实现同一属性项在多项取值之间的切换。一组单选按钮在任何时间都只能有一项被选定。单选按钮也用来为程序运行提供参数 |
| 复选框（CheckBox） | 复选框和单选按钮一样，也响应选定操作。和单选按钮不同的是，复选框提供互相独立的多项模式设置选项，一个复选框的选中状态不影响另一个复选框的状态。复选框主要用于为程序运行提供模式选项 |
| 可编辑文本（Edit） | 可编辑文本支持用户通过键盘输入字符串，用户可以对可编辑文本内容进行编辑、删除和替换 |
| 静态文本（Text） | 静态文本是显示固定字符串的标签区域，用于为其他组件提供功能解释和使用说明 |
| 弹出式菜单（Popupmenu） | 弹出式菜单类似于一组单选按钮，用户可以选择其中的一个项目来设置程序运行时需要的输入参数 |
| 列表框（Listbox） | 列表框类似于一组复选框，用户可以选择其中的多个项目来设置程序运行时需要的输入参数 |
| 切换按钮（ToggleButton） | 切换按钮类似于触控按钮，唯一不同的是用户单击一次切换按钮后，其状态只能从上凸状态切换到下凹状态，或者从下凹状态切换到上凸状态，而不像触控按钮那样在释放光标后自动恢复到上凸状态 |
| 坐标区（Axes） | 坐标区是图形化显示后台程序运行结果的区域 |
| 面板（Uipanel） | 面板相当于一个控件容器，用来把一些相关的控件组织在同一区域内，以提高 GUI 的组织层次和易用性 |
| ActiveX 控件（ActiveX Control） | ActiveX 控件主要用于 MATLAB 和其他应用程序的交互 |

每个控件都不可能完全符合界面设计的要求，因此用户需要对其属性进行设置，以获得所需的界面显示效果，如调整触控按钮的字体和尺寸。每个控件都有非常多的属性，但常用的属性不多，控件对象的常用属性如表 3-2 所示。

表 3-2　控件对象的常用属性

| 名　　称 | 说　　明 |
|---|---|
| BackgroundColor | 背景颜色，取值为颜色的预定义字符或 RGB 数值，默认值为浅灰色 |
| Callback | 回调函数，取值为字符串，可以是某个 M 文件名或一小段 MATLAB 语句，当用户激活某个控件对象时，应用程序就运行该属性定义的子程序 |
| Enable | 是否启用该控件对象，取值为 on（默认值）、inactive 或 off |
| FontAngle | 字体倾斜度，取值为 normal（默认值）、italic 或 oblique |

| 名　称 | 说　明 |
| --- | --- |
| FontName | 字体，取值为控件标题等字体的字库名 |
| FontSize | 字体大小，取值为数值 |
| FontUnits | 字体单位，取值为 points（默认值）、normalized、inches、centimeters 或 pixels |
| FontWeight | 字体粗细，取值为 normal（默认值）、light、demi 或 bold |
| ForegroundColor | 前景色，取值为颜色的预定义字符或 RGB 数值，该属性定义控件对象标题字符的颜色，默认值为黑色 |
| HorizontalAlignment | 水平方向上的对齐方式，取值为 left、center 或 right |
| Position | 控件位置，以[左，底，宽，高]格式表示 |
| String | 控件对象标题或选项内容，取值为字符串矩阵或块数组 |
| Style | 控件类型，取值为 pushbutton、togglebutton、radiobutton、checkbox、edit、text、slider、frame、popupmenu 或 listbox |
| Tag | 控件标识值，取值为字符串，可以通过这个标识值控制该控件对象 |
| Units | 控件属性所使用的度量单位，取值为 characters、inches、centimeters、normalized、points 或 pixels |
| UserData | 用户数据，取值为空矩阵，用于保存与该控件对象相关的重要数据和信息 |
| Value | 控件的当前值，取值为矢量或数值，其含义及解释取决于控件对象的类型 |
| Visible | 控件显示与隐藏标志，取值为 on（默认值）或 off |

### 3.2.3　打包解包小工具 GUI 控件

打包解包小工具主要使用到 4 种控件，分别为触控按钮、可编辑文本、静态文本和面板，下面简单介绍这 4 种控件。

#### 1．触控按钮

触控按钮就是普通按钮，用户可以通过单击触控按钮执行一些具体操作。例如，在安装软件时，对话框中的"确认"和"取消"按钮都是触控按钮。在该控件的属性检查值中，String 属性值用于指示该控件显示的内容，即按钮的名称。

#### 2．可编辑文本

可编辑文本与静态文本一样，用于显示字符和数据等，但与静态文本不同，可编辑文本允许用户动态地编辑文本或输入新的文本。在该控件的属性检查值中，String 属性值用于指示该控件显示的内容。在程序设计中，也可以通过 String 属性值读写可编辑文本框中的内容。

#### 3．静态文本

静态文本用于显示字符和数据等，静态文本之所以"静态"，是因为用户不能动态地编辑所显示的文本。在该控件的属性检查值中，String 属性值用于指示该控件显示的内容。在程序设计中，也可以通过 String 属性值读写静态文本框中的内容。

#### 4．面板

面板是 GUI 对象的容器，可以将某些控件放入面板中，组成一个整体，然后整体拖动，并且面板上控件的相对位置和大小不会改变。由于面板是不透明的，因此定义的顺序就非常重要，必须先定义面板，再定义放置在面板上的控件。在该控件的属性检查值中，String 属性值用于指示该控件左上方显示的标题。

### 3.2.4　控件的回调函数

当用户对控件进行操作（如单击、双击、移动，键盘输入等）时，控件对该操作进行响应时要执行的函数，就是该控件的回调函数，也称 Callback 函数。该函数不会主动执行，只在用户对控件执行特定操作时才执行。

GUI 的设计有两种方法：①使用函数编写 GUI；②使用 Guide 工具箱创建 GUI。在本书中，主要使用方法②，即在命令行窗口中输入 guide 命令，调出 GUI 设计界面，然后进行 GUI 设计。注意，使用 Guide 工具箱创建 GUI 时，GUI 设计界面文件名的后缀是.fig，而与 GUI 设计界面对应的自动生成的 M 文件的后缀是.m，M 文件名与 GUI 设计界面文件名一致。

## 3.3　实验步骤

**步骤 1：设置 MATLAB 软件**

在进行开发设计前，先对 MATLAB 软件进行设置。首先，在 MATLAB 软件中打开"主页"标签页，然后单击工具栏中的"预设"按钮，如图 3-12 所示。

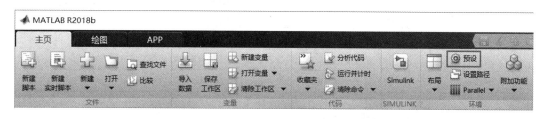

图 3-12　MATLAB 软件设置步骤 1

在如图 3-13 所示的"预设项"界面中，选择"编辑器/调试器"列表中的"显示"项，然后将"布局"改为 100 列。这样，MATLAB 软件中的编辑器/调试器中的右侧文本限制线就向右移动了 25 个字符，建议用户在编写代码时，尽可能不要超过这条限制线。

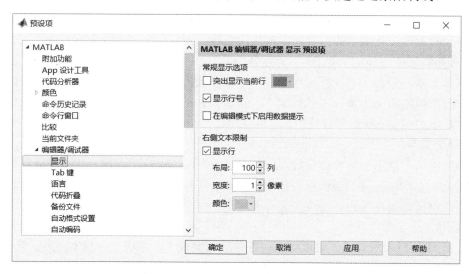

图 3-13　MATLAB 软件设置步骤 2

选择"Tab 键"项，将"制表符大小"和"缩进大小"均设置为 4，同时勾选"Tab 键插入空位"复选框，如图 3-14 所示。这样就可以避免使用不同编辑器阅读代码时出现布局不整齐的现象。

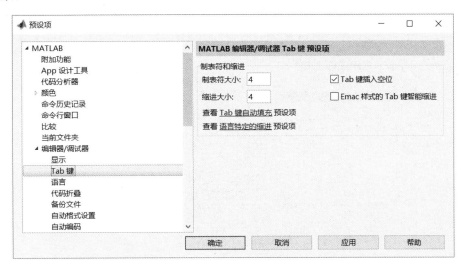

图 3-14　MATLAB 软件设置步骤 3

**步骤 2：新建 GUI 工程**

在 D:\MATLABTest\Product 文件夹下新建一个名为 PackUnpack 的文件夹。然后在 MATLAB 软件的当前路径栏中输入路径"D:\MATLABTest\Product\PackUnpack"并回车。

MATLAB GUI 的打开是依靠 Guide 工具箱完成的，Guide 工具箱不直接可见，需要在命令行窗口中输入 guide 命令并回车打开 GUI，如图 3-15 所示。

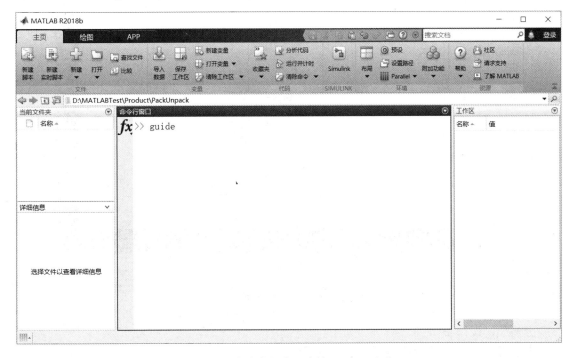

图 3-15　在命令行窗口中输入 guide 命令

在"GUIDE 快速入门"窗口中，默认选择"Blank GUI（Default）"模板，即空白的 GUI 模板，然后勾选"将新图窗另存为："复选框，并将后缀为.fig 的文件名改为 PackUnpack，如图 3-16 所示，单击"确定"按钮即可新建 GUI 模板，并自动打开设计界面，如图 3-17 所示。

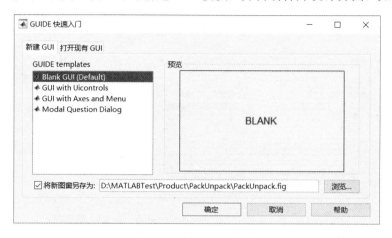

图 3-16　新建 GUI 模板

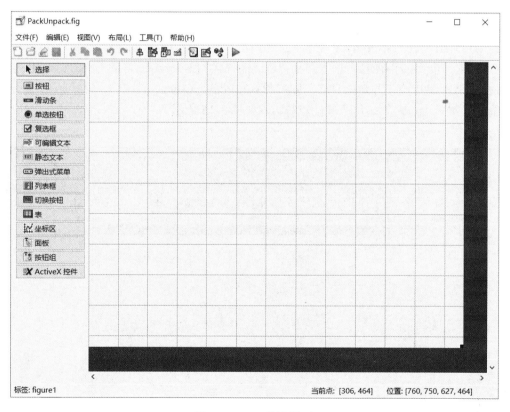

图 3-17　GUI 设计界面

### 步骤 3：设计 GUI

打包解包小工具的设计界面如图 3-18 所示。

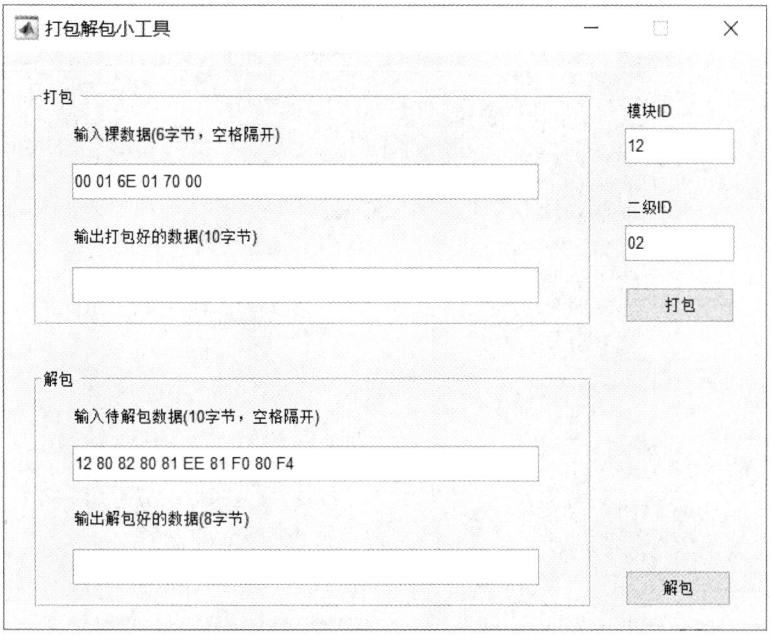

图 3-18　打包解包小工具

在图 3-17 左侧的控件列表中，单击选择控件，然后在 GUI 布局区再次单击实现控件的放置。单击并拖动控件可以调整控件的尺寸，如果需要对控件进行对齐操作，则可以单击菜单栏中的 ⊕ 按钮，在弹出的"对齐对象"对话框中，进行对齐设置，如图 3-19 所示。

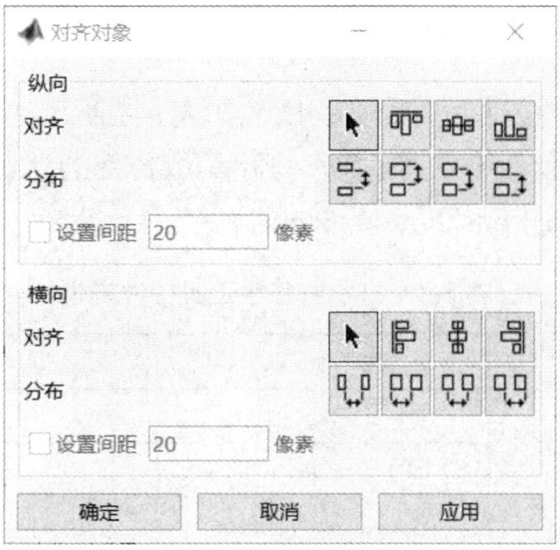

图 3-19　对齐设置

打包解包小工具共有 16 个控件，除了设置控件的尺寸并布置到合适的位置，还需要设置控件的属性，如更改按钮的名称、设置控件的颜色等。下面以"按钮"控件为例介绍如何设置控件属性。首先，单击选中 GUI 设计界面中的"按钮"选项，然后单击菜单栏中的属性检查器按钮 📝，或者直接双击 GUI 设计界面中的"按钮"选项，打开如图 3-20 所示的"检查器"界面。在"检查器"界面中，左侧为属性名，右侧为属性值。例如，将按钮控件的 String 属性改为"打包"，就实现了按钮上显示名称的更改；再如，将 Tag 属性改为 pushbutton_pack，在程序设计中就可以使用这个唯一的 pushbutton_pack 实现对该按钮控件的操作。

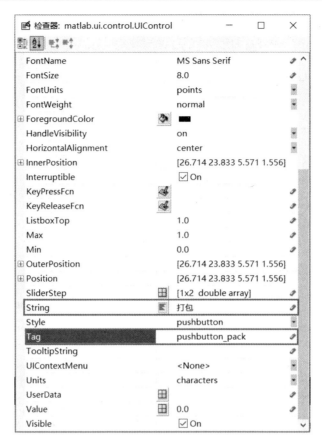

图 3-20　按钮控件属性检查器

打包解包小工具的 16 个控件需要设置的属性如表 3-3 所示。建议对控件标识（Tag）命名时采用小写字母，并用下画线分隔单词，第一个单词取控件的默认英文名称，如 uipanel_pack、text_pack_din、edit_pack_din、pushbutton_pack。

表 3-3　打包解包小工具控件属性

| 控 件 类 型 | 控 件 功 能 | 属 性 名 | 属 性 值 |
| --- | --- | --- | --- |
| 面板 | 打包面板 | Tag | uipanel_pack |
| | | Title | 打包 |
| 静态文本 | 打包输入静态文本 | HorizontalAlignment | left |
| | | String | 输入裸数据（6 字节，空格隔开） |
| | | Tag | text_pack_din |
| 可编辑文本 | 打包输入框 | HorizontalAlignment | left |
| | | String | 00 01 6E 01 70 00 |
| | | Tag | edit_pack_din |
| 静态文本 | 打包输出静态文本 | HorizontalAlignment | left |
| | | String | 输出打包好的数据（10 字节） |
| | | Tag | text_pack_dout |

续表

| 控 件 类 型 | 控 件 功 能 | 属 性 名 | 属 性 值 |
|---|---|---|---|
| 可编辑文本 | 打包输出框 | HorizontalAlignment | left |
| | | String | |
| | | Tag | edit_pack_dout |
| 面板 | 解包面板 | Tag | uipanel_unpack |
| | | Title | 解包 |
| 静态文本 | 解包输入静态文本 | HorizontalAlignment | left |
| | | String | 输入待解包数据（10 字节，空格隔开） |
| | | Tag | text_unpack_din |
| 可编辑文本 | 解包输入框 | HorizontalAlignment | left |
| | | String | 12 80 82 80 81 EE 81 F0 80 F4 |
| | | Tag | edit_unpack_din |
| 静态文本 | 解包输出静态文本 | HorizontalAlignment | left |
| | | String | 输出解包好的数据（8 字节） |
| | | Tag | text_unpack_dout |
| 可编辑文本 | 解包输出框 | HorizontalAlignment | left |
| | | String | |
| | | Tag | edit_unpack_dout |
| 静态文本 | 模块 ID 静态文本 | HorizontalAlignment | left |
| | | String | 模块 ID |
| | | Tag | text_mod_id |
| 可编辑文本 | 模块 ID 输入框 | HorizontalAlignment | left |
| | | String | 12 |
| | | Tag | edit_mod_id |
| 静态文本 | 二级 ID 静态文本 | HorizontalAlignment | left |
| | | String | 二级 ID |
| | | Tag | text_sec_id |
| 可编辑文本 | 二级 ID 输入框 | HorizontalAlignment | left |
| | | String | 02 |
| | | Tag | edit_sec_id |
| 触控按钮 | 打包按钮 | String | 打包 |
| | | Tag | pushbutton_pack |
| 触控按钮 | 解包按钮 | String | 解包 |
| | | Tag | pushbutton_unpack |

完成打包解包小工具各控件的布局和属性设置后，GUI 设计界面如图 3-21 所示，单击菜单栏中的 ￼ 按钮进行保存。

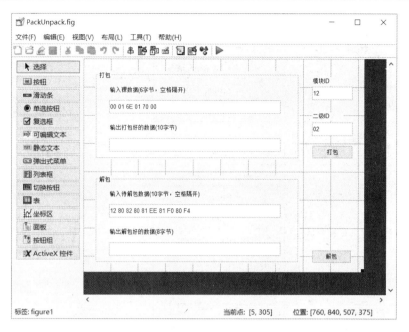

图 3-21　打包解包小工具的 GUI 设计界面

**步骤 4：进行程序设计**

保存 GUI 界面后，在 MATLAB 工作环境中可以看到，在当前文件夹下已经新增了两个文件，分别为 PackUnpack.fig 文件和 PackUnpack.m 文件，如图 3-22 所示。PackUnpack.fig 是打包解包小工具的 GUI 设计文件，PackUnpack.m 是对应的程序设计文件。

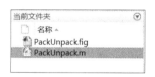

图 3-22　打包解包小工具的设计文件

在 PackUnpack.m 文件中找到 PackUnpack_OpeningFcn 函数，然后在该函数的 handles.output = hObject 语句之后，添加程序清单 3-1 中的第 12 至 14 行代码。

（1）第 12 行代码：set 函数用于设置对象属性值，该函数的调用格式为"set(对象, 属性名 1, 属性值 1, 属性名 2, 属性值 2, ...)"，gcf 是当前窗口的句柄，name 是当前窗口的标题。因此，该函数的功能是重新设置当前窗口的标题，即将 GUI 设计窗口的标题设置为"打包解包小工具"。

（2）第 13 至 14 行代码：movegui 函数用于将当前窗口移动至指定的位置，该函数有多种调用格式，如"movegui(f, position)"和"movegui(position)"。其中，f 是窗口的句柄，position 是窗口的位置。position 可以是位置向量，如[100 200]，即被移动后窗口的左下角距屏幕左侧 100 个像素，距屏幕底部 200 个像素；position 还可以是位置名称，如 south、east、center 等。

程序清单 3-1

```
1.    --- Executes just before PackUnpack is made visible.
2.  function PackUnpack_OpeningFcn(hObject, eventdata, handles, varargin)
3.  % This function has no output args, see OutputFcn.
4.  % hObject     handle to figure
5.  % eventdata   reserved - to be defined in a future version of MATLAB
6.  % handles     structure with handles and user data (see GUIDATA)
7.  % varargin    command line arguments to PackUnpack (see VARARGIN)
8.
```

```
9.   % Choose default command line output for PackUnpack
10.  handles.output = hObject;
11.
12.  set(gcf, 'name', '打包解包小工具');      % 设置当前窗口标题
13.  % movegui('center');                    % 将窗口置于屏幕中间
14.  movegui(gcf, [100 200]);
15.
16.  % Update handles structure
17.  guidata(hObject, handles);
18.
19.  % UIWAIT makes PackUnpack wait for user response (see UIRESUME)
20.  % uiwait(handles.figure1);
```

下面创建 Pack.m 和 Unpack.m 文件，分别用于实现打包操作函数和解包操作函数。

单击 ➕ 按钮新建一个函数文件，然后单击 💾 按钮将文件保存到"D:\MATLABTest\Product\PackUnpack"文件夹中，并设置文件名为 Pack.m。在该文件中添加如程序清单 3-2 所示的代码。下面按照顺序解释其中的语句。

（1）第 1 行代码：Pack 函数有一个输入参数（packIn），即打包前的数据，还有一个返回值（packOut），如果打包成功则返回值为打包后的数据包，否则为 0。

（2）第 9 至 13 行代码：在打包之前，需要先判断数据的长度是否为 8 字节。length 函数用于计算 packIn 的长度。

（3）第 15 至 16 行代码：packIn 的第 1 字节为模块 ID，取出模块 ID，赋值给校验和变量 checkSum；将 0 赋值给数据头变量 dataHead，即清除数据头的各比特位。

（4）第 18 至 30 行代码：取出打包前数据（packIn）的第 9 字节（数据 6）、…、第 4 字节（数据 1）、第 3 字节（二级 ID）的最高位 bit7，将其存放于数据头（dataHead）的低 7 位，即按照从低位到高位的顺序依次存放第 3 字节、…、第 9 字节的最高位 bit7，再将 packIn 的第 3 字节、…、第 9 字节的最高位置 1，具体过程参见 PCT 通信协议的打包过程。同时，计算校验和，即将打包前数据的第 3～9 字节相加，赋值给 checkSum。取出原始数据的最高位，与数据头变量相或，将结果赋值给新的数据头变量 dataHead。

（5）第 32 至 41 行代码：将 packIn 的第 2 字节（数据头）的最高位置 1，然后将 packIn 的第 2 字节加到 checkSum，取出 checkSum 的低 7 位赋值给 packIn 的第 10 字节，再将 checkSum 的最高位置 1，最后将 packIn 赋值给输出参数 packOut。

**程序清单 3-2**

```
1.   function packOut = Pack(packIn)
2.   %    对数据进行打包
3.   %    输入参数 packIn，打包前的数据
4.   %    输出参数 packOut，如果打包成功则为打包后的数据包，如果打包失败则为 0
5.   %    注意，数据头的 bit0 为二级 ID 的 bit7，数据头的 bit1 为数据 1 的 bit7，数据头的 bit2 为数据
6.   %    2 的 bit7，数据头的 bit6 为数据 6 的 bit7
7.   %    COPYRIGHT 2018-2020 LEYUTEK. All rights reserved.
8.
9.   % 打包前的数据长度为 8 字节，不为 8 字节的将返回值赋为 0，然后退出函数
10.  if (length(packIn) ~= 8)
11.      packOut = 0;
12.      return;
13.  end
```

```
14.
15.    checkSum = packIn(1); % 第 1 字节为模块 ID，取出模块 ID，赋值给校验和变量
16.    dataHead = 0; % 将数据头变量赋值为数 0，即清除数据头的各比特位
17.
18.    for i = 9 : -1 : 3
19.        % 数据头变量左移一位，赋值给新的数据头变量
20.        dataHead = bitshift(uint8(dataHead), 1, 'uint8');
21.
22.        % 将最高位置 1
23.        packIn(i) = bitor(packIn(i - 1), 128);
24.
25.        % 数据与校验和变量相加，赋值给新的校验和变量
26.        checkSum = checkSum + packIn(i);
27.
28.        % 取出原始数据的最高位，与数据头变量相或，赋值给新的数据头变量
29.        dataHead = bitor(uint8(dataHead), bitshift(bitand(packIn(i - 1), 128), -7, 'uint8'));
30.    end
31.
32.    % 数据头在数据包的第二个位置，仅次于模块 ID，数据头的最高位置 1
33.    packIn(2) = bitor(dataHead, 128);
34.    % 将数据头变量与校验和变量相加，赋值给新的校验和变量
35.    checkSum = checkSum + packIn(2);
36.    % 将校验和变量的低 7 位取出，赋值给新的校验和变量
37.    checkSum = bitand(checkSum, 127);
38.    % 校验和的最高位也要置 1
39.    packIn(10) = bitor(checkSum, 128);
40.
41.    packOut = packIn; % 将 packIn 变量（保存着打包结果）赋值给输出参数
```

在 Unpack.m 文件中添加如程序清单 3-3 所示的代码。

（1）第 1 行代码：Unpack 函数有一个输入参数（unpackIn），即解包前的数据，还有一个返回值（unpackOut），如果解包成功则返回值为解包后的数据，否则为 0。

（2）第 8 至 12 行代码：在解包操作之前，需要先判断解包前的数据长度是否为 10 字节。

（3）第 14 至 23 行代码：将解包前的数据包（unpackIn）的第 2 字节（数据头）的低 7 位按照从 bit0 到 bit7 的顺序，依次与第 3 字节（二级 ID）、第 4 字节（数据 1）、…、第 9 字节（数据 6）的低 7 位拼接，拼接的结果即为解包后的二级 ID、数据 1、…、数据 6，具体过程参见 PCT 通信协议的解包过程。同时，计算校验和，即将解包前数据包的前 9 字节相加，赋值给 checkSum。

（4）第 25 至 30 行代码：判断解包前数据包的前 9 字节之和（checkSum）的低 7 位，与解包前数据包的第 10 字节的低 7 位是否相等，只有在相等的情况下，才能将解包后的模块 ID、二级 ID、6 字节数据，赋值给输出参数。

程序清单 3-3

```
1.    function unpackOut = Unpack(unpackIn)
2.    %    函数名称: Unpack
3.    %    对数据进行解包
4.    %    输入参数 unpackIn，解包前的数据
5.    %    输出参数 unpackOut，如果解包成功则为解包后的数据，如果解包失败则为 0
6.    %    COPYRIGHT 2018-2020 LEYUTEK. All rights reserved.
```

```
7.
8.  % 解包前的数据长度为 10 字节,不为 10 字节的即将返回值赋为 0,然后退出函数
9.  if (length(unpackIn) ~= 10)
10.     unpackOut = 0;
11.     return;
12. end
13.
14. checkSum = unpackIn(1); % 第 1 字节为模块 ID,取出模块 ID,赋值给校验和变量
15. dataHead = unpackIn(2); % 第 2 字节为数据头,取出数据头,赋值给数据头变量
16.
17. checkSum = checkSum + dataHead; % 校验和变量与数据头变量相加,再赋值给新的校验和变量
18.
19. for i = 2 : 1 : 8
20.     checkSum = checkSum + unpackIn(i + 1);        % 将数据依次与校验和变量相加,再赋值给新的
                                                          校验和变量
21.     unpackIn(i) = bitor(bitand(unpackIn(i + 1) , 127), bitshift(bitand(dataHead , 1) , 7));
22.     dataHead = bitshift(dataHead, -1);            % 数据头右移一位
23. end
24.
25. if (bitand(checkSum , 127) ~= bitand(unpackIn(10), 127)) % 如果校验和出错
26.     unpackOut = 0;        % 则将返回值赋为 0
27.     return;               % 退出函数
28. else
29.     unpackOut = unpackIn; % 如果校验和正确,则将 packIn 变量(保存着解包结果)赋值给输出参数
30. end
```

　　下面完善"打包"和"解包"按钮的回调函数。首先,在打包解包小工具的 GUI 设计界面中,右击"打包"按钮,在弹出的快捷菜单中执行"查看回调"→"Callback"命令,如图 3-23 所示。

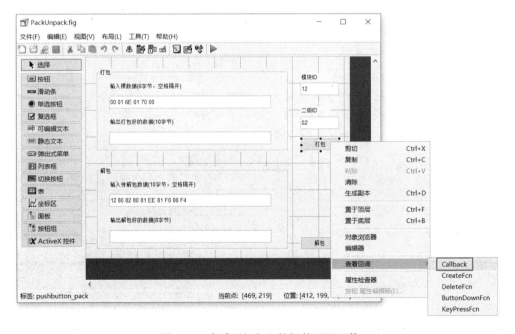

图 3-23　查看"打包"按钮的回调函数

　　跳转到 PackUnpack.m 文件的 pushbutton_pack_Callback 函数，即"打包"按钮的回调函数，在该函数中添加程序清单 3-4 中的第 7 至 28 行代码。

　　（1）第 7 至 17 行代码：回调函数的第 3 个参数（handles）是打包解包小工具 GUI 界面的句柄，通过该句柄可以读取或设置界面中的各控件属性。例如，第 7 行代码用于获取模块 ID 可编辑文本中的字符串信息，并赋值给 modIDString，这里使用到了 get 函数，get 函数用于获取对象属性值，该函数的调用格式为"get(对象, 属性名 1)"。在第 7 行代码中，get 函数的第一个参数 handles.edit_mod_id 是模块 ID 可编辑文本的句柄，第二个参数是该句柄的 String 属性。打包操作针对的是十进制数，因此还需要通过 hex2dec 函数将 modIDString 转换为十进制数。对二级 ID 和裸数据的字符串读取和十进制转换与对模块 ID 的操作类似。

　　（2）第 19 至 22 行代码：将十进制的模块 ID、二级 ID、裸数据组合成打包前的数据，然后调用 Pack 函数进行打包操作，并将打包结果赋值给 packRslt。

　　（3）第 24 至 28 行代码：如果打包成功，packRslt 就是 10 字节行向量，向量中的成员均为十进制数，但是打包结果显示区只能显示字符串，因此还需要通过 dec2hex 函数将十进制数转换为十六进制字符串，并在两个数据之间添加空格以分隔数据，最后通过 set 函数将打包结果显示到打包结果显示区。

程序清单 3-4

```
1.   % --- Executes on button press in pushbutton_pack.
2.   function pushbutton_pack_Callback(hObject, eventdata, handles)
3.   % hObject    handle to pushbutton_pack (see GCBO)
4.   % eventdata  reserved - to be defined in a future version of MATLAB
5.   % handles    structure with handles and user data (see GUIDATA)
6.
7.   modIDString = get(handles.edit_mod_id, 'String');  % 通过控件获取模块 ID
8.   modIDNum = hex2dec(modIDString); % 将十六进制字符串转换为十进制数
9.   secIDString = get(handles.edit_sec_id, 'String');  % 通过控件获取二级 ID
10.  secIDNum = hex2dec(secIDString); % 将十六进制字符串转换为十进制数
11.  rawDat = get(handles.edit_pack_din, 'String');     % 通过控件获取原始数据，共计 6 字节
12.
13.  data6 = zeros(1, 6); % 初始化数组，每个元素都赋为 0
14.  for m = 1 : 6
15.      % 取出所有数据（共计 6 字节），并转换为十进制数
16.      data6(m) = hex2dec(rawDat(3 * m - 2 : 3 * m - 1));
17.  end
18.
19.  packRawDat = zeros(1, 10);      % 初始化打包前数据数组
20.  packRawDat = [modIDNum, secIDNum, data6]; % 组合为打包前的数据，共计 8 字节
21.  packRslt = Pack(packRawDat);    % 进行打包操作
22.  packRsltString = '';            % 创建一个空字符串用来存放打包结果
23.
24.  for k = 1 : 10
25.      packRsltString = [packRsltString, dec2hex(packRslt(k), 2), ' ']; % 转换为打包结果字符串
26.  end
27.
28.  set(handles.edit_pack_dout, 'String', packRsltString); % 显示打包结果
```

　　在 PackUnpack.m 文件中的 pushbutton_unpack_Callback 函数，即"解包"按钮的回调函数中添加程序清单 3-5 中的第 7 至 26 行代码。

（1）第 7 至 15 行代码：get 函数用于获取解包前的 10 字节数据，这些数据为一个字符串，因此，还需要通过 hex2dec 函数将字符串中的十六进制数转换为十进制数，并将十进制数保存到unpackRawDat中，然后调用 Unpack 函数进行解包操作，并将解包结果赋值给unpackRslt。

（2）第 17 至 26 行代码：如果解包成功，unpackRslt 就是行向量，向量中的成员均为十进制数，但解包结果显示区只能显示字符串，因此还需要通过 dec2hex 函数将这些十进制数转换为十六进制字符串，并在两个数据之间添加空格以分隔这些数据，最后通过 set 函数将解包结果显示到解包结果显示区。如果解包失败，unpackRslt 就为 0，通过 set 函数在解包结果显示区显示"error!"。

### 程序清单 3-5

```
1.   % --- Executes on button press in pushbutton_unpack.
2.   function pushbutton_unpack_Callback(hObject, eventdata, handles)
3.   % hObject    handle to pushbutton_unpack (see GCBO)
4.   % eventdata  reserved - to be defined in a future version of MATLAB
5.   % handles    structure with handles and user data (see GUIDATA)
6.
7.   rawDat = get(handles.edit_unpack_din, 'String');       % 通过控件获取原始数据，共计 10 字节
8.   unpackRawDat = zeros(1, 10);                            % 初始化解包前数据包数组
9.   for k = 1 : 10
10.      % 取出每个数据（共计 10 字节），并转换为十进制数
11.      unpackRawDat(k) = hex2dec(rawDat(3 * k - 2 : 3 * k - 1));
12.  end
13.
14.  % 进行解包操作，结果为前 8 字节（模块 ID、二级 ID，以及 6 字节数据），后面 2 字节忽略即可
15.  unpackRslt = Unpack(unpackRawDat);
16.
17.  unpackRsltString = ''; % 创建一个空字符串用来存放解包结果
18.
19.  if unpackRslt == 0      % 返回值为 0 表示解包错误
20.      set(handles.edit_unpack_dout, 'String', 'error!'); % 显示"error!"
21.  else
22.      for k = 1 : 8
23.          unpackRsltString = [unpackRsltString, dec2hex(unpackRslt(k), 2), ' ']; % 转化为解
                                                                            包结果字符串
24.      end
25.      set(handles.edit_unpack_dout, 'String', unpackRsltString); % 显示解包结果
26.  end
```

**步骤 5：验证打包解包小工具**

完成打包解包小工具的 GUI 设计和程序设计之后，在如图 3-24 所示的 MATLAB 工作环境中单击工具栏中的 ▷ 按钮，运行 PackUnpack 工程。

如果打包解包小工具的 GUI 设计和程序设计都没有出错，则打包解包小工具将会正常运行，如图 3-25 所示。单击"打包"按钮，小工具会按照模块 ID（1 字节）、二级 ID（1 字节）、输入裸数据（6 字节）执行打包操作，并在打包结果显示区显示打包结果（10 字节）。其中，结果的第 1 字节为模块 ID，第 2 字节为数据头，第 3 字节为模块 ID，第 4~9 字节为数据段，第 10 字节为校验和。单击"解包"按钮，小工具会按照用户输入的待解包数据（10 字节），执行解包操作，并在解包结果显示区显示解包结果（8 字节）。其中，结果的第 1 字节为模块 ID，第 2 字节为二级 ID，第 3~8 字节为数据段。如果解包后的数据与裸数据一致，则说明

打包和解包操作成功。注意，所有的输入和输出都是十六进制的。

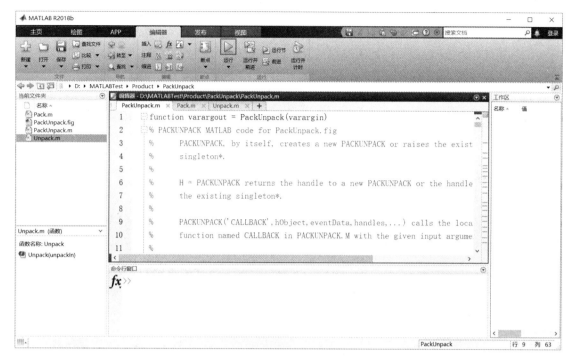

图 3-24　运行 PackUnpack 工程

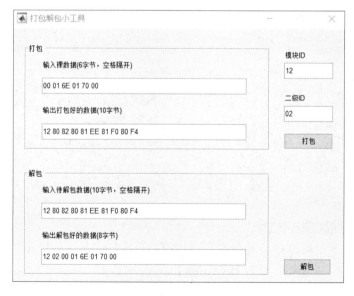

图 3-25　打包解包小工具

# 本 章 任 务

本章实现的打包解包小工具功能有限，如"输入裸数据"文本框中输入的数据必须是 6 字节，否则单击"打包"按钮时会出错，这种情况同样存在于"输入待解包数据"文本框、"模块 ID"文本框和"二级 ID"文本框。尝试解决这些问题，当这些文本框的输入不是所要求的字节数或为空时，弹出提示窗，允许用户重新输入。

# 本 章 习 题

1．根据 PCT 通信协议，模块 ID 和二级 ID 分别有多少种？

2．PCT 通信协议规定二级 ID 的最高位固定为 1，那么当一组待打包数据的二级 ID 小于 0x80 时，这组数据能否通过打包解包小工具得到打包的正确结果？为什么？

3．在遵循 PCT 通信协议的前提下，随机写一组数据，手动推演得出打包解包结果，熟练掌握基于 PCT 通信协议的具体打包解包流程。

4．如何通过属性检查器将"解包"按钮的字体大小设置为 10？

5．"打包"按钮的回调函数 pushbutton_pack_Callback 有 3 个参数，第 1 个参数 hObject 和第 3 个参数 handles 分别代表什么？

6．如何通过 set 函数将对象 h 的 String 属性设置为"确认"？

7．如何通过 get 函数获取对象 h 的 String 属性？

# 4 串口助手小工具设计实验

基于 MATLAB 的人体生理参数信号处理软件系统作为人机交互平台，既要采集、显示人体生理参数（体温、呼吸、心电、血氧、血压），又要作为控制平台发送控制命令（启动血压测量、停止血压测量等）到医学信号采集平台。医学信号采集平台与软件系统之间的通信载体通常采用串口方式。本章将介绍串口通信，并通过开发一个简单的串口助手小工具来详细介绍串口通信的实现方法，为后续的开发打好基础。

## 4.1 实验内容

学习串口通信相关知识点，了解串口通信过程，然后通过 MATLAB 完成串口助手小工具的界面布局，设计出一个可实现串口通信的应用程序。

## 4.2 实验原理

### 4.2.1 串口简介

串口是串行接口的简称，通常指 COM 接口。串口将数据一位一位地顺序传送，其特点是通信线路简单、成本低。串口通信的基本流程如图 4-1 所示。

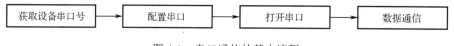

图 4-1 串口通信的基本流程

### 4.2.2 串口对象的属性

串口对象有很多属性，可以使用命令 instrhelp serial 来查看串口对象的相关函数和属性。下面按照通信相关属性、读写操作属性、回调函数相关属性对串口对象的常用属性进行介绍。

**1. 通信相关属性**

串口对象的通信相关属性有 5 个，如表 4-1 所示。

表 4-1 串口对象的通信相关属性

| 属 性 名 | 说 明 | 属 性 值 |
|---|---|---|
| BaudRate | 数据位传输速率 | 4800、9600、115200 等 |
| DataBits | 传输数据的位数 | 5、6、7、8（默认值） |
| Parity | 奇偶校验，用于检测传输的错误 | none（默认值）、odd、even、mark、space |
| StopBits | 数据传送的停止位位数 | 取值可为 1、1.5 或 2，默认值为 1 |
| Terminator | 用于结束发送到串口的命令的字符 | 字符或字符串，默认值为 LF |

（1）BaudRate：每秒传输的位数。运行 MATLAB 的计算机必须与其他串口设备的波特率一致，否则读写数据会出错。

（2）DataBits：指定传输数据的位数，可取值为 5、6、7、8，默认值为 8。传输 ASCII

字符至少需要 7 个数据位，传输二进制数至少需要 8 个数据位。运行 MATLAB 的计算机必须与其他串口设备的数据位一致。

（3）Parity：奇偶校验位。奇偶校验只能检查一位错误。可配置串口的奇偶校验属性有 5 种：none 表示不执行奇偶校验，也不传输奇偶校验位；odd 表示奇校验；even 表示偶校验；mark 表示该位传输固定的值；space 表示该位传输不确定的值。运行 MATLAB 的计算机必须与其他串口设备的校验位一致。

（4）StopBits：停止位的位数，取值可为 1、1.5 或 2，默认值为 1。停止位标识字节传输的结束：为 1 时表示使用一个停止位；为 2 时表示使用 2 个停止位；为 1.5 时表示使用一个停止位，但该位的传输时间为正常一位传输时间的 1.5 倍。运行 MATLAB 的计算机必须与其他串口设备的停止位一致。

（5）Terminator：指定结束符，取值为 0～127 的整数，或者等价的 ASCII 字符。例如，结束符为回车符（Carriage Return），可配置 Terminator 的值为 13 或 CR；结束符为换行符（Line Feed），可配置 Terminator 的值为 10 或 LF；结束符为回车符加换行符，可配置 Terminator 的值为 CR/LF 或 LF/CR。CR/LF 表示先回车后换行，LF/CR 表示先换行后回车。Terminator 的值也可以配置为一个 1×2 的单元数组：第 1 个单元为读操作时的结束符，第 2 个单元为写操作时的结束符。当使用 fprintf 函数执行写操作时，所有的\n 被替换为 Terminator 的值，%s\n 是 fprintf 函数使用的默认格式；当使用 fgetl、fgets 或 fscanf 函数执行读操作，读到 Terminator 的值时，表示读操作完成。

**2．读写操作属性**

串口对象的读写操作属性有 9 个，如表 4-2 所示。

表 4-2　串口对象的读写操作属性

| 属 性 名 | 说 明 | 属 性 值 |
|---|---|---|
| InputBufferSize | 输入缓冲区的大小 | 正整数，默认值为 512B |
| OutputBufferSize | 输出缓冲区的大小 | 正整数，默认值为 512B |
| BytesAvailable | 串口可读取到的字节数 | 正整数 |
| BytesToOuput | 当前等待发送的字节数 | 正整数 |
| ReadAsyncMode | 异步读模式 | continuous（默认值）、manual |
| Timeout | 读写数据时等待的时间，单位为 s | double 型，默认值为 10s |
| TransferStatus | 指示进程中的异步读写状态，只读 | idle（默认值）、read、write、read&write |
| ValuesReceived | 从设备读取的数值个数 | 非负整数，默认值为 0 |
| ValuesSent | 写入设备的数值个数 | 非负整数，默认值为 0 |

（1）InputBufferSize 和 OutputBufferSize：InputBufferSize 表示输入缓冲区的大小，OutputBufferSize 表示输出缓冲区的大小。这两个属性仅当串口对象与物理端口断开时才能配置，一旦串口对象连接到物理端口，它们就变为只读。另外，配置缓冲区的大小，会清空缓冲区的数据。

（2）BytesAvailable 和 BytesToOuput：这两个属性均为只读，BytesAvailable 表示输入缓冲区可获得的字节数，BytesToOutput 表示输出缓冲区的字节数。BytesAvailable 和 BytesToOuput 默认值都为 0，最大值分别为输入缓冲区的大小和输出缓冲区的大小。仅当执行异步读操作时才能使用 BytesAvailable 属性，因为同步读时，只有输入缓冲区为空时才将控制交给命令行，同步读时 BytesAvailable 恒为 0；仅当执行异步写操作时才能使用 BytesToOutput 属性，因为同步写时，只有输出缓冲区为空时才将控制交给命令行，同步写时 BytesToOutput 恒为 0。

（3）ReadAsyncMode：指定异步读模式为连续（continuous）或手动（manual），默认模式为连续。连续模式时，串口对象连续地向物理端口请求数据，一旦有数据可获得，它就会自动读取并存入输入缓冲区，而 readasync 函数会自动忽略；手动模式时，串口对象不向物理端口请求数据，此时必须使用 readasync 函数执行异步读操作。由于 readasync 函数检查终止符，所以它执行起来可能很慢。为了提高速度，建议将 ReadAsyncMode 配置为 continuous。如果设备已经准备好要传送数据，则无论 ReadAsyncMode 的值为 continuous 或 manual，它都会传送。若 ReadAsyncMode 的值为 manual，则可能会导致数据丢失。因此，建议 ReadAsyncMode 取默认值 continuous。

（4）Timeout：完成一次读写操作的最大等待时间，默认值为 10s。若读写超时，则读写操作将终止。若超时发生在异步读写操作期间，则将产生一个 error 事件，并执行 ErrorFcn 属性指定的回调函数。

（5）TransferStatus：只读，指示异步读写操作是否在进程中，取值可为 idle、read、write 或 read&write，默认值为 idle。idle 表示当前没有执行异步读写操作；read 表示当前正在执行异步读操作；write 表示当前正在执行异步写操作；read&write 表示当前正在执行异步读写操作。异步写操作可使用 fprintf 或 fwrite 函数；异步读操作可使用 readasync 函数，或者将 ReadAsyncMode 配置为 continuous。当执行 readasync 函数且数据存入输入缓冲区时，TransferStatus 指示当前正在执行读操作。

（6）ValuesReceived 和 ValuesSent：只读，默认值为 0。ValuesReceived 表示从物理端口读取到的数值总数，ValuesSent 表示串口对象写入物理端口的数值总数。读写的数据都以数值为单位，而不是以字节为单位。

### 3. 回调函数相关属性

串口对象回调函数的相关属性有 10 个，如表 4-3 所示。

表 4-3　串口对象回调函数的相关属性

| 属 性 名 | 说 明 | 属 性 值 |
|---|---|---|
| BytesAvailableFcn | 串口可读取的字节数达到设定值后执行的回调函数 | 字符串、函数句柄或单元数组 |
| BytesAvailableFcnCount | 串口可读取的字节数达到该值后执行 BytesAvailableFcn | 正整数 |
| BytesAvailableFcnMode | 指定 BytesAvailableFcn 基于字节模式还是终止符模式 | terminator（默认值）、byte |
| Terminator | 用于结束发送到串口的命令的字符 | 字符或字符串，默认值为 LF |
| BreakInterruptFcn | 当中断发生时执行的回调函数 | 字符串、函数句柄或单元数组 |
| ErrorFcn | 当错误发生时执行的回调函数 | 字符串、函数句柄或单元数组 |
| OutputEmptyFcn | 当输出缓冲区为空时执行的回调函数 | 字符串、函数句柄或单元数组 |
| TimerFcn | 当定时周期到来时执行的回调函数 | 字符串、函数句柄或单元数组 |
| TimerPeriod | 定时周期，单位为秒 | double 型，默认值为 1 |
| PinStatusFcn | 当硬件针脚的状态改变时执行的回调函数 | 字符串、函数句柄或单元数组 |

（1）BytesAvailableFcn、BytesAvailableFcnCount、BytesAvailableFcnMode 和 Terminator：当 BytesAvailableFcnMode 为 terminator 时，若读取到 Terminator 属性指定的终止符，则产生 bytes-available 事件，并执行回调函数 BytesAvailableFcn；当 BytesAvailableFcnMode 为 byte 时，若读取到 BytesAvailableFcnCount 属性指定的字节数，则产生 bytes-available 事件，并执行回调函数 BytesAvailableFcn。仅异步读操作时才能产生 bytes-available 事件。

（2）BreakInterruptFcn：当中断（break-interrupt）发生时执行的回调函数。串口通信期间都能产生 break-interrupt 事件。

（3）ErrorFcn：当错误（error）发生时执行的回调函数。仅异步读写操作时才能产生 error 事件。

（4）OutputEmptyFcn：当输出缓冲区为空（output-empty）时执行的回调函数。仅异步写操作时才能产生 output-empty 事件。

（5）TimerFcn 和 TimerPeriod：每隔 TimePeriod 指定的时段，产生一个 timer 事件，并执行回调函数 TimerFcn。串口通信期间都能产生 timer 事件。

（6）PinStatusFcn：当 CD、CTS、DSR 或 RI 针脚的状态改变时，产生 pin status 事件，并执行回调函数 PinStatusFcn。串口通信期间都能产生 pin status 事件。

## 4.2.3　串口的基本操作

串口的基本操作有 4 个，分别为创建串口、连接串口、读写串口、关闭串口。下面按照顺序介绍这几个操作。

### 1. 创建串口

使用 serial 函数创建串口对象。例如，创建一个端口属性为 COM1 的串口对象 obj，代码如下。

```
obj = serial('COM1');
```

可以通过串口对象 obj 设置串口的属性。例如，设置 obj 的波特率属性，代码如下。

```
set(obj, 'BaudRate', 115200);
```

还可以同时设置串口对象的多个属性。例如，同时设置 obj 的波特率和数据位属性，代码如下。

```
set(obj, 'BaudRate', 115200, 'DataBits', 8);
```

当然，也可以在创建串口对象的同时，设置属性。例如，创建一个串口对象 obj，同时设置波特率、数据位、停止位和校验位属性，代码如下。

```
obj = serial(strPortNum, 'BaudRate', 115200, 'DataBits', 8, 'StopBits', 1, 'Parity', None);
```

通常在创建串口对象时，需要设置以下几个属性。

（1）通信属性：BaudRate、DataBits、Parity、StopBits。

（2）回调属性：BytesAvailableFcnCount、BytesAvailableFcnMode、BytesAvailableFcn、TimerFcn、TimerPeriod。

### 2. 连接串口

在读写数据前，必须使用 fopen 函数打开串口，即将创建的串口对象连接到物理端口。例如，将串口对象 obj 连接到该对象端口属性对应的物理端口号，代码如下。

```
fopen(obj);
```

注意，如果串口对象 obj 的端口属性对应的物理端口号已经被占用或不存在，则会出现串口打开失败的现象。

当串口对象连接到物理端口时：①输入缓冲区和输出缓冲区清空；②Status 属性值为 open；③BytesAvailable、VaulesReceived、ValuesSent 和 BytesToOutput 属性值为 0。

另外，有些串口属性在串口对象连接到物理端口后，变为只读，如 InputBufferSize 和 OutputBufferSize，所以必须在使用 fopen 函数之前完成这些属性的配置。

### 3．读写串口

读写串口函数有很多，本书主要使用 fwrite 函数写数据到其他串口设备，使用 fread 函数从其他串口设备读取数据。例如，通过串口对象 obj 连接的物理串口向其他串口设备发送数据（sendData），代码如下。

```
fwrite(obj, sendData, 'uint8', 'async');
```

从串口对象 obj 连接的物理串口读取 n 个数据，并将读取的数据赋值给 readData，代码如下。

```
readData = fread(obj, n, 'uchar');
```

注意，读写串口可以采用同步操作，也可以采用异步操作。对于同步操作，读写串口时无法执行其他命令，除非读写操作完成；对于异步操作，读写串口时可以执行其他命令。本书实验主要使用的是异步操作。

### 4．关闭串口

当不再使用串口时，可以使用 fclose 函数断开串口对象与物理端口的连接，即关闭串口。例如，断开串口对象 obj 的连接，代码如下。

```
fclose(obj);
```

可以通过 obj.Status 查看是否断开连接，open 为连接状态，closed 为断开状态。断开连接后，建议使用 delete 函数将串口对象从内存中删除，代码如下。

```
delete(obj);
```

可以通过 isvalid 函数查看串口对象是否已删除，返回值为 0 表示已经删除，代码如下。

```
isvalid(obj);
```

当然，如果希望操作更到位，还可以通过 clear 函数从 MATLAB 工作空间清除串口对象，代码如下。

```
clear obj;
```

注意，当不再使用串口时，通过 fclose 函数断开连接是必要的，如果不断开连接，则再次创建串口对象建立连接时，有可能会出现无法连接的情况。而清除内存和 MATLAB 工作空间是非必要的。

### 4.2.4　串口的常用函数

与串口相关的函数有很多，常用函数如表 4-4 所示。

表 4-4 串口的常用函数

| 函 数 名 | 实现的功能 |
| --- | --- |
| delete | 从内存中删除串口对象 |
| fclose | 断开串口对象与设备的连接 |
| fopen | 连接串口对象到设备 |
| fread | 从设备读二进制数据 |
| fwrite | 写二进制数据到设备 |
| get | 返回串口对象属性 |
| instrfindall | 查找内存中所有的串口对象，无论其句柄是否可见 |
| length | 由串口对象组成的数组长度，length(obj)相当于 max(size(obj)) |
| serial | 创建一个串口对象 |
| set | 配置或显示串口对象的属性 |
| size | 由串口对象组成的数组的尺寸 |

### 4.2.5 串口助手小工具 GUI 控件

串口助手小工具主要使用到 6 种控件，除了触控按钮、可编辑文本、静态文本和面板，还使用到了复选框和弹出式菜单，下面简单介绍这 2 种控件。

**1．复选框**

复选框用于显示一对互斥的状态，用户通过单击复选框，实现该控件在"选中"与"未选中"两种状态之间的切换。在该控件的属性检查值中，Value 属性值用于指示"选中"与"未选中"两种状态，该值在 Min 属性值和 Max 属性值之间切换。一般情况下，Min 属性值为 0，Max 属性值为 1。因此，"选中"时 Value 属性值为 1，"未选中"时 Value 属性值为 0。

**2．弹出式菜单**

弹出式菜单其实就是一个下拉菜单，提供互斥的一系列选项供用户选择。弹出式菜单以矩形的形式出现，矩形中显示的内容即为当前可选择的选项，选项右侧的下拉箭头用来表示该控件是一个弹出式菜单。单击该控件时，弹出式菜单会向下列出所有的选项供用户选择，用户选择其中一个选项后，弹出式菜单会恢复到正常状态，并在矩形框显示更新之后的选项。在该控件的属性检查器中，String 属性值即为弹出式菜单的选项字符串，选择一个选项后，Value 属性值为该选项的序号，序号从 1 开始，即第一个选项的序号为 1，第二个选项的序号为 2，依此类推。

## 4.3 实验步骤

**步骤 1：新建 GUI 工程**

在 D:\MATLABTest\Product 文件夹下新建一个名为"SerialAssistant"的文件夹。然后在 MATLAB 软件的当前路径栏中输入路径"D:\MATLABTest\Product\SerialAssistant"并回车。在命令行窗口中输入 guide 命令。在打开的"GUIDE 快速入门"窗口中，选择"Blank GUI（Default）"模板，勾选"将新图窗另存为"复选框，并将.fig 文件名改为 SerialAssistant，如图 4-2 所示。

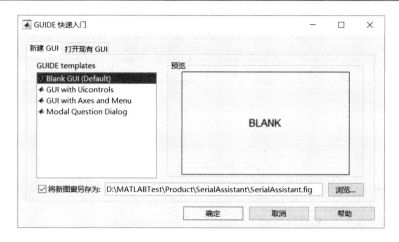

图 4-2　新建 GUI 模板

## 步骤 2：GUI 设计

串口助手小工具的设计界面如图 4-3 所示。

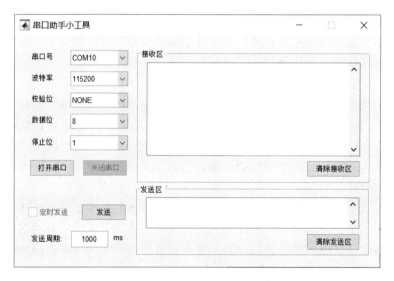

图 4-3　串口助手小工具的设计界面

串口助手小工具的 23 个控件需要设置的属性如表 4-5 所示。

表 4-5　串口助手小工具控件属性

| 控 件 类 型 | 控 件 功 能 | 属 性 名 | 属 性 值 |
|---|---|---|---|
| 静态文本 | 串口号静态文本 | HorizontalAlignment | center |
| | | String | 串口号 |
| | | Tag | text_port_num |
| 弹出式菜单 | 串口号弹出式菜单 | HorizontalAlignment | center |
| | | String | |
| | | Tag | popupmenu_port_num |

| 控 件 类 型 | 控 件 功 能 | 属 性 名 | 属 性 值 |
|---|---|---|---|
| 静态文本 | 波特率静态文本 | HorizontalAlignment | center |
| | | String | 波特率 |
| | | Tag | text_baud_rate |
| 弹出式菜单 | 波特率弹出式菜单 | HorizontalAlignment | center |
| | | String | |
| | | Tag | popupmenu_baud_rate |
| 静态文本 | 校验位静态文本 | HorizontalAlignment | center |
| | | String | 校验位 |
| | | Tag | text_parity |
| 弹出式菜单 | 校验位弹出式菜单 | HorizontalAlignment | center |
| | | String | |
| | | Tag | popupmenu_parity |
| 静态文本 | 数据位静态文本 | HorizontalAlignment | center |
| | | String | 数据位 |
| | | Tag | text_data_bits |
| 弹出式菜单 | 数据位弹出式菜单 | HorizontalAlignment | center |
| | | String | |
| | | Tag | popupmenu_data_bits |
| 静态文本 | 停止位静态文本 | HorizontalAlignment | center |
| | | String | 停止位 |
| | | Tag | text_stop_bits |
| 弹出式菜单 | 停止位弹出式菜单 | HorizontalAlignment | center |
| | | String | |
| | | Tag | popupmenu_stop_bits |
| 按钮 | 打开串口按钮 | Enable | on |
| | | HorizontalAlignment | center |
| | | String | 打开串口 |
| | | Tag | pushbutton_open |
| 按钮 | 关闭串口按钮 | Enable | off |
| | | HorizontalAlignment | center |
| | | String | 关闭串口 |
| | | Tag | pushbutton_close |
| 复选框 | 定时发送复选框 | Enable | on |
| | | HorizontalAlignment | center |
| | | String | 定时发送 |
| | | Tag | checkbox_regular_send |

续表

| 控 件 类 型 | 控 件 功 能 | 属 性 名 | 属 性 值 |
|---|---|---|---|
| 按钮 | 发送按钮 | Enable | on |
| | | HorizontalAlignment | center |
| | | String | 发送 |
| | | Tag | pushbutton_send |
| 静态文本 | 发送周期静态文本 | HorizontalAlignment | center |
| | | String | 发送周期 |
| | | Tag | text_send_period |
| 可编辑文本 | 发送周期输入框 | HorizontalAlignment | center |
| | | String | 1000 |
| | | Tag | edit_send_period |
| 静态文本 | 发送周期单位静态文本 | HorizontalAlignment | center |
| | | String | ms |
| | | Tag | text_ms |
| 面板 | 接收区面板 | Tag | uipanel_rec |
| | | Title | 接收区 |
| 可编辑文本 | 接收区输出框 | HorizontalAlignment | left |
| | | String | |
| | | Tag | edit_rec |
| 按钮 | 清除接收区按钮 | HorizontalAlignment | center |
| | | String | 清除接收区 |
| | | Tag | pushbutton_clr_rec |
| 面板 | 发送区面板 | Tag | uipanel_send |
| | | Title | 发送区 |
| 可编辑文本 | 发送区输入框 | HorizontalAlignment | left |
| | | String | |
| | | Tag | edit_send |
| 按钮 | 清除发送区按钮 | HorizontalAlignment | center |
| | | String | 清除发送区 |
| | | Tag | pushbutton_clr_send |

完成串口助手小工具各控件的布局和属性设置之后，效果如图 4-4 所示，单击菜单栏中的 ⊟ 按钮进行保存。

**步骤 3：程序设计**

在 SerialAssistant.m 文件中找到 SerialAssistant_OpeningFcn 函数，然后在该函数的 "handles.output = hObject;" 语句之后，添加程序清单 4-1 中的第 12 至 29 行代码。

（1）第 12 至 13 行代码：通过 set 函数将当前窗口的标题设置为"串口助手小工具"，再通过 movegui 函数将窗口置于屏幕中间。

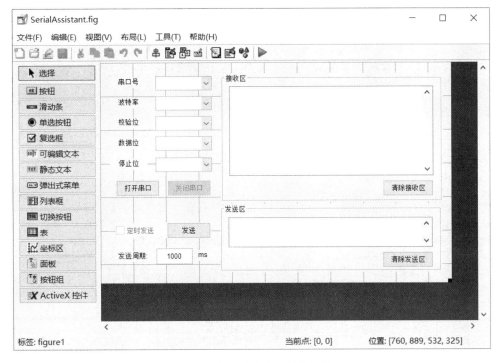

图 4-4　串口助手小工具的效果

（2）第 14 至 19 行代码：通过 set 函数设置弹出式菜单的所有选项和当前选项。其中，string 属性值对应所有选项，value 属性值对应当前选项。第 15 至 16 行代码用于设置可选的波特率，以及默认的波特率，value 属性值为 8，而第 8 个选项为 115200，因此当前默认波特率为 115200。第 17 至 19 行代码用于设置可选的数据位、停止位和校验位，但是并未设置 value 属性值，这是因为在属性检查器中，value 的默认值为 1，即默认情况下当前选项为第一个选项，因此即使没有设置 value，数据位、停止位和校验位也有默认值，分别为 8、1 和 NONE。

（3）第 20 至 21 行代码：变量 gUARTOpenFlag 用于指示串口打开和关闭状态。gUARTOpenFlag 被定义为全局变量，因此需要加 global 关键字，如果不加，则退出 SerialAssistant_OpeningFcn 函数之后无法在其他函数中读写该变量。定义全局变量 gUARTOpenFlag 之后，再对该变量赋初值 0，表示打开串口助手小工具时的串口默认状态为关闭。

（4）第 22 至 28 行代码：定义 3 个变量，分别为串口接收到数据的标志 gotDataFlag、已经接收到的字符串 strRec，以及正在进行显示数据的标志 dispFlag，并且对这 3 个变量赋初值，它们均为 SerialAssistant_OpeningFcn 函数的内部变量，但是这个变量同样需要在其他函数中进行读写操作。除了使用全局变量的方式，还可以通过 setappdata 函数实现参数的传递。读参数的 setappdata 函数的调用格式有很多种，本书主要使用的调用格式为“setappdata(h, name, value)”，其中 h 是图形对象，name 是变量的标识符（字符串类型），value 是变量值。

（5）第 29 行代码：ScanUART 函数用于扫描串口，在 ScanUART.m 文件中实现。

程序清单 4-1

```
1.  % --- Executes just before SerialAssistant is made visible.
2.  function SerialAssistant_OpeningFcn(hObject, eventdata, handles, varargin)
3.  % This function has no output args, see OutputFcn.
```

```
4.  % hObject      handle to figure
5.  % eventdata  reserved - to be defined in a future version of MATLAB
6.  % handles    structure with handles and user data (see GUIDATA)
7.  % varargin    command line arguments to SerialAssistant (see VARARGIN)
8.
9.  % Choose default command line output for SerialAssistant
10. handles.output = hObject;
11.
12. set(gcf,'numbertitle', 'off', 'name', '串口助手小工具'); % 设置当前窗口名字
13. movegui('center'); % 将窗口置于屏幕中间
14. % 设置当前窗口各个控件的参数
15. set(handles.popupmenu_baud_rate, 'string', {'4800', '9600', '14400', '19200', '38400',...
16.    '57600', '76800', '115200'}, 'value', 8);                      % 波特率
17. set(handles.popupmenu_data_bits, 'string', {'8', '9'});          % 数据位
18. set(handles.popupmenu_stop_bits, 'string', {'1', '1.5', '2'});   % 停止位
19. set(handles.popupmenu_parity, 'string', {'NONE', 'ODD', 'EVEN'});% 校验位
20. global gUARTOpenFlag;  % 串口开启标志，0-串口为关闭状态，1-串口为打开状态
21. gUARTOpenFlag = 0;      % 串口默认为关闭状态
22. gotDataFlag = false;    % 串口接收到数据标志，默认为未接收到数据
23. strRec = '';            % 已经接收到的字符串，默认为空
24. dispFlag = false;       % 正在进行显示数据的标志
25.
26. setappdata(hObject, 'gotDataFlag', gotDataFlag); % 更新 gotDataFlag
27. setappdata(hObject, 'strRec', strRec); % 更新 strRec
28. setappdata(hObject, 'dispFlag', dispFlag); % 更新 dispFlag
29. ScanUART(handles);      % 扫描串口
30.
31. % Update handles structure
32. guidata(hObject, handles);
33.
34. % UIWAIT makes SerialAssistant wait for user response (see UIRESUME)
35. % uiwait(handles.figure1);
```

在 SerialAssistant_OpeningFcn 函数中，调用了 ScanUART 函数扫描串口，因此还需要创建 ScanUART.m 文件，并在该文件中添加如程序清单 4-2 所示的代码。

（1）第 7 至 8 行代码：key 是串口注册表地址，通过 dos 指令获取全部串口信息列表，并赋值给 str，列表中包含了全部可用的串口号。

（2）第 10 至 11 行代码：将全部串口信息列表中空格隔开的字符串，以字符串数组的形式保存在元胞数组 arrStr 中。

（3）第 12 至 20 行代码：取出元胞数组中含有 COM 前缀的成员，并复制给元胞数组 coms。

（4）第 21 至 22 行代码：将串口号弹出式菜单的 string 属性值设置为可用的串口号字符串，并将 Value 属性值设置为可用的串口号数量。

**程序清单 4-2**

```
1.  function ScanUART(handles)
2.  %     扫描串口
3.  %     输入参数 handles，GUI 的句柄
4.  %     COPYRIGHT 2018-2020 LEYUTEK. All rights reserved.
5.
6.  coms = 0; % 初始化
```

```
7.   key = 'HKEY_LOCAL_MACHINE\HARDWARE\DEVICEMAP\SERIALCOMM'; % 串口注册表地址
8.   [~, str] = dos(['REG QUERY ' key]); % 获取全部串口信息列表（字符串形式）
9.
10.  % 将全部串口信息列表中空格隔开的字符串，以字符串数组的形式保存在元胞数组 arrStr 中
11.  arrStr = strread(str, '%s', 'delimiter', ' ');
12.  for i = 1 : numel(arrStr)
13.      if strcmp(arrStr{i}(1 : 3), 'COM') % 在数组中，查找 COM 前缀
14.          if ~iscell(coms)
15.              coms = arrStr(i);
16.          else
17.              coms{end + 1} = arrStr{i};
18.          end
19.      end
20.  end
21.  % 显示在界面的串口号下拉框中
22.  set(handles.popupmenu_port_num, 'value', length(coms), 'string', coms);
```

下面完善"打开串口"和"关闭串口"按钮的回调函数。在 SerialAssistant.m 文件的 pushbutton_open_Callback 函数（"打开串口"按钮的回调函数）中，添加程序清单 4-3 中的第 6 至 51 行代码。

（1）第 8 行代码：通过 instrfindall 函数查找内存中的串口对象，再通过 delete 函数删除串口对象。

（2）第 9 至 27 行代码：从弹出式菜单中获取当前的串口号、波特率、数据位、停止位和校验位字符串。其中，string 属性值为弹出式菜单的所有选项，value 属性值为当前选项的序号。在获得这两个属性值之后，再基于这两个属性值获取当前选项的字符串。

（3）第 29 至 33 行代码：serial 函数的串口号和校验位属性值为字符串类型，波特率、数据位和停止位属性值为双精度数据类型，因此，除了直接取出串口号和校验位字符串，还需要通过 str2double 计算双精度数据类型的波特率、数据位和停止位。

（4）第 35 至 39 行代码：根据串口助手小工具中的串口参数，通过 serial 函数创建一个串口对象。其中，BytesAvailableFcnCount、BytesAvailableFcnMode 和 BytesAvailableFcn 属性值表示当读取到 10 字节时，执行 ProcRecData 回调函数。TimerPeriod 和 TimerFcn 属性值表示每 50ms 执行一次 DispData 函数。

（5）第 41 至 47 行代码：尝试通过 fopen 函数将串口对象 gSerial 连接到物理串口，如果成功则将变量 gUARTOpenFlag 置为 1，否则将该变量赋值为 0，并弹出一个信息框，指示串口打开失败。

（6）第 49 至 51 行代码：单击"打开串口"按钮之后，还需要将该按钮的状态设置为禁用，同时，将"关闭串口"按钮的状态设置为启用，还要启用定时发送复选框。

程序清单 4-3

```
1.   % --- Executes on button press in pushbutton_open.
2.   function pushbutton_open_Callback(hObject, eventdata, handles)
3.   % hObject    handle to pushbutton_open (see GCBO)
4.   % eventdata  reserved - to be defined in a future version of MATLAB
5.   % handles    structure with handles and user data (see GUIDATA)
6.   global gUARTOpenFlag; % 串口开启标志，0-串口为关闭状态，1-串口为打开状态
7.   global gSerial; % 串口对象
8.   delete(instrfindall); % 删除所有串口对象
```

```
9.    num = get(handles.popupmenu_port_num, 'value'); % 获取所选项的序号
10.   cellArr = get(handles.popupmenu_port_num, 'string'); % 获取所有选项组成的元胞数组
11.   cellArrPortNum = cellArr(num); % 根据所选项的序号，获取所选串口号的字符串元胞数组
12.
13.   num = get(handles.popupmenu_baud_rate, 'value'); % 获取所选项的序号
14.   cellArr = get(handles.popupmenu_baud_rate, 'string'); % 获取所有选项组成的元胞数组
15.   cellArrBaudRate = cellArr(num); % 根据所选项的序号，获取所选波特率的字符串元胞数组
16.
17.   num = get(handles.popupmenu_data_bits, 'value'); % 获取所选项的序号
18.   cellArr = get(handles.popupmenu_data_bits, 'string'); % 获取所有选项组成的元胞数组
19.   cellArrDataBits = cellArr(num); % 根据所选项的序号，获取所选数据位的字符串元胞数组
20.
21.   num = get(handles.popupmenu_stop_bits, 'value'); % 获取所选项的序号
22.   cellArr = get(handles.popupmenu_stop_bits, 'string'); % 获取所有选项组成的元胞数组
23.   cellArrStopBits = cellArr(num); % 根据所选项的序号，获取所选停止位字符串元胞数组
24.
25.   num = get(handles.popupmenu_parity, 'value'); % 获取所选项的序号
26.   cellArr = get(handles.popupmenu_parity, 'string'); % 获取所有选项组成的元胞数组
27.   cellArrParity = cellArr(num); % 根据所选项的序号，获取所选校验位的字符串元胞数组
28.
29.   strPortNum = cellArrPortNum{1}; % 获取所选串口号字符串
30.   dBaudRate = str2double(cellArrBaudRate); % 将字符串转换为双精度的波特率
31.   dDataBits = str2double(cellArrDataBits); % 将字符串转换为双精度的数据位
32.   dStopBits = str2double(cellArrStopBits); % 将字符串转换为双精度的停止位
33.   strParity = cellArrParity{1}; % 获取所选校验位字符串
34.
35.   % 创建一个串口对象
36.   gSerial = serial(strPortNum, 'BaudRate', dBaudRate, 'DataBits', dDataBits, ...
37.       'StopBits', dStopBits, 'Parity', strParity, 'BytesAvailableFcnCount', 10,...
38.       'BytesAvailableFcnMode', 'byte', 'BytesAvailableFcn', {@ProcRecData, handles},...
39.       'TimerPeriod', 0.05, 'timerfcn', {@DispData, handles});
40.
41.   try
42.       fopen(gSerial); % 打开串口
43.       gUARTOpenFlag = 1; % 将串口打开标志置为已打开
44.   catch
45.       gUARTOpenFlag = 0; % 将串口打开标志置为未打开
46.       msgbox('串口打开失败！');
47.   end
48.
49.   set(handles.checkbox_regular_send, 'Enable', 'on'); % 启用定时发送复选框
50.   set(hObject, 'Enable', 'off'); % 禁用打开串口按钮
51.   set(handles.pushbutton_close, 'Enable', 'on'); % 启用关闭串口按钮
```

在 SerialAssistant.m 文件的 pushbutton_close_Callback 函数（"关闭串口"按钮的回调函数）中，添加程序清单 4-4 中的第 6 至 22 行代码。

（1）第 9 至 12 行代码：当串口开启标志 gUARTOpenFlag 为 1，即串口为打开状态时，将该标志置为 0，同时，通过 fclose 函数断开串口对象 gSerial 与物理端口的连接。

（2）第 14 至 18 行代码：通过 timerfind 函数查找定时器对象，再通过 isempty 函数判断该对象是否有效，如果有效则通过 stop 函数关闭定时器，同时通过 delete 函数将该对象从内存中删除。

（3）第 19 至 22 行代码：单击"关闭串口"按钮之后，还需要将按钮的状态设置为禁用，同时将"打开串口"按钮的状态设置为启用，再将定时发送复选框设置为灰色不选中状态。

程序清单 4-4

```
1.   % --- Executes on button press in pushbutton_close.
2.   function pushbutton_close_Callback(hObject, eventdata, handles)
3.   % hObject    handle to pushbutton_close (see GCBO)
4.   % eventdata  reserved - to be defined in a future version of MATLAB
5.   % handles    structure with handles and user data (see GUIDATA)
6.   global gSerial;            % 串口对象
7.   global gUARTOpenFlag;      % 串口开启标志，0-串口为关闭状态，1-串口为打开状态
8.
9.   if (gUARTOpenFlag == 1)    % 如果串口开启标志为1
10.      gUARTOpenFlag = 0;     % 则将该标志置为0
11.      fclose(gSerial);       % 关闭串口
12.  end
13.
14.  t = timerfind;            % 查找定时器
15.  if (~isempty(t))          % 如果查找到定时器
16.      stop(t);              % 则关闭定时器
17.      delete(t);            % 删除定时器
18.  end
19.  set(handles.checkbox_regular_send, 'value', 0);      % 定时发送复选框设置为不选中
20.  set(hObject,'Enable','off');                         % 禁用关闭串口按钮
21.  set(handles.pushbutton_open,'Enable','on');          % 启用打开串口按钮
22.  set(handles.checkbox_regular_send, 'Enable', 'off'); % 禁用定时发送复选框
```

在 pushbutton_open_Callback 函数中，使用 serial 函数创建串口对象时，调用了 ProcRecData 和 DispData 两个函数。ProcRecData 函数用于处理串口接收到的数据，是串口的回调函数，因此当接收到 10 字节（取决于 serial 函数的参数 BytesAvailableFcnCount）数据时，执行该函数。如果接收到的数据不足 10 字节，就使用定时器回调函数（DispData），该函数每 50ms（取决于 serial 函数的参数 TimerPeriod）执行一次，在该函数中，依然通过调用 ProcRecData 函数来读取串口接收到的数据。

创建 ProcRecData.m 和 DispData.m 文件。在 ProcRecData.m 文件中添加如程序清单 4-5 所示的代码。

（1）第 7 至 8 行代码：通过 getappdata 函数读取变量 strRec 和 dispFlag。读参数的 getappdata 函数的调用格式有很多种，本书主要使用的调用格式为"getappdata(h, name)"，返回值为变量值。

（2）第 10 至 13 行代码：如果 dispFlag 为 true，即正在执行显示数据操作，则暂不接收串口数据。

（3）第 18 至 31 行代码：在本实验中，gotDataFlag 只会在一种情况下被置为 true，即在 ProcRecData 函数中串口接收到数据（参数 BytesAvailable 不为 0）时，因此如果 gotDataFlag 为 true，则说明串口接收到的数据需要显示到"接收区"文本框中。在 DispData 函数中，是通过变量 strRec 将 ProcRecData 函数中接收到的串口数据显示到"接收区"文本框中的，因此在 DispData 函数中执行显示操作时，如果串口的回调函数（ProcRecData）被调用，则显示操作被中断。为了防止这种情况的出现，可以使用互斥锁机制，即在显示数据前，将变量

dispFlag 置为 true，禁止 ProcRecData 函数访问 strRec；显示完毕后，再将 dispFlag 置为 false，允许 ProcRecData 函数访问 strRec，同时将 gotDataFlag 置为 false，表示串口数据已经显示到"接收区"。

**程序清单 4-5**

```
1.   function [ ] = ProcRecData(hObject, ~, handles)
2.   %    处理串口接收到的数据
3.   %    输入参数 hObject, handles
4.   %    注意，既为串口可读取的字节数达到设定值后执行的回调函数，又被 DispData 所调用
5.   %    COPYRIGHT 2018-2020 LEYUTEK. All rights reserved.
6.
7.   strRec   = getappdata(handles.figure1, 'strRec');       % 获取串口要显示的数据
8.   dispFlag = getappdata(handles.figure1, 'dispFlag');     % 是否正在执行显示数据操作
9.
10.  % 如果正在执行显示数据操作（调用 DispData 函数），则暂不接收串口数据
11.  if (dispFlag == true)
12.      return;
13.  end
14.
15.  % 获取串口可读取的字节数
16.  n = get(hObject, 'BytesAvailable');
17.
18.  % 当串口可读取的字节数不为 0 时
19.  if (n > 0)
20.      % 更新 gotDataFlag，说明串口有数据需要显示
21.      setappdata(handles.figure1, 'gotDataFlag', true);
22.      % 读取串口数据，读取出来的数据为十进制的列向量
23.      readData = fread(hObject, n, 'uchar');
24.      % 将数据解析为要显示的字符串
25.      strHex1 = dec2hex(readData')';
26.      strHex2 = [strHex1; blanks(size(readData, 1))];
27.      strReadData = strHex2(:)';
28.      % 更新需要显示的字符串
29.      strRec = [strRec strReadData];
30.      setappdata(handles.figure1, 'strRec', strRec);
31.  end
```

在 DispData.m 文件中添加如程序清单 4-6 所示的代码。

（1）第 6 至 7 行代码：通过 getappdata 函数读取变量 gotDataFlag 和 strRec。

（2）第 9 至 12 行代码：如果 gotDataFlag 为 false，说明串口没有接收到数据，则尝试接收串口数据。

（3）第 13 至 28 行代码：如果 gotDataFlag 为 true，说明串口有数据，则将这些数据显示到串口接收区。在执行显示数据函数时，不允许读取串口数据，即不执行串口的回调函数（ProcRecData），所以通过 setappdata 函数将 dispFlag 设为 true。通过 length 函数计算要显示的字符串长度，如果长度超过 10000，则清空显示区。然后通过 set 函数在串口接收区显示接收到的数据，并将 gotDataFlag 更新为 false，表示串口数据已经显示到串口接收区。显示数据完成后，再将 dispFlag 设为 false，即允许读取串口数据。

**程序清单 4-6**

```
1.    function DispData(hObject, eventdata, handles)
2.    %    在串口接收区显示接收到的数据
3.    %    输入参数 hObject、eventdata、handles
4.    %    COPYRIGHT 2018-2020 LEYUTEK. All rights reserved.
5.
6.    gotDataFlag = getappdata(handles.figure1, 'gotDataFlag');    % 获取串口接收到的数据标志
7.    strRec = getappdata(handles.figure1, 'strRec');             % 获取已经接收到的数据
8.
9.    % 如果串口没有接收到数据，则尝试接收串口数据
10.   if (gotDataFlag == false)
11.       ProcRecData(hObject, eventdata, handles);
12.   end
13.   % 如果串口有数据，则将这些数据显示到串口"接收区"
14.   if (gotDataFlag == true)
15.       % 在执行显示数据函数时，不允许读取串口数据，即不执行串口的回调函数（ProcRecData）
16.       setappdata(handles.figure1, 'dispFlag', true);
17.       % 如果要显示的字符串长度超过 10000，则清空显示区
18.       if (length(strRec) > 10000)
19.           strRec = '';
20.           setappdata(handles.figure1, 'strRec', strRec);
21.       end
22.       % 在串口"接收区"显示接收到的数据
23.       set(handles.edit_rec, 'string', strRec);
24.       % 更新 gotDataFlag，表示串口数据已经显示到串口"接收区"
25.       setappdata(handles.figure1, 'gotDataFlag', false);
26.       % 执行完显示数据函数后，允许读取串口数据
27.       setappdata(handles.figure1, 'dispFlag', false);
28.   end
```

完成串口的打开和关闭功能后，下面完善串口的发送功能。串口的发送有手动发送和定时发送两种模式，为了提高代码的复用率，先实现手动发送功能，然后在定时发送复选框的回调函数中，创建一个定时器对象，在定时器对象中通过调用手动发送回调函数实现自动发送功能。

在 SerialAssistant.m 文件的 pushbutton_send_Callback 函数（"发送"按钮的回调函数）中，添加程序清单 4-7 中的第 6 至 14 行代码。

（1）第 9 行代码：通过 ConvertStr2Dec 函数将串口"发送区"的十六进制字符串转换为十进制数，并将转换结果赋值给变量 sendData，这里的 handles 是 figure1 窗口的句柄，在 ConvertStr2Dec 函数中可以通过 handles 访问 figure1 窗口的串口"发送区"。

（2）第 10 至 14 行代码：当串口已经打开时，才允许通过 fwrite 函数以异步通信的方式向串口对象连接的物理端口写数据，否则弹出警告对话框。

**程序清单 4-7**

```
1.    % --- Executes on button press in pushbutton_send.
2.    function pushbutton_send_Callback(hObject, eventdata, handles)
3.    % hObject      handle to pushbutton_send (see GCBO)
4.    % eventdata    reserved - to be defined in a future version of MATLAB
5.    % handles      structure with handles and user data (see GUIDATA)
6.    global gSerial;             % 串口对象
```

```
7.    global gUARTOpenFlag;   % 串口开启标志，0-串口为关闭状态，1-串口为打开状态
8.
9.    sendData = ConvertStr2Dec(handles);   % 将串口"发送区"的十六进制字符串转换为十进制数
10.   if isequal(gUARTOpenFlag, 1)          % 判断串口是否已经打开
11.       fwrite(gSerial, sendData, 'uint8', 'async'); % 通过串口发送数据
12.   else
13.       warndlg("串口未打开");              % 弹出警告对话框
14.   end
```

在 SerialAssistant.m 文件的 checkbox_regular_send_Callback 函数（定时发送复选框的回调函数）中，添加程序清单 4-8 中的第 7 至 20 行代码。

（1）第 7 行代码：使用 get 函数获取定时发送复选框的 value 属性值，通过 value 属性值可以判断该复选框是否被选中。

（2）第 8 至 13 行代码：当复选框被选中时，通过 get 函数获取定时发送周期文本框中的字符串，然后将其转换为浮点数，该浮点数的单位为 ms，timer 函数的 Period 属性单位为秒，因此还需要将该浮点数乘以 0.001 并赋值给 t1，这样 t1 的单位就为秒了。通过 timer 函数创建定时器对象，该定时器对象的回调函数即为"发送"按钮的回调函数，因此通过 start 函数启动定时器，就相当于按照定时发送周期调用该回调函数实现串口的定时发送功能。在定时发送过程中，不允许编辑发送周期文本框和串口"发送区"文本框，因此还需要将这两个控件的 Enable 属性分别设置为 off（关闭状态）和 inactive（静态）。

（3）第 14 至 20 行代码：停止定时发送之后，允许编辑发送周期文本框和串口"发送区"文本框，因此还需要将这两个控件的 Enable 属性设置为 on（启动状态）。使用 timerfind 函数查找定时器对象，并通过调用 stop 函数关闭查找到的定时器，然后使用 delete 函数将该对象从内存中删除。

**程序清单 4-8**

```
1.    % --- Executes on button press in checkbox_regular_send.
2.    function checkbox_regular_send_Callback(hObject, eventdata, handles)
3.    % hObject     handle to checkbox_regular_send (see GCBO)
4.    % eventdata   reserved - to be defined in a future version of MATLAB
5.    % handles     structure with handles and user data (see GUIDATA)
6.    % Hint: get(hObject,'Value') returns toggle state of checkbox_regular_send
7.    if get(hObject, 'value')
8.        t1 = 0.001 * str2double(get(handles.edit_send_period, 'string')); % 获取定时发送周期
9.        sendTimer = timer('ExecutionMode', 'fixedrate', 'Period', t1, 'TimerFcn',...
10.          {@pushbutton_send_Callback, handles});      % 创建定时器
11.       set(handles.edit_send_period, 'Enable', 'off');   % 定时发送周期文本框禁止编辑
12.       set(handles.edit_send, 'Enable', 'inactive');     % 串口"发送区"文本框禁止编辑
13.       start(sendTimer);                               % 启动定时器
14.   else
15.       set(handles.edit_send_period, 'Enable', 'on');    % 定时发送周期文本框允许编辑
16.       set(handles.edit_send, 'Enable', 'on');           % 串口"发送区"文本框允许编辑
17.       sendTimer = timerfind;                          % 查找定时器
18.       stop(sendTimer);                                % 关闭定时器
19.       delete(sendTimer);                              % 删除定时器
20.   end
```

在 pushbutton_send_Callback 函数中，调用了 ConvertStr2Dec 函数。创建 ConvertStr2Dec.m 文件，然后在文件中添加如程序清单 4-9 所示的代码。

（1）第 7 至 9 行代码：获取串口"发送区"中的字符串，同时在这些字符串中查找空格的索引，并且在字符串首尾处增加索引，以保证两个相邻索引之间有一个字符串。

（2）第 10 至 20 行代码：取出两个相邻空格之间的十六进制字符串，并判断这些字符串的长度是否都为 2，如果有一个不为 2，则弹出警告对话框，提示用户按照正确的格式重新输入，同时清空 strHex 并跳出 for 循环；如果每个都为 2，则将两个相邻空格之间的十六进制字符串保存到元胞数组 strHex 中。

（3）第 21 行代码：由于 MATLAB 中通过 fwrite 函数发送的串口数据必须是十进制数，因此，需要通过 hex2dec 函数将十六进制字符串转换为十进制数，并将转换之后的结果赋值给 sendData。

**程序清单 4-9**

```
1.   function sendData = ConvertStr2Dec(handles)
2.   %   将串口"发送区"的十六进制字符串转换为十进制数
3.   %   输入参数 handles，GUI 的句柄
4.   %   输出参数 sendData，待发送的十进制数据
5.   %   COPYRIGHT 2018-2020 LEYUTEK. All rights reserved.
6.
7.   str = get(handles.edit_send, 'string');         % 获取串口"发送区"的十六进制字符串
8.   n = find(str == ' ');                           % 查找空格的索引
9.   n =[0 n length(str) + 1];                        % 在首尾处增加索引
10.  % 将两个相邻空格之间的十六进制字符串转换为十进制数，将其转化为数值
11.  for k = 1 : length(n) - 1
12.    hexData = str(n(k) + 1 : n(k + 1) - 1);        % 获取两个相邻空格之间的十六进制字符串
13.    if (length(hexData) == 2)
14.       strHex{k} = reshape(hexData, 2, [])';        % 将每个十六进制字符串转化为单元数组
15.    else
16.       strHex = [];                                 % 清空
17.       warndlg("输入错误，正确格式：01 23 4A 5F");    % 弹出警告对话框
18.       break;                                       % 跳出循环
19.    end
20.  end
21.  sendData = hex2dec(strHex)';                      % 将十六进制字符串转化为十进制数
```

串口小工具中的"清除发送区"和"清除接收区"按钮用于清除串口"发送区"和"接收区"中的内容。这两种操作通过按钮的回调函数完成，因此在"清除发送区"按钮的回调函数 pushbutton_clr_send_Callback 中，添加程序清单 4-10 中的第 6 行代码。set 函数通过将 String 属性值赋为空矩阵，将串口"发送区"中的内容清空。

**程序清单 4-10**

```
1.   % --- Executes on button press in pushbutton_clr_send.
2.   function pushbutton_clr_send_Callback(hObject, eventdata, handles)
3.   % hObject    handle to pushbutton_clr_send (see GCBO)
4.   % eventdata  reserved - to be defined in a future version of MATLAB
5.   % handles    structure with handles and user data (see GUIDATA)
6.   set(handles.edit_send,'String',[]); % 清空串口发送区
```

在"清除接收区"按钮的回调函数 pushbutton_clr_rec_Callback 中，添加程序清单 4-11 中的第 6 至 7 行代码。除了清空串口"接收区"中的内容，还需要通过 setappdata 函数将变量 strRec 清空，因为定时器将 strRec 不断更新到串口"接收区"。

**程序清单 4-11**

```
1.  % --- Executes on button press in pushbutton_clr_rec.
2.  function pushbutton_clr_rec_Callback(hObject, eventdata, handles)
3.  % hObject      handle to pushbutton_clr_rec (see GCBO)
4.  % eventdata  reserved - to be defined in a future version of MATLAB
5.  % handles    structure with handles and user data (see GUIDATA)
6.  setappdata(handles.figure1, 'strRec', '');         % 清空要显示的字符串
7.  set(handles.edit_rec,'String',[]);                 % 清空串口"接收区"
```

在使用 serial 函数创建串口对象时，还同步创建了一个定时器对象，所以在关闭串口助手小工具之前，需要先关闭串口和定时器。打开串口助手小工具的 GUI 设计界面，在 GUI 布局区右击空白处，在弹出的快捷键菜单中，执行"查看回调"→"DeleteFcn"命令，如图 4-5 所示。

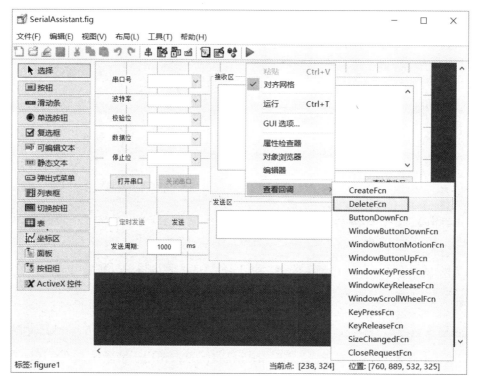

图 4-5　执行"查看回调"→"DeleteFcn"命令

跳转到 SerialAssistant.m 文件的 figure1_DeleteFcn 函数，即删除 figure1 对象（关闭串口助手小工具窗口也相当于删除 figure1 对象）时调用的回调函数，在该函数中添加程序清单 4-12 中的第 5 至 20 行代码。

（1）第 9 至 12 行代码：当串口为打开状态时，将该标志置为 0，同时，通过 fclose 函数断开串口对象与物理端口的连接。

（2）第 14 至 18 行代码：查找定时器对象并判断该对象是否有效，如果有效则关闭该定时器，同时将该对象从内存中删除。

**程序清单 4-12**

```
1.  % --- Executes during object deletion, before destroying properties.
2.  function figure1_DeleteFcn(hObject, eventdata, handles)
3.  % hObject      handle to figure1 (see GCBO)
```

```
4.   % eventdata  reserved - to be defined in a future version of MATLAB
5.   % handles    structure with handles and user data (see GUIDATA)
6.   global gSerial;              % 串口对象
7.   global gUARTOpenFlag;        % 串口开启标志，0-串口为关闭状态，1-串口为打开状态
8.
9.   if (gUARTOpenFlag == 1)      % 如果串口开启标志为1
10.      gUARTOpenFlag = 0;       % 将该标志置为0
11.      fclose(gSerial);         % 关闭串口
12.  end
13.
14.  t = timerfind;              % 查找定时器
15.  if (~isempty(t))            % 如果查找到定时器
16.      stop(t);                % 则关闭定时器
17.      delete(t);              % 删除定时器
18.  end
19.
20.  close all;
```

### 步骤 4：创建虚拟串口

虚拟串口是计算机上用软件虚拟出来的串口，并不是物理上的有形串口。在操作系统中安装一个驱动软件，让操作系统认为有一个物理上的串口能够操作和通信，但这个串口在物理上并不存在。下面安装用于创建虚拟串口的软件。

双击本书配套资料包"02.相关软件\VSPD"文件夹中的 vspd.exe 文件，在弹出的对话框中单击"OK"按钮，如图 4-6 所示。

如图 4-7 所示，单击"Next"按钮。

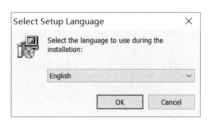

图 4-6  安装虚拟串口步骤 1

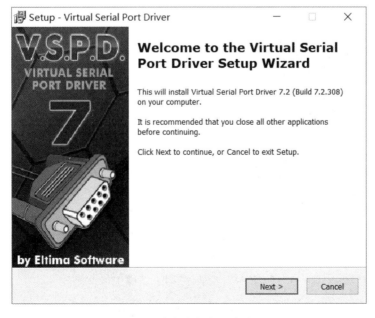

图 4-7  安装虚拟串口步骤 2

然后一直单击"Next"按钮，直到出现如图 4-8 所示的界面，单击"Install"按钮。

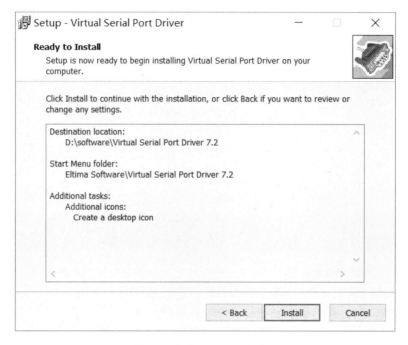

图 4-8　安装虚拟串口步骤 3

如图 4-9 所示，单击"Finish"按钮。

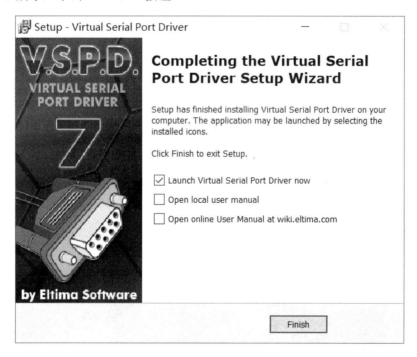

图 4-9　安装虚拟串口步骤 4

如图 4-10 所示，先选择两个串口号，如 COM9 和 COM10，然后单击"Add pair"按钮，即可将这两个串口配置为一对虚拟串口。

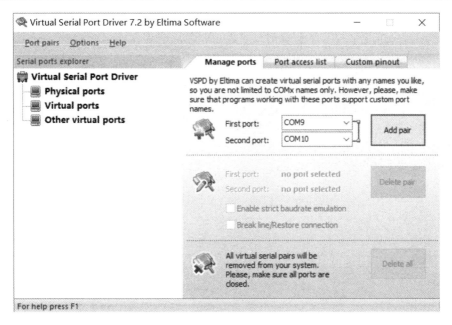

图 4-10　配置一对虚拟串口

在"Virtual ports"目录下会出现"COM9"和"COM10"选项，如图 4-11 所示。如果要删除这两个虚拟串口，则可以先单击"COM9"或"COM10"选项，再单击"Delete pair"按钮即可。

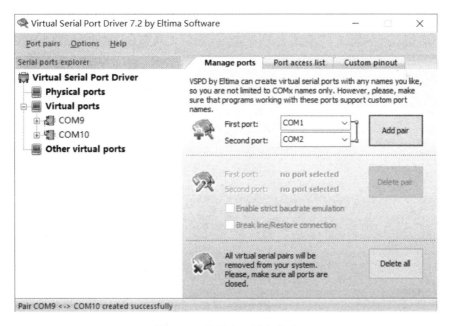

图 4-11　虚拟串口创建成功

**步骤 5：验证串口助手小工具**

通过虚拟串口软件生成两个虚拟串口 COM9 和 COM10。打开 sscom 串口工具，串口号选为 COM9，调整串口配置参数：波特率为 115200，校验位为 None，数据位为 8，停止位为 1。单击"打开串口"按钮，打开串口后，所需要的环境就准备好了。

　　运行串口助手小工具，如图 4-12 左图所示，串口号选为 COM10，波特率、校验位、数据位、停止位均保持默认配置。单击"打开串口"按钮，若串口成功打开，则"打开串口"按钮变为灰色，即禁用状态，"关闭串口"按钮恢复正常，即启用状态。

　　在串口助手小工具的"发送区"文本框中输入十六进制数（使用空格分隔），然后单击"发送"按钮，在如图 4-12 右图所示的 sscom 串口工具中查看接收到的数据；在 sscom 串口工具的"字符串输入框"文本框中输入十六进制数（使用空格分隔），然后单击"发送"按钮，在串口助手小工具的"接收区"文本框中查看接收到的数据。

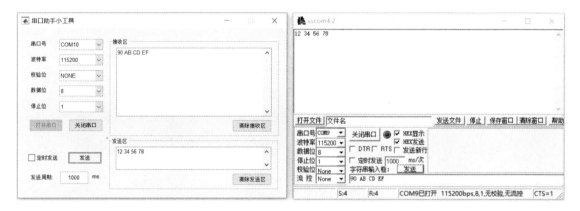

图 4-12　手动发送

　　接下来验证串口助手小工具的自动发送功能，在如图 4-13 左图所示的"发送区"文本框中输入十六进制数，在"发送周期"文本框中输入时间间隔（以 ms 为单位），然后勾选"定时发送"复选框，在如图 4-13 右图所示的 sscom 串口工具中查看不断接收到的数据。

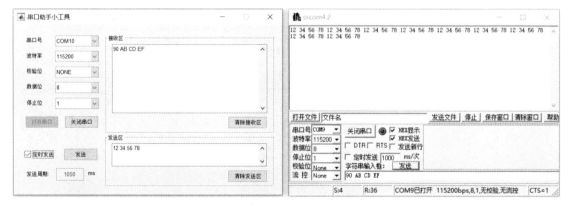

图 4-13　自动发送

# 本 章 任 务

　　在按照本章的实验步骤完成串口助手小工具的设计之后，继续增加以下功能：①在串口助手小工具的左下方增加两个静态文本，用于动态指示串口接收字节数和发送字节数；②单击"清除接收区"按钮之后，接收字节数清零；③单击"清除发送区"按钮之后，发送字节数清零。

# 本 章 习 题

1．串口的传输速率用什么表示？传输速率的单位是什么？

2．如果串口的数据位为 8 位，校验位为奇校验，停止位为 1 位，波特率为 9600，计算每 2ms 最多可以发送多少字节数据？

3．串口配置为奇校验时，如果传输的二进制数据为"10011000"，则校验位应该是什么？

4．在属性检查器中，弹出式菜单控件的 String 属性和 Value 属性分别代表什么？

5．使用 serial 函数创建一个端口号为 COM1 的串口对象，即"obj = serial('COM1');"，如何将该串口对象的波特率属性设置为 9600？

6．假如串口对象为 obj，如何通过函数打开串口？如何通过函数关闭串口？

7．假如图形对象为 h，变量标识为 hr，变量为 val，如何使用 setappdata 函数和 getappdata 函数实现参数传递。

# 5 数据处理小工具设计实验

信号处理过程可以分为数据的读取、处理和存储 3 个阶段。在数据的读取阶段，既可以通过串口、USB、蓝牙、Wi-Fi 等通信设备获取数据，也可以通过读取文件的方式获取数据。在数据的处理阶段，既可以对数据进行各种运算，如 IIR 滤波、FIR 滤波、FFT 频谱分析，也可以对数据进行静态或动态显示。在数据存储阶段，既可以将数据通过各种通信设备发送到其他设备，也可以存储到文件中。

在 MATLAB 中，可以通过 uigetfile 和 uiputfile 函数进行文件的打开和保存操作，通过 plot 函数绘制波形，如果需要动态显示波形，则可以通过 timer 函数创建一个定时器对象。本章将详细介绍 MATLAB 中的部分控件、文件打开和保存操作、绘图和定时器相关函数，最后以一个实例对 GUI 设计和 MATLAB 实现数据处理进行介绍。

## 5.1 实验内容

学习 MATLAB 中的部分控件和文件读取、处理（显示）和保存相关函数，如 uigetfile、uiputfile、fprintf 和 plot 等。设计一个具有以下功能的数据处理小工具：①可以加载计算机中的数据；②在静态显示模式下，将加载的数据显示到文本显示区和波形显示区；③在动态显示模式下，根据加载的数据动态播放连续的波形；④可以将文本显示区中的数据保存到计算机中。

## 5.2 实验原理

### 5.2.1 文件打开与保存对话框

文件打开对话框由 uigetfile 函数创建，通过对话框获取用户的输入，返回选择的路径和文件名，以便对该文件进行读写操作。uigetfile 函数的常用调用格式如下。

```
[FileName, PathName] = uigetfile(FilterSpec);
```

对话框打开后，会列出当前路径下的指定后缀文件。FilterSpec 决定文件的初始显示，它可以为一个包含后缀的文件全名或包含通配符*的文件名。例如，'ECGWave1.csv'表示对话框打开后，只显示当前路径下的所有.csv 文件，并且对话框的"文件名"栏显示 ECGWave1.csv，代码如下，文件打开对话框如图 5-1 所示。

```
[FileName, PathName] = uigetfile('ECGWave1.csv');
```

再如，'*.csv'表示对话框打开后，同样只显示当前路径下的所有.csv 文件，但是"文件名"栏为空，代码如下，文件打开对话框如图 5-2 所示。

```
[FileName, PathName] = uigetfile('*.csv');
```

文件保存对话框由 uiputfile 函数创建，通过对话框获取用户的输入，返回用户选择的路径和设置的文件名字符串，以便对该文件进行写操作。uiputfile 函数的调用格式如下。

```
[FileName, PathName] = uiputfile(FilterSpec);
```

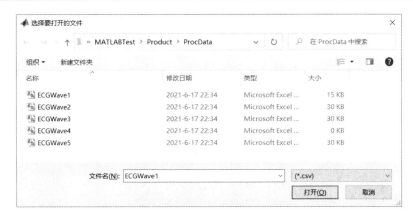

图 5-1　打开文件方式 1

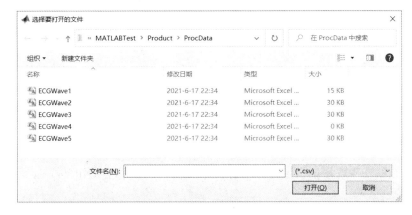

图 5-2　打开文件方式 2

对话框打开后，会列出当前路径下的指定后缀文件。FilterSpec 决定文件的初始显示，它可以为一个包含后缀的文件全名或包含通配符*的文件名。例如，'ECGWave6.csv'表示对话框打开后，只显示当前路径下的所有.csv 文件，并且对话框的"文件名"栏显示 ECGWave6.csv，代码如下，文件保存对话框如图 5-3 所示。

```
[FileName, PathName] = uiputfile('ECGWave6.csv');
```

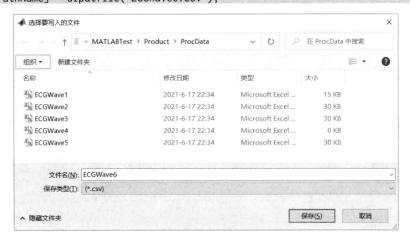

图 5-3　保存文件方式 1

再如，'*.csv'表示对话框打开后，同样只显示当前路径下的所有.csv 文件，但是"文件名"栏为空，代码如下，文件保存对话框如图 5-4 所示。

```
[FileName, PathName] = uiputfile('*.csv');
```

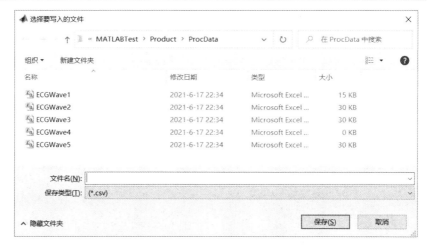

图 5-4　保存文件方式 2

### 5.2.2　数据格式化输出

fprintf 函数可以将数据按指定格式写入文本文件，其调用格式如下。

```
fprintf(fid, format, A);
```

fid 为文件句柄，format 用于指定数据输出时采用的格式，A 是用于存放数据的矩阵。例如，将存放数据的矩阵 saveData 以小数形式（%f）写入文件句柄为 fid 的文件中，在数据的最后还需要换行（\n），代码如下。

```
fprintf(fid, '%f\n', saveData);
```

### 5.2.3　基本的二维绘图

plot 函数是最基本、最常用的绘图函数，用于绘制线性二维图，即将数据绘制在坐标轴上并用线连起来，形成连续的曲线图形。下面举例介绍 plot 函数的用法。

（1）在命令行窗口中输入以下命令。

```
>> y = [1 2 3 4 3 2 1];
>> plot(y)
```

运行结果如图 5-5 所示。

（2）在命令行窗口中输入以下命令。

```
>> x=linspace(0, 2 * pi, 30);
>> y=sin(x);
>> plot(x, y)
```

运行结果如图 5-6 所示。

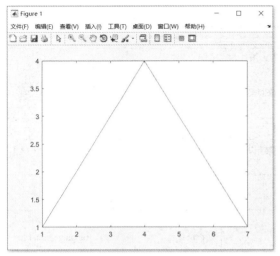

图 5-5 绘制三角波

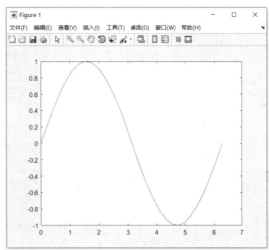

图 5-6 绘制正弦波

（3）图 5-6 中的正弦波是默认颜色，如果需要将正弦波绘制为其他颜色，如红色，则可以在命令行窗口中输入以下命令。

```
>> plot(x, y, 'r')
```

### 5.2.4 定时器

定时器对象与 GUI 对象不同，它是一类特殊的对象，适用于对数据进行实时处理。定时器对象由函数 timer 创建，调用格式如下。

```
t = timer('属性 1', 属性值 1, '属性 2', 属性值 2, ...)
```

其中，t 为该定时器对象的句柄，可以使用命令 get(t)查看定时器对象 t 的属性。定时器对象的通信相关属性有 18 个，如表 5-1 所示。

表 5-1 定时器对象的通信相关属性

| 属 性 名 | 说 明 | 数 据 类 型 | 数 值 说 明 |
| --- | --- | --- | --- |
| AveragePeriod | 定时器启动后两次 TimerFcn 执行之间的平均时间间隔。在第二次 TimerFcn 执行之前，该属性值均为 NaN | double | 默认为 NaN，只读 |
| BusyMode | 在第一次 TimerFcn 执行过程中，第二次 TimerFcn 请求执行时采取的操作。<br>drop：不执行第二次 TimerFcn；<br>error：产生错误信息；<br>queue：排队执行 | 右边列出的字符串 | drop（默认值）、error、queue；Running 为 on 时只读 |
| ErrorFcn | 当错误发生时定时器执行的函数，在 StopFcn 之前执行 | 字符串、函数句柄、单元数组 | 默认为空字符串 |
| ExecutionMode | 定时器执行模式。<br>singleShot：只执行一次 TimerFcn，自动停止；<br>fixedDelay：第一次 TimerFcn 开始执行到第二次 TimerFcn 开始排队之间的时间间隔； | 右边列出的字符串 | singleShot（默认值）、fixedDelay、fixedRate、fixedSpacing |

续表

| 属性名 | 说明 | 数据类型 | 数值说明 |
|---|---|---|---|
| ExecutionMode | fixedRate：第一次 TimerFcn 开始排队到第二次 TimerFcn 开始排队之间的时间间隔；<br>fixedSpacing：第一次 TimerFcn 执行完成到第二次 TimerFcn 开始排队之间的时间间隔 | 右边列出的字符串 | singleShot（默认值）、fixedDelay、fixedRate、fixedSpacing |
| InstantPeriod | 最后两次 TimerFcn 执行之间的时间间隔 | double | 默认为 NaN，只读 |
| Name | 定时器名，默认为 timer-i，i 表示当前在使用第几个定时器 | 文本字符串 | 默认为 timer-i，i 从 1 开始递增，只读 |
| ObjectVisibility | 值为 off 时隐藏定时器句柄，timerfind 不能查到该定时器对象，但 timerfindall 可以查到 | 右边列出的字符串 | off（默认值）、on |
| Period | 定时器的定时周期，即相邻两次 TimerFcn 执行的时间间隔，单位为 s | double | 取值大于 0.001，默认为 1。Running 为 on 时只读 |
| Running | 指示定时器目前是否正在执行 | 右边列出的字符串 | off（默认值）、on |
| StartDelay | 从定时器启动到第一次 TimerFcn 开始排队之间的时间间隔，单位为 s | double | 非负数；默认为 0；Running 为 on 时只读 |
| StartFcn | 定时器启动时执行的回调函数 | 字符串、函数句柄、单元数组 | 默认为空字符串 |
| StopFcn | 定时器停止时执行的回调函数 | 字符串、函数句柄、单元数组 | 默认为空字符串 |
| Tag | 用户定义的标签 | 文本字符串 | 默认为空字符串 |
| TasksToExecute | 指定 TimerFcn 执行的次数 | double | 正整数，默认为 1 |
| TasksExecuted | 定时器从启动到现在，已执行 TimerFcn 的次数 | double | 正整数，默认为 0 |
| TimerFcn | 定时器的回调函数 | 字符串、函数句柄、单元数组 | 默认为空字符串 |
| Type | 标识对象的类型 | 文本字符串 | timer，只读 |
| UserData | 用户数据 | 自定义 | 默认为空矩阵 |

例如，创建一个定时器对象 t，代码如下。

```
t = timer('TimerFcn', {@func, handles}, 'Period', 0.001,'ExecutionMode', 'fixedDelay',
'StartDelay', 0.2);
```

TimerFcn 为定时器的回调函数属性，{@func, handles} 为元胞数组，其中 func 为定时器的回调函数，该函数一般声明如下。

```
function func(obj, event, handles)
```

一般情况下，handles 是定时器对象所在 GUI 的句柄，在创建定时器对象时，将 handles 作为参数传入回调函数 func，这样就可以在 func 函数中通过 handles 访问 GUI 中的数据。例如，GUI 中控件的属性：Period 为定时器的定时周期属性，单位为 s，该属性值为 0.001，表示每毫秒执行一次 TimerFcn；ExecutionMode 为定时器执行模式属性，用于确定 TimerFcn 执行的方案，该属性值为 fixedDelay，表示第一次 TimerFcn 开始执行到第二次 TimerFcn 开始排队之前的时间间隔；StartDelay 为启动时延属性，单位为 s，该属性值为 0.2，表示从定时器启动到第一次 TimerFcn 开始排队之间的时间间隔为 0.2s。

定时器常用基本操作函数如表 5-2 所示。当不再使用定时器时，建议通过 stop 函数关闭定时器。还可以使用 delete 函数从内存中删除该定时器对象，并通过 clear 函数将其从 MATLAB 工作空间中清除。

表 5-2　定时器常用基本操作函数

| 函　数　名 | 实现的功能 |
|---|---|
| timer | 创建一个定时器对象 |
| start | 启动定时器 |
| set | 显示或设置定时器对象的属性 |
| get | 查看定时器对象的属性 |
| stop | 停止定时器 |
| delete | 从内存中删除定时器对象 |

### 5.2.5　数据处理小工具 GUI 控件

数据处理小工具主要使用 6 种控件，除了触控按钮、可编辑文本和静态文本，还使用了坐标轴、按钮组和单选按钮，下面简单介绍这 3 种控件。

#### 1．坐标轴

坐标轴用于显示图形或图像，常用属性有坐标轴方框 Box，$x$ 轴、$y$ 轴刻度 XTick、YTick，$x$ 轴、$y$ 轴标签 XLabel、YLabel，$x$ 轴、$y$ 轴范围 XLim、YLim。

#### 2．按钮组

按钮组是 GUI 对象的容器，可以包含单选按钮等对象。放在按钮组中的多个单选按钮有且只有一个单选按钮处于"选中"状态，但与按钮组外的单选按钮无关。注意，当按钮组不可见（Visible 属性值为 off）时，其所有子对象也不可见（即使子对象的 Visible 属性值为 on），但不改变子对象的 Visible 属性值。

#### 3．单选按钮

单选按钮通常与按钮组组合使用，单选按钮是按钮组的子对象。当按钮组中只有两个单选按钮时，用于显示一组互斥的状态，即任何时候都有一个单选按钮处于"选中"状态，而另外一个处于"未选中"状态。当按钮组中有多个单选按钮时，有且只有一个处于"选中"状态，其余均处于"未选中"状态。在该控件的属性检查值中，Value 属性值用于指示"选中"与"未选中"两种状态，该值在 Min 属性值和 Max 属性值之间切换，一般情况下，Min 属性值为 0，Max 属性值为 1，因此"选中"时该控件的 Value 属性值为 1，"未选中"时该控件的 Value 属性值为 0；String 属性值用于指示该控件显示的内容，即单选按钮的名称。

## 5.3　实验步骤

#### 步骤 1：新建 GUI 工程

在 D:\MATLABTest\Product 文件夹下新建一个名为 ProcData 的文件夹。然后在 MATLAB 软件的当前路径栏中输入路径"D:\MATLABTest\Product\ProcData"并回车。在命令行窗口中输入 guide 命令。在"GUIDE 快速入门"窗口中，选择"Blank GUI（Default）"模板，勾选"将新图窗另存为"复选框，并将.fig 文件名改为 ProcData，如图 5-7 所示。

**步骤 2：GUI 界面设计**

数据处理小工具的设计界面如图 5-8 所示。

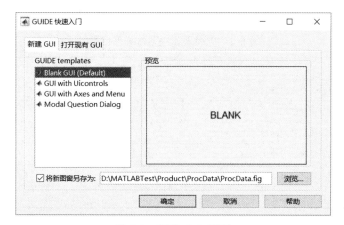

图 5-7　新建 GUI 模板

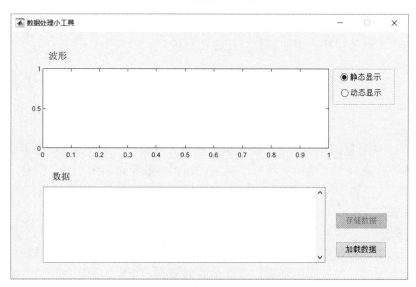

图 5-8　数据处理小工具的设计界面

数据处理小工具的 9 个控件需要设置的属性如表 5-3 所示。

**表 5-3　数据处理小工具控件属性**

| 控 件 类 型 | 控 件 功 能 | 属 性 名 | 属 性 值 |
| --- | --- | --- | --- |
| 静态文本 | 波形静态文本 | FontSize | 12.0 |
| | | HorizontalAlignment | center |
| | | String | 波形 |
| | | Tag | text_wave |
| 坐标区 | Axes_wave 坐标轴 | Box | on |
| | | Tag | axes_wave |
| | | YTick | [1x3　double array] |
| | | YTickMode | manual |

| 控 件 类 型 | 控 件 功 能 | 属 性 名 | 属 性 值 |
|---|---|---|---|
| 静态文本 | 数据静态文本 | FontSize | 12.0 |
| | | HorizontalAlignment | center |
| | | String | 数据 |
| | | Tag | text_data |
| 可编辑文本 | 数据显示可编辑文本 | Enable | inactive |
| | | HorizontalAlignment | left |
| | | Max | 2.0 |
| | | String | |
| | | Tag | edit_data |
| 按钮组 | 按钮组 | Tag | uibuttongroup_disp_mode |
| | | Title | |
| 单选按钮 | 静态显示单选按钮 | FontSize | 10.0 |
| | | String | 静态显示 |
| | | Tag | radiobutton_static_disp |
| 单选按钮 | 动态显示单选按钮 | FontSize | 10.0 |
| | | String | 动态显示 |
| | | Tag | radiobutton_dynamic_disp |
| 按钮 | 存储数据按钮 | Enable | off |
| | | FontSize | 10.0 |
| | | String | 存储数据 |
| | | Tag | pushbutton_save_data |
| 按钮 | 加载数据按钮 | FontSize | 10.0 |
| | | String | 加载数据 |
| | | Tag | pushbutton_load_data |

完成数据处理小工具各控件的布局和属性设置之后，效果如图 5-9 所示，单击菜单栏中的 🖬 按钮进行保存。

**步骤 3：程序设计**

在 ProcData.m 文件中找到 ProcData_OpeningFcn 函数，然后在该函数的"handles.output = hObject;"语句之后，添加程序清单 5-1 中的第 12 至 28 行代码。

（1）第 12 至 13 行代码：通过 set 函数将当前窗口的标题设置为"数据处理小工具"，再通过 movegui 函数将窗口置于屏幕中间。

（2）第 14 至 22 行代码：定义相关全局变量，并赋初值。

（3）第 23 至 25 行代码：定义数据动态显示定时器对象 gPlayTimer，该定时器对象由 timer 函数创建，DemoData 是定时器的回调函数，每 1ms 执行一次，从该定时器启动到第一次回调函数开始排队之间的时间间隔为 0.2s。

（4）第 26 至 28 行代码：定义全局变量 MAX_AXES_LEN，表示横坐标长度，赋值为 2500，2500 为坐标轴可以显示的最大值。NaN 是 Not a Number 的简写，即"不是一个有效的数字"，

NaN 是无法被绘制出来的，在这里用于将动态显示的波形数组 gDispWave 清空。

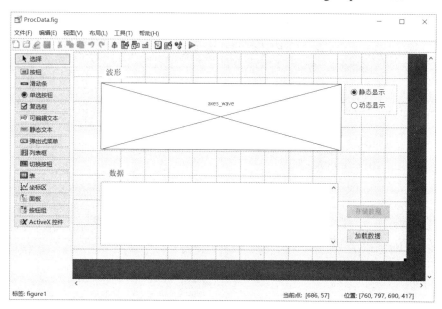

图 5-9　数据处理小工具的效果

**程序清单** 5-1

```
1.   % --- Executes just before ProcData is made visible.
2.   function ProcData_OpeningFcn(hObject, eventdata, handles, varargin)
3.   % This function has no output args, see OutputFcn.
4.   % hObject     handle to figure
5.   % eventdata   reserved - to be defined in a future version of MATLAB
6.   % handles     structure with handles and user data (see GUIDATA)
7.   % varargin    command line arguments to ProcData (see VARARGIN)
8.
9.   % Choose default command line output for ProcData
10.  handles.output = hObject;
11.
12.  set(gcf, 'numbertitle', 'off', 'name', '数据处理小工具');   % 设置当前窗口名字
13.  movegui('center');        % 将窗口置于屏幕中间
14.  global gDispFlag;         % 动态/静态显示标志，0-静态显示，1-动态显示
15.  gDispFlag = 0;            % 默认为静态显示
16.  global gDispWave;         % 动态显示的波形数组
17.  global gDataCnt;          % 计数变量
18.  gDataCnt = 1;             % 初始值设置为1
19.  global gWaveGap;          % 波形间隙
20.  gWaveGap = 50;            % 默认为50
21.  global gLoadFlag;         % 加载数据标志，0-未加载，1-已加载
22.  gLoadFlag = 0;            % 默认为未加载数据
23.  global gPlayTimer;        % 数据动态显示定时器对象
24.  gPlayTimer = timer('TimerFcn', {@DemoData, handles}, 'Period', 0.001,...
25.       'ExecutionMode', 'fixedDelay', 'StartDelay', 0.2);      % 创建一个定时器对象
26.  global MAX_AXES_LEN;      % 横坐标长度
27.  MAX_AXES_LEN = 2500;      % 由于坐标轴只能显示 2500 个数，因此这里固定设置为 2500
28.  gDispWave = NaN(1, MAX_AXES_LEN);  % 将动态显示的波形数组清空
29.
```

```
30. % Update handles structure
31. guidata(hObject, handles);
32.
33. % UIWAIT makes ProcData wait for user response (see UIRESUME)
34. % uiwait(handles.figure1);
```

在 ProcData_OpeningFcn 函数中，通过调用 DemoData 函数在窗口中演示数据，即自动播放波形，因此还需要创建 DemoData.m 文件，并在该文件中添加如程序清单 5-2 所示的代码。

（1）第 7 至 12 行代码：在主函数 ProcData_OpeningFcn 中定义并赋值的全局变量 gLoadFlag、gDispWave、MAX_AXES_LEN、gDataCnt 和 gWaveGap，在 DemoData 函数中需再次定义才能使用。还定义了全局变量动态显示的数据 gOriginalData。

（2）第 14 至 18 行代码：在动态显示数据之前，先判断数据是否已经加载。因为坐标轴固定显示 2500 个数，所以数据动态显示计数器 gDataCnt 的值不能超过 2500，否则重新从 1 开始计数。然后，将动态显示的数据赋值给动态显示的波形数组。gOriginalData 是通过单击"加载数据"按钮从文件中加载进来的，gDispWave 是待动态显示的数据，因此还需要将 gOriginalData 赋值给 gDispWave。

（3）第 19 至 32 行代码：在绘制动态波形时，每 10 个数据绘制一次，使用 mod 函数判断 gDataCnt 是否为 10 的倍数。若不符合条件则跳出 if 语句，执行第 32 行代码，gDataCnt 加 1；否则绘制波形。绘制波形前先确认坐标，波形由左半部分波形和右半部分波形组成，两者之间有波形间隙，gWaveGap 为 50，表示两者之间有 50 个数据的间隔，如图 5-10 所示。左半部分波形的横坐标 xLeft 为 1 到 gDataCnt 的行向量；右半部分波形的横坐标 xRight 为 gDataCnt + gWaveGap 到 MAX_AXES_LEN 的行向量。与横坐标对应的是纵坐标，因此左半部分波形的纵坐标 yLeft 就是 gDispWave(xLeft)，右半部分波形的纵坐标 yRight 就是 gDispWave(xRight)，这两个纵坐标也均为行向量。然后，使用 plot 函数将左半部分波形和右半部分波形绘制到对象名为 axe_wave 的坐标轴中，在 DemoData 函数中操作坐标轴需要使用参数 handles，该参数是 GUI 的句柄，而坐标轴对象 axe_wave 是 GUI 的子对象。因此，通过 handels.axes_wave 即可实现波形的绘制，'b'表示波形颜色为蓝色，使用 set 函数设置完横坐标之后再使用 drawnow 命令刷新屏幕。最后，gDataCnt 继续递增计数。

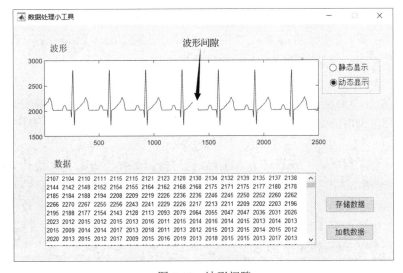

图 5-10　波形间隙

程序清单 5-2

```
1.   function DemoData(~, ~, handles)
2.   %    在窗口中对数据进行演示，即自动播放波形
3.   %    handles，GUI 的句柄
4.   %    注意，由于坐标轴只能显示 2500 个数，因此，.csv 文件中的数据必须为 2500 个
5.   %    COPYRIGHT 2018-2020 LEYUTEK. All rights reserved.
6.
7.   global gLoadFlag;        % 加载数据标志，0-未加载，1-已加载
8.   global gOriginalData;    % 动态显示的数据
9.   global gDispWave;        % 动态显示的波形数组
10.  global MAX_AXES_LEN;     % 横坐标长度
11.  global gDataCnt;         % 计数器
12.  global gWaveGap;         % 波形间隙
13.
14.  if (gLoadFlag == 1)      % 判断数据是否已经加载
15.      if (gDataCnt > MAX_AXES_LEN)      % 坐标轴固定显示 2500 个数
16.          gDataCnt = gDataCnt - MAX_AXES_LEN;
17.      end
18.      gDispWave(gDataCnt) = gOriginalData(gDataCnt);        % gOriginalData 来自文件的数据
19.      % 每 10 个数据绘制一次波形
20.      if (mod(gDataCnt, 10) == 0)
21.          xLeft  = 1 : gDataCnt;        % 左半部分波形的横坐标
22.          xRight = gDataCnt + gWaveGap : MAX_AXES_LEN;      % 右半部分波形的横坐标
23.          yLeft = gDispWave(xLeft);     % 左半部分波形的纵坐标
24.          yRight = gDispWave(xRight);   % 右半部分波形的纵坐标
25.
26.          % 绘制波形
27.          plot(handles.axes_wave, xLeft, yLeft, 'b', xRight, yRight, 'b');
28.          % 设置横坐标
29.          set(handles.axes_wave, 'XLim', [1 MAX_AXES_LEN]);
30.          drawnow; % 刷新屏幕
31.      end
32.      gDataCnt = gDataCnt + 1;
33.  end
```

下面完善"加载数据"按钮、"存储数据"按钮、"静态显示"单选按钮和"动态显示"单选按钮的回调函数。在 ProcData.m 文件的 pushbutton_load_data_Callback 函数（"加载数据"按钮的回调函数）中，添加程序清单 5-3 中的第 6 至 34 行代码。

（1）第 6 至 8 行代码：定义相关全局变量。

（2）第 10 至 11 行代码：读取文件时，使用 uigetfile 函数获取文件名和文件路径，fileName 是获取的文件名，pathName 是获取的文件路径；然后将文件路径和文件名拼接之后赋值给 fileInfo。

（3）第 13 至 34 行代码：在设计 MATLAB 程序时，如果不能确定某段代码是否会出错，可以采用 try…catch…end 结构捕获和处理错误，使得可能出错的代码不影响后续代码的继续执行，也可以排查程序的一些错误，增强代码的可靠性。程序首先运行 try 和 catch 之间的代码，如果没有发生错误则不执行 catch 和 end 之间的代码；如果在执行 try 和 catch 之间的代码时产生错误，则立即执行 catch 和 end 之间的代码。

（4）第 14 至 15 行代码：使用 csvread 函数从.csv 文件中读取数据，并赋值给 readData。

因为 readData 是列向量，而最终显示到数据显示区的是行向量，所以需要对 readData 进行转置，将列向量转置为行向量，再使用 num2str 函数将十进制数转换为字符串，最后使用 set 函数将字符串显示到数据显示区。

（5）第 16 至 17 行代码：将 readData 赋值给 handles 结构体的成员变量（originalData），然后更新 handles 结构体。

（6）第 18 至 28 行代码：判断波形显示模式。如果为动态显示，则通过 get 函数获取定时器对象 gPlayTimer 的 Running 属性。该属性有两种取值，分别是 on 和 off，用于指示定时器当前是打开还是关闭。如果关闭则使用 start 函数打开定时器，启动波形的自动播放。如果为静态显示，则通过 axes 函数创建一个坐标轴对象，使用 size 函数获取数据长度，并赋给变量 len；然后定义数组 n，该数组为从 1 到 len 的行向量；接着通过 plot 函数绘制波形，横坐标为 n，纵坐标为 readData(n)，波形颜色为蓝色。

（7）第 29 至 30 行代码：读取数据操作成功后，使用 set 函数启动"存储数据"按钮，并将加载数据标志 gLoadFlag 置为 1，表示数据已经加载成功。

（8）第 32 至 33 行代码：如果在执行 try 和 catch 之间的代码时产生错误，则将加载数据标志 gLoadFlag 置为 0，表示数据加载失败。

**程序清单 5-3**

```
1.   % --- Executes on button press in pushbutton_load_data.
2.   function pushbutton_load_data_Callback(hObject, eventdata, handles)
3.   % hObject    handle to pushbutton_load_data (see GCBO)
4.   % eventdata  reserved - to be defined in a future version of MATLAB
5.   % handles    structure with handles and user data (see GUIDATA)
6.   global gDispFlag;        % 动态/静态显示标志，0-静态显示，1-动态显示
7.   global gPlayTimer;       % 数据动态显示定时器对象
8.   global gLoadFlag;        % 加载数据标志，0-未加载，1-已加载
9.
10.  [fileName, pathName] = uigetfile('*.csv');        % 获取文件名和文件路径
11.  fileInfo = [pathName, fileName];                  % 将文件路径和文件名拼接之后赋值给 fileInfo
12.
13.  try
14.      readData = csvread(fileInfo);                 % 从.csv 文件中读取数据，并赋值给 readData
15.      set(handles.edit_data, 'String', num2str(readData')); % 转换为字符串并显示
16.      handles.originalData = readData;              % 将 readData 赋值给 handles 结构体的成员变量
17.      guidata(hObject, handles);                    % 更新 handles
18.      if (gDispFlag == 1)                           % 判断是否为动态显示
19.          switch get(gPlayTimer, 'Running')
20.              case 'off'
21.                  start(gPlayTimer);                % 如果定时器关闭，则打开定时器
22.          end
23.      else
24.          axes(handles.axes_wave);                  % 创建一个坐标轴对象
25.          [len, ~] = size(readData);
26.          n = 1 : len;
27.          plot(n, readData(n), 'b');
28.      end
29.      set(handles.pushbutton_save_data, 'Enable', 'on'); % 读取数据操作成功后，启用存储数据
                                                               按钮
30.      gLoadFlag = 1; % 将 gLoadFlag 设置为 1，表示数据已经加载成功
```

```
31.  catch
32.      s = lasterror;
33.      gLoadFlag = 0; % 将 gLoadFlag 设置为 0，表示数据未加载成功
34.  end
```

在 pushbutton_save_data_Callback 函数（"存储数据"按钮的回调函数）中添加程序清单 5-4 中的第 6 至 20 行代码。

（1）第 7 至 8 行代码：存储文件时，使用 uiputfile 函数获取文件名和文件路径，fileName 是获取的文件名，pathName 是获取的文件路径；然后将文件路径和文件名拼接之后赋值给 fileInfo。

（2）第 9 至 20 行代码：先判断数据是否已经加载，如果已经加载，那么获取 handles 的成员变量（originalData）并赋值给 saveData，然后使用 try…catch…end 结构。具体地，用 fopen 函数打开或创建文件，打开方式为'w+'，表示打开可读写文件，并把文件句柄赋值给 fid；再使用 fprintf 函数将存放数据的 saveData 以小数形式（%f）写入句柄为 fid 的文件，在数据的后面进行换行（\n）；最后，使用 fclose 函数关闭文件。

**程序清单 5-4**

```
1.   % --- Executes on button press in pushbutton_save_data.
2.   function pushbutton_save_data_Callback(hObject, eventdata, handles)
3.   % hObject     handle to pushbutton_save_data (see GCBO)
4.   % eventdata  reserved - to be defined in a future version of MATLAB
5.   % handles    structure with handles and user data (see GUIDATA)
6.   global gLoadFlag; % 加载数据标志，0-未加载，1-已加载
7.   [fileName, pathName] = uiputfile('*.csv'); % 获取文件名和文件路径
8.   fileInfo = [pathName, fileName]; % 将文件路径和文件名拼接之后赋值给 fileInfo
9.   if (gLoadFlag == 1) % 判断数据是否已经加载
10.      saveData = handles.originalData; % 获取 handles 所包含的用户定义的数据变量
11.      try
12.          % "w+"表示打开可读写文件，若文件存在则清空该文件，若文件不存在则创建该文件
13.          fid = fopen(fileInfo, 'w+'); % 打开或创建文件，fid 为文件句柄
14.          fprintf(fid, '%f\n', saveData); % 向文件写入数据（小数形式）
15.          fclose(fid); % 关闭文件
16.      catch
17.          s = lasterror;
18.          disp(s.message);
19.      end
20.  end
```

在 radiobutton_static_disp_Callback 函数（"静态显示"单选按钮的回调函数）中添加程序清单 5-5 中的第 7 至 23 行代码。

（1）第 12 至 15 行代码：如果定时器打开，则使用 stop 函数关闭定时器。

（2）第 17 至 23 行代码：如果数据已经加载，那么通过 handles 获取其成员变量（originalData）并赋给 dispData，然后绘制波形。

**程序清单 5-5**

```
1.   % --- Executes on button press in radiobutton_static_disp.
2.   function radiobutton_static_disp_Callback(hObject, eventdata, handles)
3.   % hObject     handle to radiobutton_static_disp (see GCBO)
4.   % eventdata  reserved - to be defined in a future version of MATLAB
5.   % handles    structure with handles and user data (see GUIDATA)
```

```
6.
7.    % Hint: get(hObject,'Value') returns toggle state of radiobutton_static_disp
8.    global gDispFlag;                    % 动态/静态显示标志，0-静态显示，1-动态显示
9.    global gPlayTimer;                   % 数据动态显示定时器对象
10.   global gLoadFlag;                    % 加载数据标志，0-未加载，1-已加载
11.   gDispFlag = 0;                       % 静态显示
12.   switch get(gPlayTimer, 'Running')
13.       case 'on'
14.           stop(gPlayTimer);            % 如果定时器打开，则关闭定时器
15.   end
16.
17.   if (gLoadFlag == 1)                   % 判断数据是否已经加载
18.       dispData = handles.originalData; % 通过 handles 获取用户定义的数据变量
19.       axes(handles.axes_wave);         % 创建坐标轴对象
20.       [len, ~] = size(dispData);       % 获取数据长度
21.       n = 1 : len;                     % 横坐标
22.       plot(n, dispData(n), 'b');       % 绘制波形
23.   end
```

在 radiobutton_dynamic_disp_Callback 函数（"动态显示"单选按钮的回调函数）中添加程序清单 5-6 中的第 7 至 23 行代码。

（1）第 15 至 18 行代码：将动态显示的波形数组清空，将计数器重置为 1，同时将数据显示状态标志置为 1，然后获取 handles 结构体中的成员变量（originalData）赋值给全局变量 gOriginalData，为动态显示做好准备。

（2）第 20 至 23 行代码：如果定时器关闭，则使用 start 函数打开定时器。

**程序清单 5-6**

```
1.    % --- Executes on button press in radiobutton_dynamic_disp.
2.    function radiobutton_dynamic_disp_Callback(hObject, eventdata, handles)
3.    % hObject    handle to radiobutton_dynamic_disp (see GCBO)
4.    % eventdata  reserved - to be defined in a future version of MATLAB
5.    % handles    structure with handles and user data (see GUIDATA)
6.
7.    % Hint: get(hObject,'Value') returns toggle state of radiobutton_dynamic_disp
8.    global gDispFlag;                    % 动态/静态显示标志，0-静态显示，1-动态显示
9.    global gPlayTimer;                   % 数据动态显示定时器对象
10.   global gDataCnt;                     % 计数变量
11.   global MAX_AXES_LEN;                 % 横坐标长度
12.   global gDispWave;                    % 动态显示的波形数组
13.   global gOriginalData;                % 动态显示的数据
14.
15.   gDispWave = NaN(1, MAX_AXES_LEN);    % 将动态显示的波形数组清空
16.   gDataCnt = 1;                        % 初始值设置为 1
17.   gDispFlag = 1;                       % 动态显示
18.   gOriginalData = handles.originalData; % 获取 handles 所包含的用户定义的数据变量
19.
20.   switch get(gPlayTimer, 'Running')
21.       case 'off'
22.           start(gPlayTimer);           % 如果定时器关闭，则打开定时器
23.   end
```

数据处理小工具结束运行后，需要释放资源，参考图 4-5 创建数据处理小工具的 figure1_DeleteFcn 函数，在该函数中添加程序清单 5-7 中的 6 至 15 行代码。通过 get 函数获取正在执行的定时器，然后通过 stop 函数关闭正在执行的定时器，并通过 delete 函数从内存中删除该定时器对象，最后将动态显示的波形数组清空。

**程序清单 5-7**

```
1.  % --- Executes during object deletion, before destroying properties.
2.  function figure1_DeleteFcn(hObject, eventdata, handles)
3.  % hObject     handle to figure1 (see GCBO)
4.  % eventdata   reserved - to be defined in a future version of MATLAB
5.  % handles     structure with handles and user data (see GUIDATA)
6.  global MAX_AXES_LEN;                % 横坐标长度
7.  global gPlayTimer;                  % 数据动态显示定时器对象
8.  global gDispWave;                   % 动态显示的波形数组
9.
10. switch get(gPlayTimer, 'Running')
11.     case 'on'
12.         stop(gPlayTimer);           % 如果定时器打开，则关闭定时器
13. end
14. delete(gPlayTimer);                 % 删除定时器
15. gDispWave = NaN(1, MAX_AXES_LEN);   % 将动态显示的波形数组清空
```

**步骤 4：验证数据处理小工具**

完成数据处理小工具的 GUI 设计和程序设计之后，在 MATLAB 软件界面中单击工具栏中的 ▷ 按钮对整个工程进行验证。本实验以加载心电数据为例，首先在数据处理小工具中单击"加载数据"按钮，然后选择文件夹中的 ECGWave1.csv 文件，如图 5-11 所示。

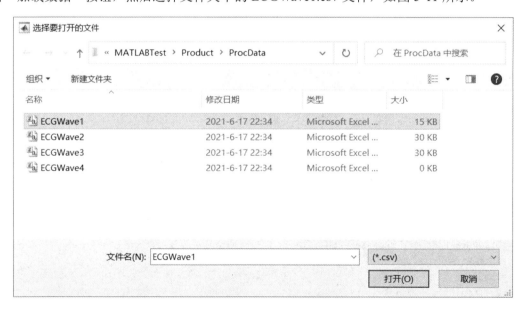

图 5-11　加载数据文件

在如图 5-12 所示的数据处理小工具中，波形显示区显示心电波形，数据显示区显示心电波形数据，波形与数据是对应的关系。波形显示有两种模式，分别是静态显示和动态显示，默认为静态显示。

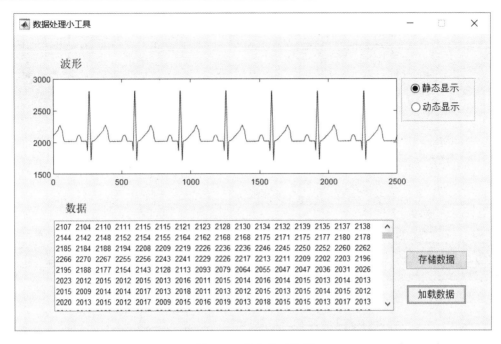

图 5-12　静态显示数据

单击选中"动态显示"单选按钮，如图 5-13 所示，在波形显示区可以看到动态显示的心电波形。

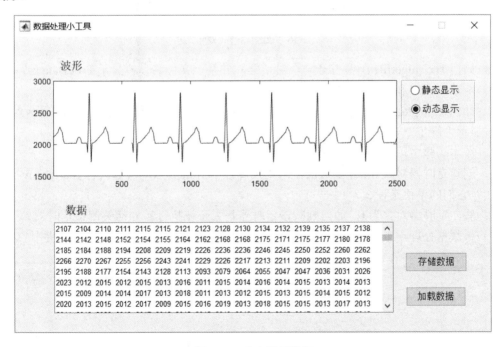

图 5-13　动态显示数据

单击"存储数据"按钮，在弹出的如图 5-14 所示的对话框中，在"文件名"栏输入ECGWave5，单击"保存"按钮可将数据显示区中的数据保存到 ECGWave5.csv 文件中。

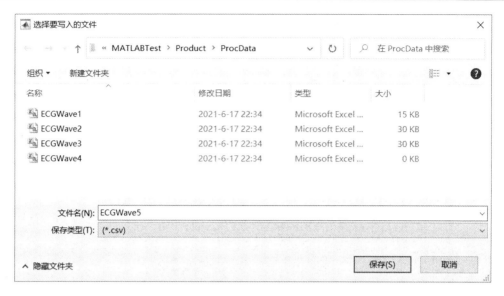

图 5-14　存储数据

# 本 章 任 务

按照本章的实验步骤完成数据处理小工具的设计之后，继续增加以下功能：①在数据处理小工具的坐标轴上显示网格线；②将波形显示颜色改为红色；③使坐标轴的 $x$ 轴标签显示为"时间"，$y$ 轴标签显示为"信号"；④显示标题为"心电信号"。

# 本 章 习 题

1．如何通过 uigetfile 函数打开一个对话框，并且"文件名"栏显示 ProcData.m？

2．函数 fprintf 和 fwrite 的区别是什么？

3．如何使用 plot 函数在同一个坐标轴上绘制正弦波和余弦波，并且正弦波显示为蓝色，余弦波显示为绿色？

4．在本实验中，在动态显示模式下，尝试将右半部分波形颜色改为红色。

5．创建定时器对象 timer 函数的定时周期属性 Period 和启动时延属性 StartDelay 分别表示什么？它们的单位是什么？

6．假如定时器对象为 t，如何判断该定时器是否正在执行？如何关闭该定时器？

7．将数据处理小工具中"存储数据"按钮的 Enable 属性设置为 off 的作用是什么？

# 6 体温信号处理实验

从本章开始，将通过体温、呼吸、心电、血氧和血压这 5 个参数来介绍医学信号处理算法设计。本章是体温信号处理实验，对于一个完整的体温测量系统，首先通过体温信号处理 MATLAB 软件系统向医学信号采集平台发送命令，获取体温探头电阻值、体温校准点电阻值等数据，并根据这些数据计算体温系数和体温值。在本章实验中，先设计基本的体温算法模块，经过静态验证之后，再基于医学信号采集平台进行动态验证。

## 6.1 实验内容

首先，了解体温测量原理、体温测量硬件系统和体温算法设计过程，学习本章实验中使用到的 MATLAB 函数和命令。其次，使用 MATLAB 语言实现体温算法，如计算体温系数（CalcTempCoef）和计算体温值（CalcTempVal），通过 TempMain.m 文件静态验证体温算法。最后，基于医学信号采集平台完善体温信号处理 MATLAB 软件系统，动态验证体温算法。

## 6.2 实验原理

### 6.2.1 体温测量原理

体温指人体内部的温度，是物质代谢转化为热能的产物。人体的一切生命活动都是以新陈代谢为基础的，而恒定的体温是保证新陈代谢等生命活动正常进行的必要条件。体温过高或过低，都会影响酶的活性，从而影响新陈代谢的正常运行，使各种细胞、组织和器官的功能发生紊乱，严重时还会导致死亡。

正常体温不是一个具体的温度点，而是一个温度范围。临床上所说的体温是指平均深部温度。一般以口腔、直肠和腋窝的温度为代表，其中直肠体温最接近深部体温。正常值分别如下：口腔舌下温为 36.3～37.2℃；直肠温度为 36.5～37.7℃，比口腔温度高 0.2～0.5℃；腋下温度为 36.0～37.0℃。体温会因年龄、性别等的不同而在较小的范围内变动。新生儿和儿童的体温稍高于成年人；成年人的体温稍高于老年人；女性的体温平均比男性高 0.3℃。同一个人的体温，一般凌晨 2—4 时最低，下午 2—8 时最高，但体温的昼夜差别不超过 1℃。

常见的体温计有 3 种：水银体温计、热敏电阻电子体温计和非接触式红外体温计。

水银体温计虽然价格便宜，但有诸多弊端。例如，水银体温计遇热或安置不当容易破裂，人体接触水银后会中毒，而且采用水银体温计测温需要相当长的时间（5～10min），使用不便。

热敏电阻通常用半导体材料制成，体积小，而且热敏电阻的阻值随温度变化十分灵敏，因此被广泛应用于温度测量、温度控制等领域。热敏电阻电子体温计具有读数方便、测量精度高、能记忆、有蜂鸣器提示和使用安全方便等优点，特别适合家庭、医院等场合使用。但采用热敏电阻电子体温计测温也需要较长的时间。

非接触式红外体温计是根据辐射原理通过测量人体辐射的红外线来测量温度的，它实现了体温的快速测量，具有稳定性好、测量安全、使用方便等特点。但非接触式红外体温计价格较高，功能较少，精度不高。

本实验以热敏电阻为测温元件，实现对温度的精确测量，以及对体温探头脱落情况的实时监测。体温测量过程中的电学量是电阻，只要能够计算出电阻值，就能推算出温度值，下面依次介绍热敏电阻、体温探头和温度特性曲线。

### 1. 热敏电阻

热敏电阻是一种电阻式温度传感器，按照温度系数的不同分为正温度系数（PTC）热敏电阻和负温度系数（NTC）热敏电阻，它们同属于半导体器件。

热敏电阻的典型特点是对温度敏感，不同温度下表现出不同的电阻值。正温度系数就是温度升高，阻值增大；负温度系数则是温度升高，阻值减小。在测温领域通常采用负温度系数，也就是常说的 NTC，由于负温度系数热敏电阻的线性度较好，在测量中引起的误差小，所以使用最广泛。

### 2. 体温探头

按照测量的部位，体温探头可以分为体表型和体腔型两类；按照标称阻值 Rc，体温探头可以分为 CY 型和 YSI 型两类。标称阻值 Rc 一般指环境温度为 25℃时热敏电阻的实际电阻值。对于 CY 型探头而言，Rc=10kΩ；对于 YSI 型探头而言，Rc=2.25kΩ。本实验使用的探头类型为 YSI 型。

### 3. 温度特性曲线

本实验使用的是 YSI 型探头，YSI 型探头的温度特性曲线如图 6-1 所示。从图中可以得出结论：温度越高，阻值越低。

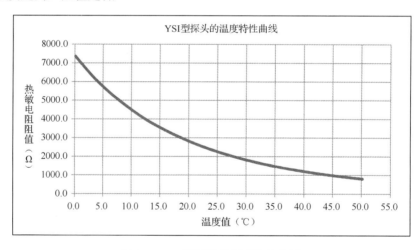

图 6-1　YSI 型探头的温度特性曲线

## 6.2.2　体温测量硬件系统

体温测量硬件系统如图 6-2 所示，按照主要功能可以分为采样通道选择电路、探头连接检测电路、体温信号放大电路、单片机和计算机。

采样通道选择电路：单片机根据计算机发送的命令控制 4 个通道，分别为体温探头 1 通道、体温探头 2 通道、校准 A 点通道和校准 B 点通道，并且每次只能选择一路导通，其余通道断开；$R_P$ 为上拉电阻，阻值为 14.7kΩ，$R_A$ 为校准 A 点电阻，阻值为 7.35kΩ，$R_B$ 为校准 B 点电阻，阻值为 10Ω，这 3 个电阻的阻值精度均为 1‰，属于高精度电阻。$R_{T1}$ 和 $R_{T2}$ 为体温探头 1 和体温探头 2 的热敏电阻，阻值随温度变化而变化。

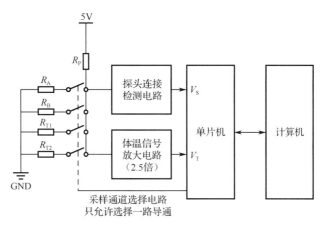

图 6-2   体温测量硬件系统

探头连接检测电路：用于判断测量时体温探头是否接入医学信号采集平台，接入时 $V_S$ 约为 0V，未接入时 $V_S$ 约为 5V，探头连接或不连接的电平信号在单片机中由模/数转换器转换为数字量。

体温信号放大电路：用于放大信号，放大倍数为 2.5 倍，经过放大后的电压信号 $V_T$ 在单片机中由模/数转换器转换为数字量。

单片机与计算机：单片机用于接收并执行计算机的命令，并将转换后的数字量发送给计算机。

### 6.2.3   体温算法设计

体温算法包括体温系数计算、体温探头阻值计算和体温探头温度值计算，下面分别介绍这 3 个算法模块。

#### 1. 体温系数计算

对于医学信号采集平台，无论是校准 A 点和 B 点，还是体温探头 1 和 2，都被视为被测电阻（$R_T$），被测电阻 $R_T$ 与电压信号 $V_T$ 之间的计算公式为

$$R_T = \frac{C_1 \times V_T}{C_2 - V_T} \tag{6-1}$$

在公式（6-1）中，$C_1$ 和 $C_2$ 是系数，理论上这两个系数是固定常数，但由于医学信号采集平台中各元器件的差异性，以及环境的影响等因素，$C_1$ 和 $C_2$ 并不是一个固定常数，需要经常校准。

通过单片机控制图 6-2 中的 4 个通道，分别导通 $R_A$ 和 $R_B$，然后通过单片机的模/数转换器读取的数字量计算电压信号 $V_A$ 和 $V_B$，再将 $R_A$、$R_B$、$V_A$ 和 $V_B$ 代入公式（6-1），可以得到公式（6-2）和公式（6-3）。

$$R_A = \frac{C_1 \times V_A}{C_2 - V_A} \tag{6-2}$$

$$R_B = \frac{C_1 \times V_B}{C_2 - V_B} \tag{6-3}$$

由于 $R_A$ 和 $R_B$ 均为高精度电阻，阻值变化受环境影响很小，可以视为理想电阻，因此这两个电阻的阻值与 $V_A$ 和 $V_B$ 均为已知量，而 $C_1$ 和 $C_2$ 为未知量。根据公式（6-2）和公式（6-3）

计算得出 $C_1$ 和 $C_2$，如公式（6-4）和公式（6-5）所示。

$$C_1 = \frac{V_B - V_A}{V_A/R_A - V_B/R_B} \tag{6-4}$$

$$C_2 = \frac{(R_A/R_B) \times V_B - V_B}{(R_A/R_B) \times (V_B/V_A) - 1} \tag{6-5}$$

### 2．体温探头阻值计算

在体温系数 $C_1$ 和 $C_2$ 已知的情况下，可以通过体温测量硬件系统和公式（6-1）计算体温探头 1 和 2 的阻值。当体温探头 $R_{T1}$ 导通时，根据单片机的模/数转换器读取的数字量计算得到电压信号 $V_{T1}$；当体温探头 $R_{T2}$ 导通时，计算得到电压信号 $V_{T2}$。然后将 $R_{T1}$、$V_{T1}$ 和 $R_{T2}$、$V_{T2}$ 分别代入公式（6-1），计算体温探头 1 和 2 的阻值，如公式（6-6）和公式（6-7）所示。

$$R_{T1} = \frac{C_1 \times V_{T1}}{C_2 - V_{T1}} \tag{6-6}$$

$$R_{T2} = \frac{C_1 \times V_{T2}}{C_2 - V_{T2}} \tag{6-7}$$

### 3．体温探头温度值计算

计算出体温探头的阻值后，可以根据阻值与温度关系对照表（完整的表格参见配套资料包"06.参考资料"文件夹中的"YSI 型体温探头阻值与温度关系对照表.xls"），得出温度值，如表 6-1 所示。在医疗器械产品中，体温值的分辨率一般为 0.1℃，在计算机中，浮点运算比整数运算的时间复杂度和空间复杂度都高，因此通过将温度值放大 10 倍来避免浮点运算，同时也将电阻值放大 10 倍。

表 6-1　YSI 型体温探头阻值与温度关系对照表

| 温度值（×0.1℃） | 电阻值（×0.1Ω） |
| --- | --- |
| 0 | 73550 |
| 1 | 73175 |
| 2 | 72803 |
| 3 | 72433 |
| ... | ... |
| 499 | 8179 |
| 500 | 8148 |
| 501 | 8113 |
| 502 | 8070 |

计算体温探头的温度值，实际上是查找表格中电阻值对应的温度值。由于体温探头和体温测量系统中各元器件存在差异，而且即使同样的测量系统也会在不同的工作环境中存在各种差异，因此将体温测量精度控制在一定范围内，是医疗器械产品设计中的一个难点，实现精度控制需要经过周密的设计和完善的校准等。

## 6.2.4　本章使用到的函数及命令

在 MATLAB 软件中，既可以在命令行窗口执行一些简单的操作，也可以通过运行脚本文件执行一些复杂的操作，这些操作一般由命令、函数、表达式或语句组成。

　　命令、函数、表达式和语句这 4 个概念经常会被混淆，下面进行简单介绍：①命令通常是一个动作，如 clear 命令，也可以在动作后带参数，如 clear all 命令；②函数的一般引用格式为"函数名(参数 1，参数 2，…)"，如 sin(x)；③表达式是通过运算符将常量、变量、函数等多种运算对象连接起来构成的运算式子，如 mean(x) + m/n；④表达式本身就是一个语句，MATLAB 中典型的语句是赋值语句，一般结构为"变量名=表达式"，如 y = 5 * (x − 1) + 8。

　　在本实验中，xlsread 函数用于读取 Excel 文件中的数据，nanmean 函数用于求平均值，disp 函数用于在命令行窗口中显示字符串或数据，clear all 命令用于清除工作区，下面简单介绍这些函数和命令。

### 1. xlsread 函数

　　在 MATLAB 中，通过 xlsread 函数读取 Excel 文件中的数据，调用格式如下。

```
num = xlsread(filename, sheet, range)
```

　　以上代码表示读取 filename 指定的 Excel 文件中指定的工作表和区域中的数据。其中，输入参数 filename 是由单引号括起来的字符串，用于指定目标文件的路径和文件名，如 'D:\ECGWave1.xls'，如果是当前文件夹下的文件，则可以省略路径；输入参数 sheet 用于指定读取的工作表，sheet 可以是单引号括起来的字符串（指定工作表的名称），如'Sheet1'，也可以是正整数（指定工作表的序号）；输入参数 range 用于指定读取的单元格区域，如 'A1:A100'。

　　xlsread 函数返回一个双精度矩阵 num。如果 Excel 工作表中有一个或多个非数，则 xlsread 函数并不会忽略这些位置，在读取的矩阵 num 中用 NaN 代替这些非数。如果读取的是第一个工作表的数据，则输入参数 sheet 可以省略。

### 2. nanmean 函数

　　在 MATLAB 中，函数 mean 和 nanmean 都用于求平均值。本章实验使用了 nanmean 函数而没有使用 mean 函数，是因为将文件（.csv 或.xls）中的数据导入 MATLAB 时，有可能会出现非数，即 NaN。在这种情况下，如果通过 mean 函数对这些数据求平均，那么即使只有一个 NaN，结果也为 NaN。而使用 nanmean 函数，则会忽略其中的 NaN，它会先求出所有非 NaN 的和，然后除以非 NaN 的数量，代码如下。

```
>> a=[1 2 3 4 5 NaN];
>> mean(a)
ans =
   NaN
>> nanmean(a)
ans =
    3
```

### 3. disp 函数

　　disp 函数直接将内容输出到命令行窗口，不仅可以显示字符串、数字，还可以显示字符串和数字的组合。单独显示字符串或数字时，直接将其作为 disp 函数的输入参数。组合显示时，使用逗号或空格隔开字符串和数字，然后使用方括号[]将这些待显示的内容括起来作为一个整体传入 disp 函数，代码如下。

```
>> disp('Temperature')
Temperature
```

```
>> temp = 36.5;
>> disp(temp)
   36.5000
>> disp(['Temperature is ', num2str(temp), '℃.'])
Temperature is 36.5℃.
```

#### 4. clear all 命令

执行命令和脚本文件时常常需要处理各种数据，用户可以通过工作区窗口访问和更改这些数据，这给用户带来了极大的便利，但是在对某一个变量同时使用时，很容易出现误操作，因此建议在脚本文件的第一行，通过 clear all 命令清除工作区。除了 clear all 命令，还有一些常用的清除和关闭命令，如表 6-2 所示。

表 6-2　常用清除和关闭命令

| 命 令 | 说 明 |
| --- | --- |
| clc | 清除命令行窗口的内容 |
| clear | 清除工作区窗口的所有变量 |
| clear all | 清除工作区窗口的所有变量、函数和 MEX 文件 |
| clf | 清除当前的 Figure 窗口 |
| close | 关闭当前的 Figure 窗口 |
| close all | 关闭所有的 Figure 窗口 |

# 6.3　实验步骤

### 步骤 1：复制 TempStaticPrj 文件夹

首先，将"D:\MATLABTest\Material\TempStaticPrj"文件夹复制到"D:\MATLABTest\Product"文件夹中。然后，在 MATLAB 软件的当前路径栏中输入路径"D:\MATLABTest\Product\TempStaticPrj"并回车。

### 步骤 2：创建 CalcTempCoef.m 文件

在"D:\MATLABTest\Product\TempStaticPrj"文件夹中创建 CalcTempCoef.m 文件。然后，在该文件中添加如程序清单 6-1 所示的代码。

（1）第 7 至 8 行代码：在如图 6-2 所示的体温测量硬件系统中，$R_A$ 和 $R_B$ 均为高精度电阻，可以将其视为理想值，因此这里定义两个常量 RA 和 RB，分别与 $R_A$ 和 $R_B$ 对应。

（2）第 10 至 13 行代码：读取校准 A 点和 B 点的采样值，每个校准点均有 200 个采样值，然后通过 nanmean 函数求平均值，最后将平均后的采样数字量转换为电压值。

（3）第 15 至 16 行代码：计算体温系数。

程序清单 6-1

```
1.   function [C1, C2] = CalcTempCoef(adA, adB)
2.   % 计算体温系数
3.   %    输入参数 adA 和 adB 分别为校准 A 点和 B 点的采样值，这些值均在 0 至 4095 之间
4.   %    输出参数 C1 和 C2 为体温系数
5.   %    COPYRIGHT 2018-2020 LEYUTEK. All rights reserved.
6.
7.   RA = 10;                    % 校准 A 点的电阻值
8.   RB = 7355.0;                % 校准 B 点的电阻值
```

```
9.
10.  meanA = nanmean(adA);        % 计算平均值
11.  meanB = nanmean(adB);        % 计算平均值
12.  VA = 5 * meanA / 4095;       % 转换为电压值
13.  VB = 5 * meanB / 4095;       % 转换为电压值
14.
15.  C1 = (VB - VA) / (VA / RA - VB / RB);
16.  C2 = ((RA / RB) * VB - VB) / ((RA / RB) * (VB / VA) - 1);
```

### 步骤 3：创建 CalcTempVal.m 文件

创建 CalcTempVal.m 文件，并在该文件中添加如程序清单 6-2 所示的代码。

（1）第 7 行代码：通过 xlsread 函数读取 YSI 型体温探头阻值与温度关系对照表，并将函数的输出参数赋值给 TR_TABLE。

（2）第 9 至 12 行代码：读取体温探头 1 和 2 的采样值，每个探头均有 200 个采样点，然后通过 nanmean 函数求平均值，最后将平均之后的采样数字量转换为电压值。

（3）第 14 至 17 行代码：设置偏差电阻 devRes，并且计算体温探头 1 和 2 的电阻值 R1 和 R2。

（4）第 19 至 41 行代码：通过 for 循环在 TR_TABLE 中查找体温探头 1 和 2 的电阻值对应的温度值。

（5）第 44 行代码：disp 函数用于显示体温探头 1 和 2 的体温值。

**程序清单 6-2**

```
1.   function [temp1, temp2] = CalcTempVal(C1, C2, adT1, adT2)
2.   %    计算体温值
3.   %    输入参数 adT1 和 adT2 分别为体温探头 1 和 2 的采样值，这些值均在 0 至 4095 之间
4.   %    输出参数 temp1 和 temp2 分别为体温探头 1 和 2 的体温值
5.   %    COPYRIGHT 2018-2020 LEYUTEK. All rights reserved.
6.
7.   TR_TABLE = xlsread('TRTable.csv', 'A1 : A502'); % 读取 YSI 型体温探头阻值与温度关系对照表
8.
9.   meanT1 = nanmean(adT1);        % 计算平均值
10.  meanT2 = nanmean(adT2);        % 计算平均值
11.  VT1 = 5 * meanT1 / 4095;       % 转换为电压值
12.  VT2 = 5 * meanT2 / 4095;       % 转换为电压值
13.
14.  % 计算探头 1 和 2 的电阻值 R1 和 R2
15.  devRes = 1500;                 % 偏差电阻
16.  R1 = 10 * C1 * VT1 / (C2 - VT1) + devRes;
17.  R2 = 10 * C1 * VT2 / (C2 - VT2) + devRes;
18.
19.  if (R1 <= 73550) && (R1 >= 8070)
20.     for k = 1 : 500
21.         if R1 == TR_TABLE(k)
22.             temp1 = 0.1 * (k - 1);
23.         elseif (R1 < TR_TABLE(k)) && (R1 > TR_TABLE(k + 1))
24.             temp1 = 0.1 * (k - 1);
25.         end
26.     end
27.  else
```

```
28.         temp1 = -100;
29.    end
30.
31.    if (R2 <= 73550) && (R2 >= 8070)
32.        for k = 1 : 500
33.            if R2 == TR_TABLE(k)
34.                temp2 = 0.1 * (k - 1);
35.            elseif (R2 < TR_TABLE(k)) && (R2 > TR_TABLE(k + 1))
36.                temp2 = 0.1 * (k - 1);
37.            end
38.        end
39.    else
40.        temp2 = -100;
41.    end
42.
43.    % 在命令行窗口显示体温值
44.    disp(['体温 1：'  num2str(temp1)  '℃'  ','  '体温 2：'  num2str(temp2)  '℃']);
```

**步骤 4：创建 TempMain.m 文件**

创建 TempMain.m 文件，并在该文件中添加如程序清单 6-3 所示的代码。

（1）第 5 行代码：clear all 命令用于清除工作区，防止工作区中的变量影响到 TempMain.m 文件中的操作。

（2）第 7 至 10 行代码：通过 xlsread 函数读取 Excel 文件中的采样数据，然后将这些数据作为输入参数传入 CalcTempCoef 函数，并在该函数中计算体温系数。

（3）第 12 至 15 行代码：通过 xlsread 函数读取 Excel 文件中的采样数据，然后将这些数据及体温系数作为输入参数传入 CalcTempVal 函数，并在该函数中计算两路体温值。

**程序清单 6-3**

```
1.   %    体温信号处理实验脚本文件
2.   %    检测体温探头状态，计算体温系数，然后计算体温探头阻值及其对应的温度值
3.   %    COPYRIGHT 2018-2020 LEYUTEK. All rights reserved.
4.
5.   clear all; % 清除所有的变量
6.
7.   % 计算体温系数
8.   rawADCalcA = xlsread('体温 0x32CalcA.csv', 'A1:A200'); % 读取 200 个校准 A 点的采样值
9.   rawADCalcB = xlsread('体温 0x32CalcB.csv', 'A1:A200'); % 读取 200 个校准 B 点的采样值
10.  [C1, C2] = CalcTempCoef(rawADCalcA, rawADCalcB); % 计算体温系数
11.
12.  % 计算体温探头阻值，并计算与其对应的温度值
13.  rawADTemp1 = xlsread('体温 0x32 演示数据-01.csv', 'A1:A200'); % 读取 200 个体温探头 1 的采样值
14.  rawADTemp2 = xlsread('体温 0x32 演示数据-01.csv', 'B1:B200'); % 读取 200 个体温探头 2 的采样值
15.  [temp1, temp2] = CalcTempVal(C1, C2, rawADTemp1, rawADTemp2); % 计算体温值
```

**步骤 5：静态验证体温信号处理**

在 TempMain.m 文件编辑界面单击 ▷ 按钮，命令行窗口显示体温值即完成体温静态验证，如图 6-3 所示。下面进行动态验证。

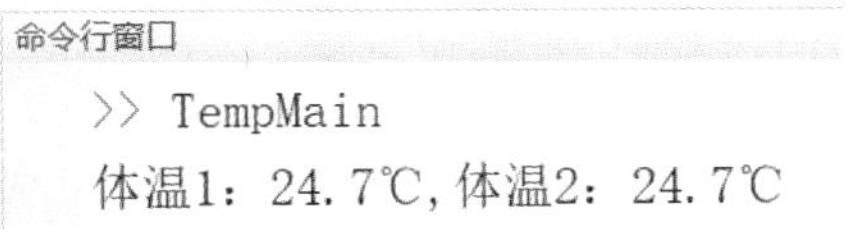

命令行窗口

```
>> TempMain
体温1：24.7℃, 体温2：24.7℃
```

图 6-3　命令行窗口显示体温值

**步骤 6：复制 TempDynamicPrj 文件夹**

首先，将"D:\MATLABTest\Material\TempDynamicPrj"文件夹复制到"D:\MATLABTest\Product"文件夹中。然后，在 MATLAB 软件的当前路径栏中输入路径"D:\MATLABTest\Product\TempDynamicPrj"并回车。

**步骤 7：完善 CalcTempCoef.m 文件**

如程序清单 6-4 所示，在 CalcTempCoef.m 文件中添加第 6 行，以及第 19 至 51 行代码。

（1）第 6 行代码：变量 gHandlesMFig 是主窗口句柄，通过该句柄可以操作体温信号处理 MATLAB 软件系统上的控件。

（2）第 19 至 23 行代码：set 函数的第 1 个参数 gHandlesMFig.text_calca_ad 是主窗口上用于显示校准 A 点采样的 A/D 值的静态文本控件句柄，第 2 个参数是该句柄的 String 属性，第 3 个参数是属性值，因此 set 函数的功能是在静态文本控件上显示校准 A 点采样的 A/D 值。

（3）第 24 至 28 行代码：set 函数用于在静态文本控件上显示校准 A 点采样的电压值，并且保留 4 位小数。

（4）第 29 至 33 行代码：set 函数用于在静态文本控件上显示温度系数 C1，并且保留 4 位小数。

（5）第 35 至 51 行代码：与校准 A 点采样的 A/D 值、电压值，以及温度系数 C1 类似，分别用于显示校准 B 点采样的 A/D 值、电压值和温度系数 C2。

**程序清单 6-4**

```
1.   function [C1, C2] = CalcTempCoef(adA, adB)
2.   %    计算体温系数
3.   %    输入参数 adA 和 adB 分别为校准 A 点和 B 点的采样值，这些值均在 0 至 4095 之间
4.   %    输出参数 C1 和 C2 为体温系数
5.   %    COPYRIGHT 2018-2020 LEYUTEK. All rights reserved.
6.   global gHandlesMFig;            % 主窗口句柄
7.
8.   RA = 10;                        % 校准 A 点的电阻
9.   RB = 7355.0;                    % 校准 B 点的电阻
10.
11.  meanA = nanmean(adA);          % 计算平均值
12.  meanB = nanmean(adB);          % 计算平均值
13.  VA = 5 * meanA / 4095;         % 转换为电压值
14.  VB = 5 * meanB / 4095;         % 转换为电压值
15.
16.  C1 = (VB - VA) / (VA / RA - VB / RB);
17.  C2 = ((RA / RB) * VB - VB) / ((RA / RB) * (VB / VA) - 1);
18.
19.  if meanA > 0
20.      set(gHandlesMFig.text_calca_ad, 'String', num2str(round(meanA)));
21.  else
22.      set(gHandlesMFig.text_calca_ad, 'String', '---');
```

```
23.  end
24.  if VA > 0
25.      set(gHandlesMFig.text_calca_v, 'String', num2str(sprintf("%0.4f", VA)));
26.  else
27.      set(gHandlesMFig.text_calca_v, 'String', '---');
28.  end
29.  if C1 > 0
30.      set(gHandlesMFig.text_C1, 'String', num2str(sprintf("%0.4f", C1)));
31.  else
32.      set(gHandlesMFig.text_C1, 'String', '---');
33.  end
34.
35.  if meanB > 0
36.      set(gHandlesMFig.text_calcb_ad, 'String', num2str(round(meanB)));
37.  else
38.      set(gHandlesMFig.text_calcb_ad, 'String', '---');
39.  end
40.
41.  if VB > 0
42.      set(gHandlesMFig.text_calcb_v, 'String', num2str(sprintf("%0.4f", VB)));
43.  else
44.      set(gHandlesMFig.text_calcb_v, 'String', '---');
45.  end
46.
47.  if C2 > 0
48.      set(gHandlesMFig.text_C2, 'String', num2str(sprintf("%0.4f", C2)));
49.  else
50.      set(gHandlesMFig.text_C2, 'String', '---');
51.  end
```

**步骤 8：DemoAnalyzeData.m 文件代码详解**

DemoAnalyzeData.m 文件用于演示模式下的数据分析，如程序清单 6-5 所示。

（1）第 8 至 17 行代码：变量 gXCntAxes3 是坐标 3 的 $x$ 轴计数器。常量 MAX_X_CNT 是体温信号处理 MATLAB 软件系统的横坐标长度，定义为 200，当 gXCntAxes3 大于 MAX_X_CNT 时，表示软件系统接收到 200 个校准 A 点采样值。将变量 gRecCalcAFlag 置为 1。当 gRecCalcAFlag 和 gRecCalcBFlag 同时为 1，即同时接收到 200 个校准 A 点和校准 B 点采样值时，调用 CalcTempCoef 函数计算校准系数。

（2）第 19 至 29 行代码：坐标 4 用于显示校准 B 点的采样值，与处理校准 A 点的采样值类似，当同时接收到 200 个校准 A 点和校准 B 点采样值时，调用 CalcTempCoef 函数计算校准系数。

（3）第 31 至 34 行代码：变量 gXCntAxes1 是坐标 1 的 $x$ 轴计数器，当 gXCntAxes1 大于 MAX_X_CNT 时，表示软件系统的坐标 1 完成 200 个体温探头 1 采样 A/D 值的显示。调用 CalcTempVal 函数计算体温值，该函数的参数 gC1 和 gC2 分别为体温校准系数 C1 和 C2，参数 gDataAxes1 和 gDataAxes2 分别为体温探头 1 和体温探头 2 的采样 A/D 值。

**程序清单 6-5**

```
1.  function DemoAnalyzeData(originalData1, originalData2, originalData3, originalData4)
2.  %  演示模式下的数据分析
3.  %  输入参数 originalData1 为原始通道 1 数据，originalData2 为原始通道 2 数据
```

```
4.    %     输入参数 originalData3 为原始校准 A 点数据，originalData4 为原始校准 B 点数据
5.    %     COPYRIGHT 2018-2020 LEYUTEK. All rights reserved.
6.
7.    ...
8.    if gXCntAxes3 > MAX_X_CNT        % 判断是否接收满一屏数据
9.        gXCntAxes3 = gXCntAxes3 - MAX_X_CNT;
10.       gRecCalcAFlag = 1;
11.       % 同时接收到 200 个校准 A 点和校准 B 点采样值才计算校准系数
12.       if gRecCalcAFlag == 1 && gRecCalcBFlag == 1
13.           gRecCalcAFlag = 0;        % 清除标志
14.           gRecCalcBFlag = 0;        % 清除标志
15.           [gC1, gC2] = CalcTempCoef(gDataAxes3, gDataAxes4);   % 计算体温系数
16.       end
17.   end
18.
19.   if gXCntAxes4 > MAX_X_CNT        % 判断是否接收满一屏数据
20.       gXCntAxes4 = gXCntAxes4 - MAX_X_CNT;
21.
22.       gRecCalcBFlag = 1;
23.       % 同时接收到 200 个校准 A 点和校准 B 点采样值才计算校准系数
24.       if gRecCalcAFlag == 1 && gRecCalcBFlag == 1
25.           gRecCalcAFlag = 0;        % 清除标志
26.           gRecCalcBFlag = 0;        % 清除标志
27.           [gC1, gC2] = CalcTempCoef(gDataAxes3, gDataAxes4);   % 计算体温系数
28.       end
29.   end
30.
31.   if gXCntAxes1 > MAX_X_CNT        % 判断是否接收满一屏数据
32.       gXCntAxes1 = gXCntAxes1 - MAX_X_CNT;
33.       CalcTempVal(gC1, gC2, gDataAxes1, gDataAxes2);
34.   end
35.
36.   if gXCntAxes2 > MAX_X_CNT        % 判断是否接收满一屏数据
37.       gXCntAxes2 = gXCntAxes2 - MAX_X_CNT;
38.       CalcTempVal(gC1, gC2, gDataAxes1, gDataAxes2);
39.   end
40.
41.   gXCntAxes1 = gXCntAxes1 + 1;
42.   gXCntAxes2 = gXCntAxes2 + 1;
43.   gXCntAxes3 = gXCntAxes3 + 1;
44.   gXCntAxes4 = gXCntAxes4 + 1;
```

**步骤 9：RealAnalyzeData.m 文件代码详解**

RealAnalyzeData.m 文件用于实时模式下的数据分析，如程序清单 6-6 所示，该函数对 CalcTempCoef 函数的调用与 DemoAnalyzeData.m 文件类似，这里不再赘述。

程序清单 6-6

```
1.   function RealAnalyzeData(unpackRslt)
2.   %     实时模式下的数据分析
3.   %     输入参数 unpackRslt 解包结果
4.   %     COPYRIGHT 2018-2020 LEYUTEK. All rights reserved.
5.
```

```
6.   …
7.   if unpackRslt(1) == 50
8.       switch unpackRslt(2)
9.           case 2
10.              if gXCntAxes1 > MAX_X_CNT % 判断是否接收满一屏数据
11.                  % 接收满一屏数据时，才更新保存坐标数据变量
12.                  if gSaveDataFlag == 1
13.                      if gSaveAxes1Flag == 1
14.                          gSaveAxes1Data = gDataAxes1(1 : end);
15.                      end
16.                      if gSaveDemoFlag == 1
17.                          gSaveAxes1DataTmp = gDataAxes1(1 : end);
18.                      end
19.                  end
20.                  gXCntAxes1 = gXCntAxes1 - MAX_X_CNT;
21.                  CalcTempVal(gC1, gC2, gDataAxes1, gDataAxes2);
22.              end
23.              gDataAxes1(gXCntAxes1)  = unpackRslt(3) * 2^8 + unpackRslt(4);
24.              if rem(gXCntAxes1, 200) == 0
25.                  gAxes1X = 1 : gXCntAxes1;
26.                  gAxes1Y = gDataAxes1(gAxes1X);
27.              end
28.              gXCntAxes1 = gXCntAxes1 + 1;
29.          case 3
30.              if gXCntAxes2 > MAX_X_CNT % 判断是否接收满一屏数据
31.                  % 接收满一屏数据时，才更新保存坐标数据变量
32.                  if gSaveDataFlag == 1
33.                      if gSaveAxes2Flag == 1
34.                          gSaveAxes2Data = gDataAxes2(1 : end);
35.                      end
36.                      if gSaveDemoFlag == 1
37.                          gSaveDemoData = [gSaveAxes1DataTmp(1 : end);gDataAxes2(1 : end)];
38.                      end
39.                  end
40.                  gXCntAxes2 = gXCntAxes2 - MAX_X_CNT;
41.                  CalcTempVal(gC1, gC2, gDataAxes1, gDataAxes2);
42.              end
43.              gDataAxes2(gXCntAxes2)  = unpackRslt(3) * 2^8 + unpackRslt(4);
44.              if rem(gXCntAxes2, 200) == 0
45.                  gAxes2X = 1 : gXCntAxes2;
46.                  gAxes2Y = gDataAxes2(gAxes2X);
47.              end
48.              gXCntAxes2 = gXCntAxes2 + 1;
49.
50.          case 4
51.              if gXCntAxes3 > MAX_X_CNT % 判断是否接收满一屏数据
52.                  gXCntAxes3 = gXCntAxes3 - MAX_X_CNT;
53.              end
54.              gDataAxes3(gXCntAxes3)  = unpackRslt(3) * 2^8 + unpackRslt(4);
55.              if rem(gXCntAxes3, 200) == 0
56.                  gAxes3X = 1 : gXCntAxes3;
57.                  gAxes3Y = gDataAxes3(gAxes3X);
```

```
58.        end
59.                if gXCntAxes3 == MAX_X_CNT
60.                    % 接收满一屏数据时，才更新保存坐标数据变量
61.                    if gSaveDataFlag == 1
62.                        if gSaveAxes3Flag == 1
63.                            gSaveAxes3Data = gDataAxes3(1 : end);
64.                        end
65.                    end
66.                    gRecCalcAFlag = 1;
67.                    % 同时接收到 200 个校准 A 点和校准 B 点采样值才计算校准系数
68.                    if gRecCalcAFlag == 1 && gRecCalcBFlag == 1
69.                        gRecCalcAFlag = 0;      % 清除标志
70.                        gRecCalcBFlag = 0;      % 清除标志
71.                        [gC1, gC2] = CalcTempCoef(gDataAxes3, gDataAxes4); % 计算体温系数
72.                    end
73.                end
74.                gXCntAxes3 = gXCntAxes3 + 1;
75.        case 5
76.                if gXCntAxes4 > MAX_X_CNT        % 判断是否接收满一屏数据
77.                    gXCntAxes4 = gXCntAxes4 - MAX_X_CNT;
78.                end
79.                gDataAxes4(gXCntAxes4)  = unpackRslt(3) * 2^8 + unpackRslt(4);
80.                if rem(gXCntAxes4, 200) == 0
81.                    gAxes4X = 1 : gXCntAxes4;
82.                    gAxes4Y = gDataAxes4(gAxes4X);
83.                end
84.                if gXCntAxes4 == MAX_X_CNT
85.                    % 接收满一屏数据时，才更新保存坐标数据变量
86.                    if gSaveDataFlag == 1
87.                        if gSaveAxes4Flag == 1
88.                            gSaveAxes4Data = gDataAxes4(1 : end);
89.                        end
90.                    end
91.
92.                    gRecCalcBFlag = 1;
93.                    % 同时接收到 200 个校准 A 点和校准 B 点采样值才计算校准系数
94.                    if gRecCalcAFlag == 1 && gRecCalcBFlag == 1
95.                        gRecCalcAFlag = 0;      % 清除标志
96.                        gRecCalcBFlag = 0;      % 清除标志
97.                        [gC1, gC2] = CalcTempCoef(gDataAxes3, gDataAxes4); % 计算体温系数
98.                    end
99.                end
100.               gXCntAxes4 = gXCntAxes4 + 1;
101.       case 6
102.               gT1LeadStatus = unpackRslt(3);
103.               gT2LeadStatus = unpackRslt(4);
104.    end
105. end
```

## 步骤 10：完善 CalcTempVal.m 文件

CalcTempVal.m 文件用于计算体温值，在该文件中添加程序清单 6-7 中的第 43 至 85 行代码。

（1）第 43 至 63 行代码：分别用于显示体温探头 1 的 A/D 值、电压值、电阻值和温度值。

（2）第 65 至 85 行代码：分别用于显示体温探头 2 的 A/D 值、电压值、电阻值和温度值。

程序清单 6-7

```matlab
1.  function [temp1, temp2] = CalcTempVal(C1, C2, adT1, adT2)
2.  %   计算体温值
3.  %   输入参数 adT1 和 adT2 分别为体温探头 1 和 2 的采样值，这些值均在 0 至 4095 之间
4.  %   输出参数 temp1 和 temp2 分别为体温探头 1 和 2 的体温值
5.  %   COPYRIGHT 2018-2020 LEYUTEK. All rights reserved.
6.  global gHandlesMFig;          % 主窗口句柄
7.  global gTR_TABLE;             % R 值表
8.
9.  meanT1 = nanmean(adT1);       % 计算平均值
10. meanT2 = nanmean(adT2);       % 计算平均值
11. VT1 = 5 * meanT1 / 4095;      % 转换为电压值
12. VT2 = 5 * meanT2 / 4095;      % 转换为电压值
13.
14. % 计算探头 1 和 2 的电阻值 r1 和 r2
15. devRes = 1500;                % 偏差电阻
16. r1 = 10 * C1 * VT1 / (C2 - VT1) + devRes;
17. r2 = 10 * C1 * VT2 / (C2 - VT2) + devRes;
18.
19. if (r1 <= 73550) && (r1 >= 8070)
20.     for k = 1 : 500
21.         if r1 == gTR_TABLE(k)
22.             temp1 = 0.1 * (k - 1);
23.         elseif r1 < gTR_TABLE(k) && r1 > gTR_TABLE(k + 1)
24.             temp1 = 0.1 * (k - 1);
25.         end
26.     end
27. else
28.     temp1 = -100;
29. end
30.
31. if (r2 <= 73550) && (r2 >= 8070)
32.     for k = 1 : 500
33.         if r2 == gTR_TABLE(k)
34.             temp2 = 0.1 * (k - 1);
35.         elseif r2 < gTR_TABLE(k) && r2 > gTR_TABLE(k + 1)
36.             temp2 = 0.1 * (k - 1);
37.         end
38.     end
39. else
40.     temp2 = -100;
41. end
42.
43. % 体温探头 1
44. if meanT1 > 0
45.     set(gHandlesMFig.text_temp1_ad, 'String', num2str(round(meanT1)));
46. else
```

```
47.        set(gHandlesMFig.text_temp1_ad, 'String', '---');
48.    end
49.    if VT1 > 0
50.        set(gHandlesMFig.text_temp1_v, 'String', num2str(sprintf("%0.4f", VT1)));
51.    else
52.        set(gHandlesMFig.text_temp1_v, 'String', '---');
53.    end
54.    if r1 > 0
55.        set(gHandlesMFig.text_temp1_r, 'String', num2str(round(r1 / 10)));
56.    else
57.        set(gHandlesMFig.text_temp1_r, 'String', '---');
58.    end
59.    if temp1 > 0 && temp1 < 51
60.        set(gHandlesMFig.text_temp1, 'String', num2str(sprintf("%0.1f", temp1)));
61.    else
62.        set(gHandlesMFig.text_temp1, 'String', '---');
63.    end
64.
65.    % 体温探头 2
66.    if meanT2 > 0
67.        set(gHandlesMFig.text_temp2_ad, 'String', num2str(round(meanT2)));
68.    else
69.        set(gHandlesMFig.text_temp2_ad, 'String', '---');
70.    end
71.    if VT2 > 0
72.        set(gHandlesMFig.text_temp2_v, 'String', num2str(sprintf("%0.4f", VT2)));
73.    else
74.        set(gHandlesMFig.text_temp2_v, 'String', '---');
75.    end
76.    if r2 > 0
77.        set(gHandlesMFig.text_temp2_r, 'String', num2str(round(r2 / 10)));
78.    else
79.        set(gHandlesMFig.text_temp2_r, 'String', '---');
80.    end
81.    if temp2 > 0 && temp2 < 51
82.        set(gHandlesMFig.text_temp2, 'String', num2str(sprintf("%0.1f", temp2)));
83.    else
84.        set(gHandlesMFig.text_temp2, 'String', '---');
85.    end
```

**步骤 11：动态验证体温信号处理**

将医学信号采集平台通过 USB 线连接到计算机，打开平台软件，并在设备管理器中查看对应的串口号（本机是 COM3，每台机器的串口号可能会不同），医学信号采集平台的具体使用方法可参考附录 A。

在 Temp.m 文件中，单击工具栏中的 ▷ 按钮，在如图 6-4 所示的体温信号处理 MATLAB 软件系统中，单击菜单栏的"串口设置"按钮，在弹出的"串口设置"对话框中，选择串口号"COM3"，波特率、数据位、停止位和校验位均保持默认设置，然后单击"打开串口"按钮。

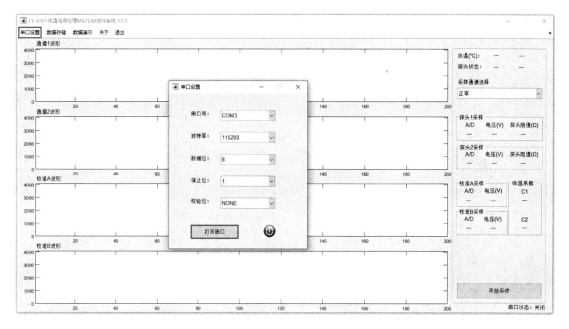

图 6-4　动态验证步骤 1

如果串口打开成功，则在系统右下方的状态栏中会显示"串口状态：COM3 已打开"，如图 6-5 所示。单击"开始采样"按钮，可以看到先显示校准 A 波形，接着是校准 B 波形，通道 1 和通道 2 波形交替显示，同时，右侧区域显示校准参数（A/D 值、电压值和校准系数）及体温探头 1 和体温探头 2 数据（A/D 值、电压值、探头阻值、温度值和探头状态）。

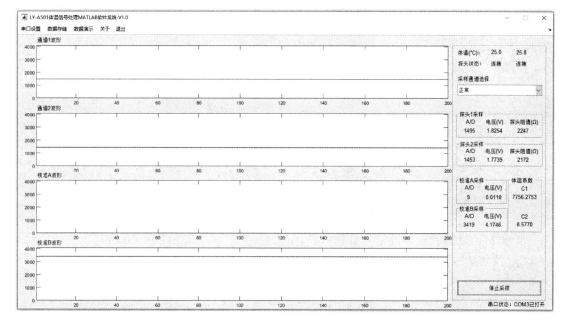

图 6-5　动态验证步骤 2

体温信号处理 MATLAB 软件系统除了可以实时测量体温，还具有演示功能，即对已经采集的历史数据进行回放。在验证演示功能之前，先单击"停止采样"按钮，然后单击菜单栏的"数据演示"按钮,在弹出的"数据演示"对话框中,打开后缀为.csv 的体温演示数据文件,如图6-6所示,最后单击"确定"按钮。

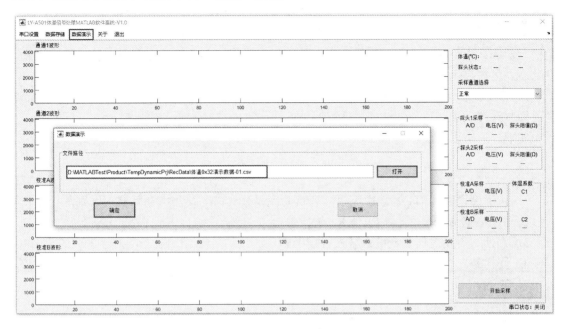

图 6-6 动态验证步骤 3

单击"开始演示"按钮后,可以看到校准 A 波形和校准 B 波形,以及通道 1 波形和通道 2 波形的动态显示,同时,右侧区域将会显示校准参数、体温探头 1 和体温探头 2 数据,如图 6-7 所示。

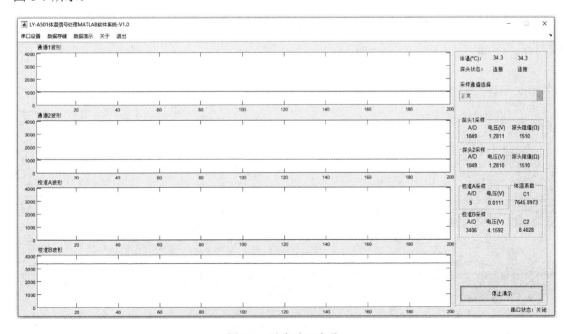

图 6-7 动态验证步骤 4

# 本 章 任 务

1. 开始采样后，根据体温信号处理 MATLAB 软件系统右侧区域的校准 A 点和 B 点的采样 A/D 值，以及校准 A 点和 B 点的电阻值，计算体温系数 $C_1$ 和 $C_2$，并与右侧区域显示的数值进行对比；根据探头 1 和 2 的采样 A/D 值，以及电阻值，计算体温探头 1 和 2 的温度值，并与右侧区域显示的数值进行对比。

2. 在 CalcTempVal 函数中，通过 for 循环进行匹配，这种方法的优点是直观，但是算法的时间复杂度太高。重新设计一种体温计算方法，比如二分法或多项式拟合法，并在静态工程中实现之后予以验证。

# 本 章 习 题

1. 正温度系数（PTC）热敏电阻器和负温度系数（NTC）热敏电阻器的区别是什么？
2. YSI 型体温探头的标称阻值 Rc 是多少？
3. 为什么需要对体温测量系统进行校准？
4. 同样是求平均值的函数，mean 与 nanmean 有什么区别？
5. TempMain.m 文件中的 clear all 命令的作用是什么？

# 7　呼吸信号处理实验

本章实验是呼吸信号处理。首先，通过呼吸信号处理 MATLAB 软件系统向医学信号采集平台发送命令，获取呼吸信号数据。其次，对呼吸信号进行初步的平滑滤波，也可以通过 IIR 滤波器和 FIR 滤波器对呼吸信号进行滤波。最后，计算呼吸频率和呼吸信号的幅值谱。在本章实验中，先设计基本的呼吸算法模块，经过静态验证之后，再基于医学信号采集平台进行动态验证。

## 7.1　实验内容

了解呼吸测量原理、呼吸测量硬件系统和呼吸算法设计过程，学习本章实验使用到的 MATLAB 函数和命令。然后，通过 MATLAB 语言实现呼吸算法，如平滑滤波模块（SmoothFilterResp）、基于 IIR 滤波器的滤波模块（IIRFilterResp）、基于 FIR 滤波器的滤波模块（FIRFilterResp），以及计算呼吸频率模块（CalcRespRate）和计算幅值谱模块（CalcAmpSpec），通过 RespMain.m 文件静态验证呼吸算法。最后，基于医学信号采集平台，完善呼吸信号处理 MATLAB 软件系统，动态验证呼吸算法。

## 7.2　实验原理

### 7.2.1　呼吸测量原理

呼吸是人体得到氧气输出二氧化碳，调节酸碱平衡的一个新陈代谢过程，这个过程通过呼吸系统完成。呼吸系统由肺、呼吸肌（尤其是膈肌和肋间肌），以及将气体带入和带出肺的器官组成。呼吸监测技术主要监测肺部的气体交换状态或呼吸肌的效率。典型的呼吸监测参数包括呼吸频率、呼气末二氧化碳分压、呼气容量及气道压力。呼吸监测仪多以风叶作为监控呼气容量的传感器，呼吸气流推动风叶转动，用红外线发射和接收元件探测风叶转速，经电子系统处理后显示潮气量和分钟通气量。气道压力检测利用放置在气道中的压电传感器进行检测。这些检测需要在患者通过呼吸管道进行呼吸时才能测得。呼气末二氧化碳分压的监测也需要在呼吸管道中进行，而呼吸频率的监测不必受此限制。

对呼吸的测量一般并不需要测量其全部参数，只要求测量呼吸频率。呼吸频率是指单位时间内呼吸的次数，单位为次/min（bpm）。平静呼吸时新生儿的呼吸频率为 60～70 次/min，成人的呼吸频率为 12～18 次/min。在监测中呼吸主要有热敏式和阻抗式两种测量方法。

热敏式呼吸测量是将热敏电阻放在鼻孔处，呼吸气流与热敏电阻发生热交换，会改变热敏电阻的阻值。当鼻孔气流周期性地流过热敏电阻时，热敏电阻阻值也会周期性地改变。根据这一原理，将热敏电阻接在惠斯通电桥的一个桥臂上，就可以得到周期性变化的电压信号，电压周期就是呼吸周期。因此，经过放大处理后就可以得到呼吸频率。

阻抗式呼吸测量是目前呼吸监测设备中应用最广泛的一种方法，主要利用人体某部分阻抗的变化来测量某些参数，以此帮助监测及诊断。由于该方法具有无创、安全、简单、廉价且不会对患者产生任何副作用等优点，故得到了广泛的应用与发展。本实验采用阻抗式呼吸测量法，实现在一定范围内对呼吸的精确测量及对呼吸波的实时监测。

### 7.2.2　呼吸测量硬件系统

呼吸测量硬件系统如图 7-1 所示，按照主要功能可以分为载波电路、仪器仪表放大电路、检波解调电路、运算放大电路、单片机、计算机等。

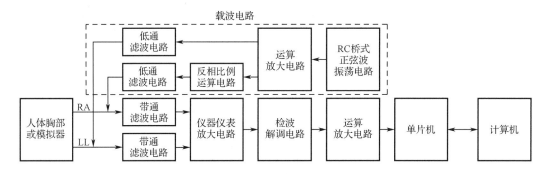

图 7-1　呼吸测量硬件系统

载波电路：肌体组织不只有阻抗，还有容抗和感抗，在一定频率信号的激励下，容抗和感抗会很小，可以忽略不计，因此可以通过电极将一定频率的载波信号加载到胸部上，让肌体组织近似于一个可变化的阻抗模型。载波信号由 RC 桥式正弦波振荡电路产生，然后经过运算放大电路放大信号。为了实现信号的最大化和提高信号的基线稳定性，还需要通过反相比例运算电路使加到 RA 电极与 LL 电极的信号相位相反。最后，信号再经过低通滤波电路到达电极，这样就实现了通过电极将载波信号加载到人体胸部或模拟器上。由呼吸产生的阻抗变化所引起的电信号就调制在载波信号上，调制方式是调幅。

仪器仪表放大电路：调制在载波信号上的呼吸信号经过一个带通滤波电路，滤除低频信号和高频杂波干扰；通过电极获得的信号很微弱，在检波解调之前还需要经过放大电路进行放大。电极上的信号源本身是高内阻的微弱信号，加上其他因素（生物电信号采集、电极与皮肤的接触阻抗等），常常使得阻抗高达 100kΩ。为了避免信号失真，放大器选择具有高输入阻抗和高共模抑制比特性的仪器仪表放大电路。

检波解调电路与运算放大电路：调制在载波信号上的呼吸信号经过放大后，为了获取呼吸信号，需要通过检波解调电路对信号进行解调，解调出来的信号仍然比较微弱，因此还需要经过一个运算放大电路对呼吸信号进行放大。

单片机与计算机：单片机用于接收并执行计算机命令，并将进行 A/D 转换后的数字量发送给计算机。

### 7.2.3　呼吸算法设计

#### 1．平滑滤波

平滑滤波就是对一些不平滑的信号做处理，将毛刺去掉使其变得平滑的过程，如图 7-2 所示。

在本实验中，读取呼吸波形数据后，调用 filter 函数可以实现移动平均滤波器对呼吸信号的平滑处理。假设输入信号为 $x$，输出信号为 $y$，则移动平均滤波器的系统方程如公式（7-1）所示。

$$y(n) = \frac{1}{N}(x(n) + x(n-1) + \cdots + x(n-(N-1))) \tag{7-1}$$

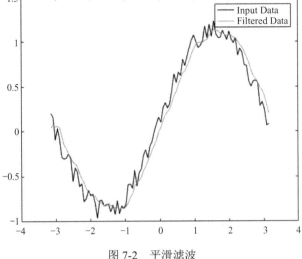

图 7-2  平滑滤波

下面以 $N=4$ 为例说明移动平均滤波器的工作原理，该滤波器的系统方程如公式（7-2）所示，其对输入信号 $x(n)$ 产生的响应 $y(n)$ 如表 7-1 所示。

$$y(n) = \frac{x(n) + x(n-1) + x(n-2) + x(n-3)}{4} \tag{7-2}$$

表 7-1  移动平均滤波器输入/输出数据

| $n$ | 1 | 2 | 3 | 4 | 5 | 6 | 7 | 8 | 9 | 10 | 11 | 12 | 13 | 14 | 15 |
|---|---|---|---|---|---|---|---|---|---|---|---|---|---|---|---|
| $x(n)$ | 0 | 0 | 0 | 0 | 10 | 2 | 4 | 4 | 6 | 14 | 8 | 0 | 0 | 0 | 0 |
| $y(n)$ | 0 | 0 | 0 | 0 | 2.5 | 3 | 4 | 5 | 4 | 7 | 8 | 7 | 5.5 | 2 | 0 |

该滤波器的实现格式如下。

```
b= [1 1 1 1]/4;
yn = filter(b,1,xn);
```

### 2. 呼吸频率计算

本实验只计算呼吸频率参数，因此需要测量呼吸波中两个波峰之间的数据个数 $n$，由于采样频率 $F_s=500$Hz，则相邻数据的时间间隔是 2ms，计算两个波峰之间的时间间隔（单位为 s）。

$$T = \frac{n}{F_s} \tag{7-3}$$

胸部的一次起伏就是一次呼吸，即一次吸气、一次呼气，呼吸频率的计算公式为

$$\text{RespRate} = \frac{60}{T} = \frac{60 \times 500}{n} \tag{7-4}$$

呼吸频率的计算过程：①系统采集 10000 个呼吸波形数据；②对数据进行平滑滤波；③调用 findpeaks 函数寻找波峰及其位置；④分别求相邻两个波峰之间的间隔，即两个波峰之间的数据点数，因此可以得到一组数据；⑤调用 median 函数求这组数据的中值；⑥将中值代

入呼吸频率计算公式即可得出呼吸频率结果。注意，因为相邻波峰之间的距离可能略有差异，所以使用中值数据作为两个波峰之间的数据个数 n 会更合适。

### 7.2.4 本章使用到的函数及命令

在本实验中，filter 函数用于实现平滑滤波器对数据的滤波，butter 函数用于设计巴特沃斯数字滤波器，filtfilt 函数用于设计零相移滤波器，fir1 函数用于设计 FIR 滤波器，findpeaks 函数用于寻找波峰及其位置，fft 函数用于实现快速傅里叶变换，abs 函数用于计算幅值，下面简单介绍这些函数。

#### 1．filter

在 MATLAB 中，filter 函数用于实现一维数字滤波器对信号的处理，调用格式如下。

```
y = filter(b, a, x);
```

使用由分子系数 b 和分母系数 a 定义的有理传递函数对输入数据 x 进行滤波。分母系数 a 的 a(1)必须是非零值，如果 a(1)不等于 1，则 filter 函数按 a(1)对滤波器系数进行归一化。

在本实验中调用 filter 函数实现移动平均滤波器对呼吸信号的平滑滤波，代码如下。

```
b = [1 1 1 1 1 1 1 1 1 1 1 1] / 12;  % 移动平滑滤波器
dataOut = filter(b, 1, dataIn);      % 进行平滑滤波
```

分子系数 b 与移动平均滤波器的滤波器窗口 N 有关，代码如下。

```
N = 12;
b = (1 / N) * ones(1, N);
```

#### 2．butter

butter 函数的功能是基于巴特沃斯模拟滤波器，设计 IIR 类型的数字滤波器，该函数的返回值就是所设计滤波器的系数[b, a]，调用格式如下。

```
[b, a] = butter (n, Wn, 'high')     % 设计高通滤波器
[b, a] = butter (n, Wn, 'low')      % 设计低通滤波器
[b, a] = butter (n, Wn)             % 设计带通滤波器，其中 Wn=[w1,w2]
```

n 为滤波器的阶数，Wn 为归一化截止频率。如果采样频率为 $F_s$、截止频率为 $F_c$，则 $Wn = \dfrac{2F_c}{F_s}$。

#### 3．filtfilt

在 MATLAB 中，filtfilt 函数可以实现零相位数字滤波，目的是把输入和输出之间的延迟设为 0，调用格式如下。

```
y= filtfilt(b, a, x);
```

b 和 a 是 butter 函数设计的滤波器系数，输入信号 x 经过系数 b 和 a 表达的滤波器后，输出数据 y。

#### 4．fir1

fir1 函数的功能是用窗函数法实现 n 阶线性相位 FIR 数字滤波器的设计，采用的是汉明窗，调用格式如下。

```
b = fir1(n, Wn);
```

```
b = fir1(n, Wn, ftype);
```

n 为滤波器的阶数；Wn 为归一化截止频率；当指定 ftype 时，可设计高通和带阻滤波器。当 ftype=high 时，设计高通 FIR 滤波器；当 ftype=stop 时，设计带阻 FIR 滤波器；低通和带通 FIR 滤波器无须输入 ftype 参数。

### 5. findpeaks

在 MATLAB 中，可以使用 findpeaks 函数寻找波峰和波谷，还可以设定条件寻找符合条件的波峰和波谷，下面举例说明。

```
data = [0 5 2 3 1 6 2 6 1 4 0 7 4];
plot(data);
[pks, locs] = findpeaks(data);
```

运行后得出的输入信号波形如图 7-3 所示。

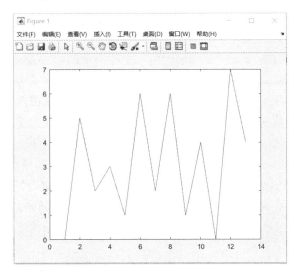

图 7-3　输入信号波形

在工作区可以看到波峰的位置 locs 和波峰的峰值 pks，寻找结果如图 7-4 所示。

假设要寻找间距大于 2、峰值大于 3 的波峰，则代码如下，符合条件的结果如图 7-5 所示。

```
data = [0 5 2 3 1 6 2 6 1 4 0 7 4];
plot(data);
[pks, locs] = findpeaks(data, 'minpeakdistance', 2, 'minpeakheight', 3);
```

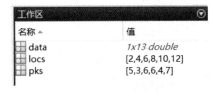

图 7-4　locs 和 pks

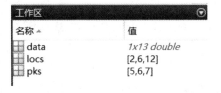

图 7-5　符合条件的结果

### 6. fft

fft 函数是离散傅里叶变换的快速算法，其功能是计算有限长信号的离散傅里叶变换，当数据长度为 2 的整数次幂时，计算速度最快。调用格式如下。

```
y = fft(x);
```

### 7．abs

abs 函数的功能是对实数求绝对值、对复数求模。例如，求信号 x 的幅值谱的实现代码如下。

```
Xk = fft(x);          % 求信号 x 的离散傅里叶变换
mag_Xk = abs(Xk);     % 求信号 x 的幅值谱
```

## 7.3　实验步骤

**步骤 1：复制 RespStaticPrj 文件夹**

将"D:\MATLABTest\Material\RespStaticPrj"文件夹复制到"D:\MATLABTest\ Product"文件夹中，然后在 MATLAB 软件的当前路径栏中输入路径"D:\MATLABTest\Product\RespStaticPrj"并回车。

**步骤 2：创建 SmoothFilterResp.m 文件**

在"D:\MATLABTest\Product\RespStaticPrj"文件夹中创建 SmoothFilterResp.m 文件，并在该文件中添加如程序清单 7-1 所示的代码。

（1）第 7 至 8 行代码：对呼吸信号进行平滑滤波。滤波器窗口大小为 12，则可以定义平均值系数 b。用 filter 函数对输入参数 dataIn 进行平滑滤波，将滤波后的结果赋给 dataOut。

（2）第 10 至 13 行代码：数据采样频率为 500Hz，根据采样频率得出采样周期 T，然后用 length 函数求数据长度，从而得出时间向量 t，即绘制波形图的横坐标。

（3）第 15 至 21 行代码：创建窗口 figure，用 set 函数设置窗口的标题名为"呼吸信号平滑滤波"，使用 subplot 函数将窗口分为上、下两部分，在第 1 部分创建坐标系，然后用 plot 函数绘制呼吸信号原始波形，并且将标题标注为"呼吸信号原始波形"，x 轴为"时间(s)"，y 轴为"幅值"。

（4）第 23 至 27 行代码：使用 subplot 函数在第 2 部分创建坐标系，然后用 plot 函数绘制滤波后的波形，将标题标注为"平滑滤波后波形"，x 轴为"时间(s)"，y 轴为"幅值"。

**程序清单 7-1**

```
1.   function dataOut = SmoothFilterResp(dataIn)
2.   %    对原始的呼吸信号进行平滑滤波
3.   %    输入参数 dataIn 为滤波前的数据
4.   %    输出参数 dataOut 为滤波后的数据
5.   %    COPYRIGHT 2018-2020 LEYUTEK. All rights reserved.
6.
7.   b = [1 1 1 1 1 1 1 1 1 1 1 1] / 12;   % 取平均值
8.   dataOut = filter(b, 1, dataIn);        % 进行平滑滤波
9.
10.  Fs = 500;                  % 采样频率
11.  T = 1 / Fs;                % 采样周期
12.  L = length(dataIn);        % 数据长度
13.  t = (0 : L - 1) * T;       % 时间向量
14.
15.  figure;                    % 创建窗口
16.  set(gcf, 'name', '呼吸信号平滑滤波');% 设置窗口的标题名
17.  subplot(2, 1, 1);          % 将 figure 按 2×1 划分，在第 1 部分创建坐标系
```

```
18.  plot(t, dataIn);                      % 绘制原始波形
19.  title('呼吸信号原始波形');              % 标注标题
20.  xlabel('时间(s)');                     % 标注 x 轴
21.  ylabel('幅值');                        % 标注 y 轴
22.
23.  subplot(2, 1, 2);                      % 将 figure 按 2×1 划分，在第 2 部分创建坐标系
24.  plot(t, dataOut);                      % 绘制滤波后波形
25.  title('平滑滤波后波形');                % 标注标题
26.  xlabel('时间(s)');                     % 标注 x 轴
27.  ylabel('幅值');                        % 标注 y 轴
```

**步骤 3：创建 IIRFilterResp.m 文件**

创建 IIRFilterResp.m 文件，并在该文件中添加如程序清单 7-2 所示的代码。

（1）第 7 至 13 行代码：设置 IIR 滤波器的参数并对呼吸信号进行滤波。设置滤波器的阶数 degree 为 4，根据采样频率 Fs 得出采样周期 T，设置滤波器的截止频率 Fc 为 50Hz，再根据采样频率和截止频率得出归一化截止频率 Wn。根据以上参数，使用 butter 函数求出低通滤波器的系数 b 和 a，然后使用 filtfilt 函数对信号进行滤波。

（2）第 15 至 16 行代码：用 length 函数求出数据的长度，然后得出时间向量 t。

（3）第 18 至 24 行代码：创建窗口 figure，用 set 函数设置窗口的标题名为"IIR 滤波器对呼吸信号进行低通滤波"，使用 subplot 函数将窗口分为上、下两部分，在第 1 部分创建坐标系，然后用 plot 函数绘制呼吸信号原始波形，并且将标题标注为"呼吸信号原始波形"，x 轴为"时间(s)"，y 轴为"幅值"。

（4）第 26 至 30 行代码：使用 subplot 函数在第 2 部分创建坐标系，然后用 plot 函数绘制滤波后的波形，将标题标注为"IIR 滤波器滤波后波形"，x 轴为"时间(s)"，y 轴为"幅值"。

**程序清单 7-2**

```
1.  function dataOut = IIRFilterResp(dataIn)
2.  %     使用 IIR 滤波器进行滤波
3.  %     输入参数 dataIn 为滤波前的数据
4.  %     输出参数 dataOut 为滤波后的数据
5.  %     COPYRIGHT 2018-2020 LEYUTEK. All rights reserved.
6.
7.  degree = 4;                            % 滤波器阶数
8.  Fs = 500;                              % 采样频率
9.  T = 1 / Fs;                            % 采样周期
10. Fc = 50;                               % 截止频率
11. Wn = Fc / (Fs / 2);                    % 归一化截止频率，Wn = 0.2
12. [b, a] = butter(degree, Wn, 'low');    % 设计巴特沃斯低通滤波器
13. dataOut = filtfilt(b, a, dataIn);      % 滤波
14.
15. L = length(dataIn);                    % 数据长度
16. t = (1 : L) * T;                       % 时间向量
17.
18. figure;                                % 创建窗口
19. set(gcf, 'name', 'IIR 滤波器对呼吸信号进行低通滤波'); % 设置窗口的标题名
20. subplot(2, 1, 1);                      % 将 figure 按 2×1 划分，在第 1 部分创建坐标系
21. plot(t, dataIn);                       % 绘制原始波形
22. title('呼吸信号原始波形');              % 标注标题
23. xlabel('时间(s)');                     % 标注 x 轴
```

```
24.    ylabel('幅值');                          % 标注 y 轴
25.
26.    subplot(2,1,2);                         % 将 figure 按 2×1 划分，在第 2 部分创建坐标系
27.    plot(t, dataOut);                       % 绘制滤波后波形
28.    title('IIR 滤波器滤波后波形');            % 标注标题
29.    xlabel('时间(s)');                       % 标注 x 轴
30.    ylabel('幅值');                          % 标注 y 轴
```

### 步骤 4：创建 FIRFilterResp.m 文件

创建 FIRFilterResp.m 文件，并在该文件中添加如程序清单 7-3 所示的代码。FIRFilterResp.m 文件与 IIRFilterResp.m 文件类似，此处不再赘述。

**程序清单 7-3**

```
1.     function dataOut = FIRFilterResp(dataIn)
2.     %    使用 FIR 滤波器进行滤波
3.     %    输入参数 dataIn 为滤波前的数据
4.     %    输出参数 dataOut 为滤波后的数据
5.     %    COPYRIGHT 2018-2020 LEYUTEK. All rights reserved.
6.
7.     degree = 4;                             % 滤波器阶数
8.     Fs = 500;                               % 采样频率
9.     T = 1 / Fs;                             % 采样周期
10.    Fc = 62.5;                              % 截止频率
11.    Wc = Fc / (Fs / 2);                     % 归一化截止频率，Wc = 0.25
12.    b = fir1(degree, Wc);                   % 设计低通滤波器
13.    dataOut = filtfilt(b, 1, dataIn);       % 滤波
14.
15.    L = length(dataIn);                     % 数据长度
16.    t = (1 : L) * T;                        % 时间向量
17.
18.    figure;                                 % 创建窗口
19.    set(gcf, 'name', 'FIR 滤波器对呼吸信号进行低通滤波'); % 设置窗口的标题名
20.    subplot(2, 1, 1);                       % 将 figure 按 2×1 划分，在第 1 部分创建坐标系
21.    plot(t, dataIn);                        % 绘制原始波形
22.    title('呼吸信号原始波形');                % 标注标题
23.    xlabel('时间(s)');                       % 标注 x 轴
24.    ylabel('幅值');                          % 标注 y 轴
25.
26.    subplot(2, 1, 2);                       % 将 figure 按 2×1 划分，在第 2 部分创建坐标系
27.    plot(t, dataOut);                       % 绘制滤波后波形
28.    title('FIR 滤波器滤波后波形');            % 标注标题
29.    xlabel('时间(s)');                       % 标注 x 轴
30.    ylabel('幅值');                          % 标注 y 轴
```

### 步骤 5：创建 CalcRespRate.m 文件

创建 CalcRespRate.m 文件，并在该文件中添加如程序清单 7-4 所示的代码。

（1）第 7 至 8 行代码：设置呼吸频率的最小值 MIN_RESP_RATE 为 0，最大值 MAX_RESP_RATE 为 120。

（2）第 10 行代码：通过 findpeaks 函数找出波形数据 dataIn 的波峰，要求波峰之间的距离大于 250 个数据，波峰的峰值大于 max(dataIn)-100，然后将符合条件的波峰位置赋给 index。

（3）第 12 至 15 行代码：预分配内存给 arrX。index 存放的是每个波峰的位置，相邻两个

波峰位置的数值差就是两个波峰之间的数据个数，通过 for 循环将相邻两个波峰之间的数据个数存入 arrX 中。

（4）第 17 至 18 行代码：因为每次找出的波峰之间的距离不一定相同，所以使用 median 函数得出中值，并将该中值作为两个波峰之间的数据个数代表。因为 1 秒采样 500 个数据，所以 1 分钟有 30000 个数据，用 30000 除以一次呼吸所得的数据个数，即可得到呼吸频率，用 int16 函数将呼吸频率值取为整数。

（5）第 20 至 22 行代码：判断得出的呼吸频率值是否符合条件，若不符合则将呼吸频率值赋值为无效值。

（6）第 24 至 28 行代码：根据采样频率求出采样周期 T，用 length 函数求出数据的长度，然后得出时间向量 t。

（7）第 30 至 35 行代码：创建窗口 figure，用 plot 函数绘制呼吸信号的原始波形，同时标注最大值，然后用 set 函数设置窗口的标题名为"标定呼吸信号峰值"，用 title 函数标注波形标题为"呼吸信号原始波形"，x 轴为"时间(s)"，y 轴为"幅值"。

（8）第 37 行代码：用 num2str 函数将 respRate 数值转换为字符串，并且添加呼吸频率单位 bpm，最后用 disp 函数将呼吸频率的值显示在命令行窗口中。

程序清单 7-4

```
1.   function respRate = CalcRespRate(dataIn)
2.   %   计算呼吸频率
3.   %   输入参数 dataIn 为波形数据
4.   %   输出参数 respRate 为呼吸频率
5.   %   COPYRIGHT 2018-2020 LEYUTEK. All rights reserved.
6.
7.   MIN_RESP_RATE = 0;                  % 呼吸频率最小值
8.   MAX_RESP_RATE = 120;                % 呼吸频率最大值
9.
10.  [~, index] = findpeaks(dataIn, 'minpeakdistance', 250, 'minpeakheight', max(dataIn) - 100);
11.
12.  arrX = zeros(length(index) - 1, 1);   % 预分配内存
13.  for iCnt = 1 : length(index) - 1
14.      arrX(iCnt) = (index(iCnt + 1) - index(iCnt));
15.  end
16.
17.  medianY = median(arrX);             % 求数组的中值
18.  respRate = int16(30000 / medianY);  % 转换为以 bpm 为单位的呼吸频率值，并取整数
19.
20.  if respRate < MIN_RESP_RATE || respRate > MAX_RESP_RATE
21.      respRate = int16(-100);         % 赋值为无效值
22.  end
23.
24.  % 绘制波形，同时显示呼吸频率值
25.  Fs = 500;                           % 采样频率
26.  T = 1 / Fs;                         % 采样周期
27.  L = length(dataIn);                 % 数据长度
28.  t = (1 : L) * T;                    % 时间向量
29.
30.  figure;                             % 创建窗口
31.  plot(t, dataIn, t(index), dataIn(index), 'ro');    % 绘制波形，同时标注最大值
```

```
32.  set(gcf, 'name', '标定呼吸信号峰值');              % 设置窗口的标题名
33.  title('呼吸信号原始波形');                          % 标注标题
34.  xlabel('时间(s)');                                % 标注 x 轴
35.  ylabel('幅值');                                   % 标注 y 轴
36.
37.  disp(['呼吸频率: '  num2str(respRate)  'bpm']);   % 在命令行窗口中显示呼吸频率值
```

**步骤 6：创建 CalcAmpSpec.m 文件**

创建 CalcAmpSpec.m 文件，并在该文件中添加如程序清单 7-5 所示的代码。

（1）第 7 至 13 行代码：根据采样频率 Fs 得出采样周期 T，用 length 函数得出数据长度；用 nanmean 函数求出数据 dataIn 的平均值，即信号中的直流分量，原始数据 dataIn 去除直流分量后，用 fft 函数进行快速傅里叶变换，然后将频域信号赋给 fftRslt；用 abs 函数计算信号的幅值谱，并且用 max 函数计算幅值的最大值。

（2）第 15 至 16 行代码：计算坐标系的横坐标和纵坐标。

（3）第 18 至 25 行代码：根据数据长度 L 和采样周期 T 得出时间向量 t；创建窗口 figure，并用 set 函数设置窗口的标题名为"呼吸信号的时域波形及幅值谱"；使用 subplot 函数将窗口分为上、下两部分，在第 1 部分创建坐标系，然后用 plot 函数绘制呼吸时域信号的波形，并且将标题标注为"呼吸信号原始波形"，x 轴为"时间(s)"，y 轴为"幅值"。

（4）第 27 至 32 行代码：使用 subplot 函数在第 2 部分创建坐标系，然后用 plot 函数绘制呼吸频域信号的幅值谱，用 axis 函数变换坐标，横坐标长度为 0～6，标注幅值谱标题为"呼吸信号归一化幅值谱"，x 轴为"频率(Hz)"，y 轴为"幅值"。

程序清单 7-5

```
1.   function [x, y] = CalcAmpSpec(dataIn)
2.   %    计算呼吸信号的归一化幅值谱
3.   %    输入参数 dataIn 为呼吸波的采样值
4.   %    输出参数 x 和 y 分别为幅值谱的横坐标序列，以及与横坐标序列对应的归一化幅值
5.   %    COPYRIGHT 2018-2020 LEYUTEK. All rights reserved.
6.
7.   Fs = 500;                                 % 采样频率
8.   T = 1 / Fs;                               % 采样周期
9.   L = length(dataIn);                       % 数据长度
10.  halfL = round(L / 2);                     % 幅值谱是对称的，因此只需要绘制一半即可
11.  fftRslt = fft(dataIn - nanmean(dataIn));  % 去除直流分量，然后进行快速傅里叶变换
12.  absData = abs(fftRslt);                   % 计算幅值谱
13.  maxVal  = max(absData);                   % 计算最大值
14.
15.  x = Fs * (0 : halfL) / L;                 % 横坐标为频率值，单位为 Hz
16.  y = absData(1 : halfL + 1) / maxVal;      % 纵坐标为归一化幅值，最大值为 1
17.
18.  t = (1 : L) * T;                          % 时间横坐标
19.  figure;                                   % 创建窗口
20.  set(gcf, 'name', '呼吸信号的时域波形及幅值谱'); % 设置窗口的标题名
21.  subplot(2, 1, 1);                         % 将 figure 按 2×1 划分，在第 1 部分创建坐标系
22.  plot(t, dataIn);                          % 绘制波形
23.  title('呼吸信号原始波形');                  % 标注标题
24.  xlabel('时间(s)');                        % 标注 x 轴
25.  ylabel('幅值');                           % 标注 y 轴
26.
```

```
27.  subplot(2, 1, 2);                    % 将 figure 按 2×1 划分，在第 2 部分创建坐标系
28.  plot(x, y);                          % 绘制幅值谱
29.  axis([0 6 0 1]);                     % 变换坐标，只显示 0～6Hz 即可
30.  title('呼吸信号归一化幅值谱');         % 标注标题
31.  xlabel('频率(Hz)');                   % 标注 x 轴
32.  ylabel('幅值');                       % 标注 y 轴
```

**步骤 7：创建 RespMain.m 文件**

创建 RespMain.m 文件，在该文件中添加如程序清单 7-6 所示的代码。

（1）第 6 行代码：通过 xlsread 函数读取 Excel 文件中的采样数据，并赋给 rawData。

（2）第 7 至 11 行代码：调用相应的函数对原始的呼吸信号分别进行平滑滤波、IIR 滤波和 FIR 滤波，然后计算呼吸频率和呼吸信号的幅值谱。

程序清单 7-6

```
1.   %   呼吸信号处理实验脚本文件
2.   %   对原始的呼吸信号进行平滑滤波，然后，设计 IIR 滤波器和 FIR 滤波器并对原始的呼吸信号进行滤波
3.   %   最后，计算呼吸频率和呼吸信号的幅值谱
4.   %   COPYRIGHT 2018-2020 LEYUTEK. All rights reserved.
5.
6.   rawData = xlsread('呼吸 0x31 演示数据-01.csv', 'A1 : A10000'); % 读取呼吸波形采样数据
7.   SmoothFilterResp(rawData);   % 对原始的呼吸信号进行平滑滤波
8.   IIRFilterResp(rawData);      % 设计 IIR 滤波器对原始的呼吸信号进行滤波
9.   FIRFilterResp(rawData);      % 设计 FIR 滤波器对原始的呼吸信号进行滤波
10.  CalcRespRate(rawData);       % 计算呼吸频率
11.  CalcAmpSpec(rawData);        % 计算呼吸信号的幅值谱
```

**步骤 8：静态验证呼吸信号处理**

在 RespMain.m 文件编辑界面单击 ▷ 按钮，呼吸信号平滑滤波的结果如图 7-6 所示。

呼吸信号 IIR 滤波的结果如图 7-7 所示。

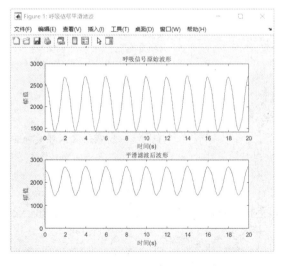
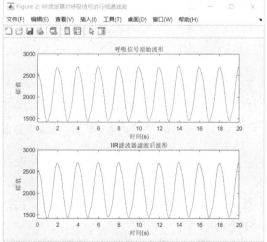

图 7-6  呼吸信号平滑滤波　　　　　　　　图 7-7  呼吸信号 IIR 滤波

呼吸信号 FIR 滤波的结果如图 7-8 所示。

标定呼吸信号峰值如图 7-9 所示。

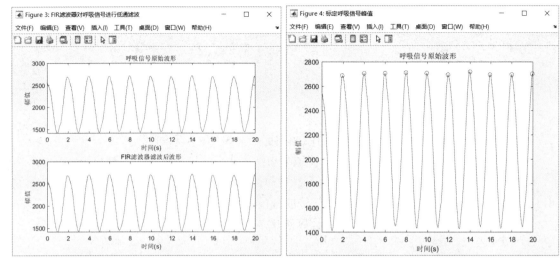

图 7-8　呼吸信号 FIR 滤波　　　　　　　图 7-9　标定呼吸信号峰值

呼吸信号的时域波形及幅值谱如图 7-10 所示。

命令行窗口显示呼吸频率如图 7-11 所示，下面进行动态验证。

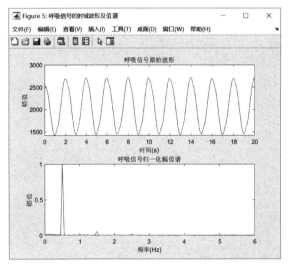

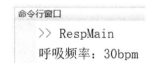

图 7-10　呼吸信号的时域波形及幅值谱　　　　图 7-11　命令行窗口显示呼吸频率

**步骤 9：复制 RespDynamicPrj 文件夹**

将"D:\MATLABTest\Material\RespDynamicPrj"文件夹复制到"D:\MATLABTest\ Product"文件夹中，然后在 MATLAB 软件的当前路径栏中输入路径"D:\MATLABTest\Product\RespDynamicPrj"并回车。

**步骤 10：完善 FiltResp.m 文件**

在 FiltResp.m 文件中添加程序清单 7-7 中的第 25 至 35 行代码。FiltResp 函数是一个滤波函数，滤波器类型有 IIR 滤波器和 FIR 滤波器。

（1）第 7 至 15 行代码：定义全局变量和用于存放滤波后数据的数组 dataOut。

（2）第 17 至 23 行代码：这几行代码用于确定滤波数据的头，滤波数据的头即滤波的起始位置。在串口模式下，当 gOutXMax 为 1 时，说明输入数据的个数超过 2048 个，此时滤波数据的起始位置为输入参数 dataIn 的第 1801 到 2048 个数据，共 248 个数据；当 gOutXMax 为 0 时，说明输入数据个数未超过 2048 个，此时滤波数据的起始位置为 248 个 0。最后由滤波数据的头 gFiltStartData 和原始输入数据 dataIn 组成新的输入数据 dataIn。

（3）第 25 至 35 行代码：根据 gFiltType 的值设计不同的滤波器。当 gFiltType 为 1 时，设计 IIR 滤波器；当 gFiltType 为 2 时，设计 FIR 滤波器。

（4）第 36 行代码：将滤波后数据的头清零。

**程序清单 7-7**

```
1.   function dataOut = FiltResp(dataIn)
2.   %    使用 IIR 或 FIR 滤波器进行滤波
3.   %    输入参数 dataIn 为滤波前的数据
4.   %    输出参数 dataOut 为滤波后的数据
5.   %    COPYRIGHT 2018-2020 LEYUTEK. All rights reserved.
6.
7.   global gFiltType;              % 滤波器类型，1-IIR 滤波器，2-FIR 滤波器
8.   global gFiltDegree;           % 滤波器阶数
9.   global gFiltFc;               % 滤波器截止频率
10.  global gFiltStartData;        % 滤波数据的头
11.  global gOutXMax;              % x 轴计数器第一次等于 x 轴最大值（2048）标志
12.
13.  global gDemoFlag;             % 串口模式和演示模式标志，0-串口模式，1-演示模式
14.
15.  dataOut = [];
16.
17.  if gOutXMax == 1 && gDemoFlag == 0      % 在串口模式下，并且数据超过 2048 个
18.      gFiltStartData = dataIn(1801 : 2048);
19.  elseif gOutXMax == 0 && gDemoFlag == 0  % 在串口模式下，并且数据未超过 2048 个
20.      gFiltStartData = zeros(1, 248);
21.  end
22.
23.  dataIn = [gFiltStartData, dataIn];
24.
25.  if gFiltType == 1                       % IIR 滤波器
26.      Fs = 500;                           % 采样频率
27.      Wc = gFiltFc / (Fs / 2);            % 归一化截止频率
28.      [b, a] = butter(gFiltDegree, Wc);   % 设计低通滤波器
29.      dataOut = filter(b, a, dataIn);     % 滤波
30.  elseif gFiltType == 2                   % FIR 滤波器
31.      Fs = 500;                           % 采样频率
32.      Wc = gFiltFc / (Fs / 2);            % 归一化截止频率
33.      b = fir1(gFiltDegree, Wc);          % 设计低通滤波器
34.      dataOut = filter(b, 1, dataIn);     % 滤波
35.  end
36.  dataOut(1: length(gFiltStartData)) = [];   % 将滤波数据的头清零
```

**步骤 11：动态验证呼吸信号处理**

将医学信号采集平台通过 USB 线连接到计算机。单击工具栏中的 ▷ 按钮，运行 Resp.m 文件，在呼吸信号处理 MATLAB 软件系统中进行串口设置，并打开串口，如图 7-12 所示。

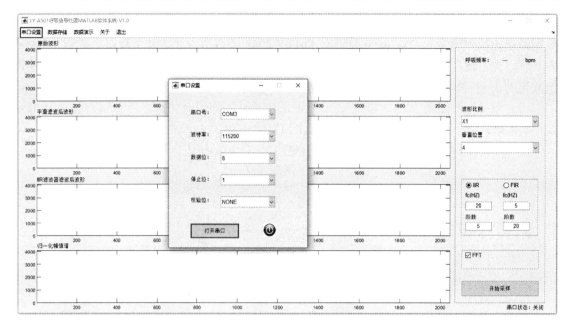

图 7-12　动态验证步骤 1

串口成功打开后，单击"开始采样"按钮，就可以看到呼吸原始波形、平滑滤波后波形、IIR 滤波器滤波后波形，以及归一化幅值谱的动态显示，同时显示呼吸频率，如图 7-13 所示。

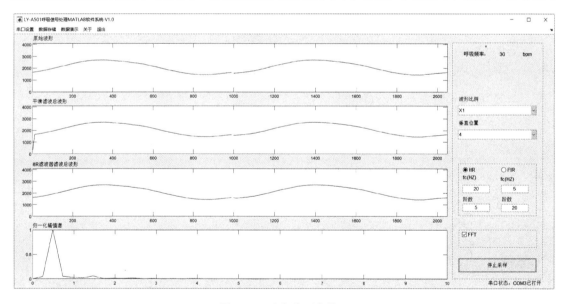

图 7-13　动态验证步骤 2

在验证数据演示功能之前，先单击"停止采样"按钮，然后单击菜单栏的"数据演示"按钮，在弹出的"数据演示"对话框中，打开后缀为.csv 的呼吸演示数据文件，如图 7-14 所示，最后单击"确定"按钮。

单击"开始演示"按钮，可以看到呼吸原始波形、平滑滤波后波形、IIR 滤波器滤波后波形，以及归一化幅值谱的动态显示，同时显示呼吸频率，如图 7-15 所示。

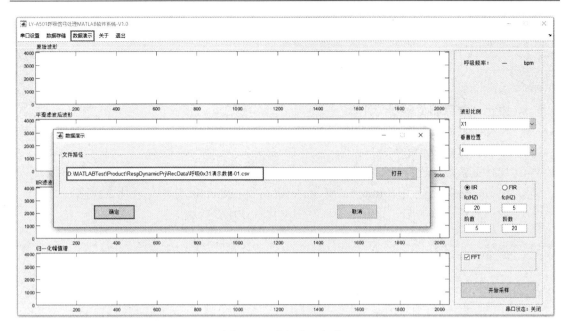

图 7-14　动态验证步骤 3

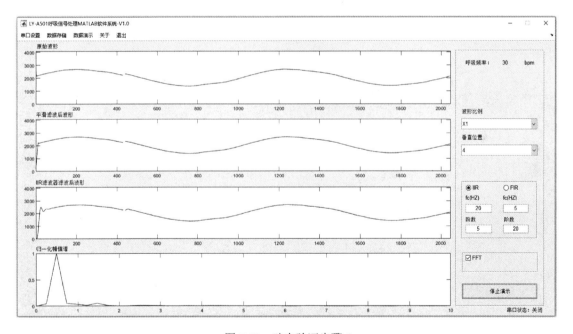

图 7-15　动态验证步骤 4

# 本 章 任 务

1. 在开始呼吸测量前，通过呼吸信号处理 MATLAB 软件系统菜单栏的"数据存储"按钮，打开"数据存储"对话框，勾选"演示数据"复选框，保存呼吸原始数据，测量结束后，记录呼吸频率。

2. 将文件"呼吸 0x31 演示数据-xxx.csv"复制到静态工程中，计算呼吸频率，并与动态工程中的结果进行对比。

　　3．重新设计一种呼吸频率计算方法，在静态工程中实现之后予以验证。

# 本 章 习 题

　　1．阻抗式呼吸测量原理是什么？

　　2．移动平均滤波是怎么处理数据的？

　　3．如何计算呼吸频率？

　　4．用什么函数求巴特沃斯数字滤波器的系数？

　　5．在 findpeaks 函数中，minpeakdistance 和 minpeakheight 分别代表什么意思？

　　6．如何求滤波器的归一化截止频率？归一化的作用是什么？

# 8　心电信号处理实验

本章实验是心电信号处理。首先，通过心电信号处理 MATLAB 软件系统向医学信号采集平台发送命令，获取心电信号数据。其次，根据这些数据计算心率，对含有 50Hz 工频干扰噪声的心电信号进行陷波滤波，还可以通过 IIR 滤波器和 FIR 滤波器对心电信号进行滤波。最后，计算心电信号的幅值谱。在本章实验中，先设计基本的心电算法模块，经过静态验证之后，再基于医学信号采集平台进行动态验证。

## 8.1　实验内容

了解心电测量原理、心电测量硬件系统，以及心电算法设计过程，学习本章实验使用到的 MATLAB 函数和命令。然后，通过 MATLAB 语言实现心电算法，如根据原始的心电信号计算心率模块（CalcHeartRate）、50Hz 陷波滤波模块（NotchFilterECG）、基于 IIR 滤波器的滤波模块（IIRFilterECG）、基于 FIR 滤波器的滤波模块（FIRFilterECG），以及计算幅值谱模块（CalcAmpSpec），通过 ECGMain.m 文件静态验证心电算法。最后，基于医学信号采集平台，完善心电信号处理 MATLAB 软件系统，动态验证心电算法。

## 8.2　实验原理

### 8.2.1　心电测量原理

心电信号来源于心脏的周期性活动。在每个心动周期中，心脏窦房结细胞内外首先产生电位的急剧变化（动作电位），而这种电位的变化通过心肌细胞依次向心房和心室传播，并在体表不同部位形成一次有规律的电位变化。将体表不同时期的电位差信号连续采集、放大，并连续实时地显示，就形成心电图（ECG）。

在人体不同部位放置电极，并通过导联线与心电图机放大电路的正负极相连，这种记录心电图的电路连接方法称为心电图导联。目前广泛采纳的国际通用导联体系称为常规 12 导联体系，包括与肢体相连的肢体导联和与胸部相连的胸导联。

心电测量主要包括：记录人体心脏的电活动，诊断是否存在心律失常的情况；诊断心肌梗死的部位、范围和程度，有助于预防冠心病；判断药物或电解质情况对心脏的影响，如房颤患者在服用胺碘酮药物后应定期做心电测量，以便于观察疗效；判断人工心脏起搏器的工作状况。

#### 1. 心电图

心电图是心脏搏动时产生的生物电位变化曲线，是客观反映心脏电兴奋的发生、传播及恢复过程的重要生理指标，如图 8-1 所示。

临床上根据心电图的波形、振幅及各波之间的时间关系，能诊断出心脏可能发生的疾病，如心律

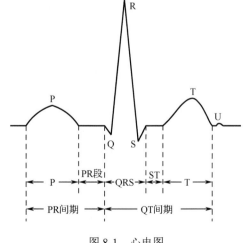

图 8-1　心电图

不齐、心肌梗死、期前收缩、心脏异位搏动等。

心电图信号主要包括以下几个典型波形和波段。

（1）P 波。

心脏的兴奋发源于窦房结，最先传至心房。因此，心电图各波中最先出现的是代表左右心房兴奋过程的 P 波。心脏兴奋在向两心房传播的过程中，其心电去极化的综合向量先指向左下肢，然后逐渐转向左上肢。如果将各瞬间心房去极化的综合向量连接起来，则形成一个代表心房去极化的空间向量环，简称 P 环。通过 P 环在各导联轴上的投影即可得出各导联上不同的 P 波。P 波形小而圆钝，随各导联稍有不同。P 波的宽度一般不超过 0.11s，多为 0.06～0.10s。电压（幅值）不超过 0.25mV，多为 0.05～0.25mV。

（2）PR 段。

PR 段是从 P 波的终点到 QRS 复合波起点的间隔时间，它通常与基线为同一水平线。PR 段代表从心房开始兴奋到心室开始兴奋的时间，即兴奋通过心房、房室结和房室束的传导时间。成人的 PR 段一般为 0.12～0.20s，小儿的稍短。PR 段随着年龄的增长有加长的趋势。

（3）QRS 复合波。

QRS 复合波代表两心室在兴奋传播过程中的电位变化。由窦房结产生的兴奋波，经传导系统先到达室间隔的左侧面，然后按一定的路线和方向，由内层向外层依次传播。随着心室各部位先后去极化形成多个瞬间综合心电向量，在额面的导联轴上的投影便是心电图肢体导联的 QRS 复合波。典型的 QRS 复合波包括 3 个相连的波动。第一个负向的波为 Q 波，Q 波后一个狭窄正向的波为 R 波，与 R 波相连接的又一个负向的波为 S 波。由于这 3 个波紧密相连且总时间不超过 0.10s，故合称 QRS 复合波。QRS 复合波所占时间代表心室肌兴奋传播所需时间，正常人为 0.06～0.10s，一般不超过 0.11s。

（4）ST 段。

ST 段是从 QRS 复合波结束到 T 波开始的间隔时间，为水平线。它反映心室各部位在兴奋后所处的去极化状态，故无电位差。正常时接近于基线，向下偏移不应超过 0.05mV，向上偏移在肢体导联不超过 0.1mV。

（5）T 波。

T 波是继 QRS 复合波后的一个振幅较小而时间较长的电波，它反映心室兴奋后复极化的过程。心室复极化的顺序与去极化相反，它缓慢地由外层向内层进行。在外层已经去极化部分的负电位首先恢复到静息时的正电位，使外层为正、内层为负，因此与去极化时向量的方向基本相同。连接心室复极化各瞬间向量所形成的轨迹，就是心室复极化心电向量环，简称 T 环。T 环的投影即为 T 波。

复极化过程与心肌代谢有关，因而比去极化过程缓慢，占时较长。T 波与 ST 段同样具有重要的诊断意义。如果 T 波倒置，则说明发生心肌梗死。

在以 R 波为主的心电图上，T 波的振幅不应低于 R 波的 1/10。

（6）U 波。

U 波是在 T 波后 0.02～0.04s 出现的宽而低的波，振幅多小于 0.05mV，宽约 0.20s。一般临床认为，U 波可能是由心脏舒张时各部位产生的后电位形成的，也有人认为 U 波是浦肯野纤维再极化的结果。正常情况下，微弱的 U 波不容易被记录，当血钾不足、甲状腺功能亢进或服用强心药洋地黄等时，U 波增大从而被捕捉到。

正常成人心电图波形和波段的典型值范围如表 8-1 所示。

表 8-1 正常成人心电图波形和波段的典型值范围

| 名 称 | 电压/mV | 时间/s |
|---|---|---|
| P 波 | 0.05～0.25 | 0.06～0.10 |
| Q 波 | 小于 R 波的 1/4 | 小于 0.04 |
| R 波 | 0.5～2.0 | — |
| S 波 | — | 0.06～0.11 |
| T 波 | 0.1～1.5 | 0.05～0.25 |
| PR 段 | 与基线同一水平 | 0.06～0.14 |
| PR 间期 | — | 0.12～0.20 |
| ST 段 | 水平线 | 0.05～0.15 |
| QT 间期 | — | 小于 0.44 |

## 2. 心电导联方式

为了统一心电图标准，方便临床进行心电图波形比较，对记录心电图的电极位置、电极引线与放大器的连接方式都有统一的规定。在心电图的专业术语中，将心电电极的安放位置、电极与放大器的连接方式统称为心电导联。

由于在人体体表任意两点放置电极都能描记心电图，因此在心电图发展史上曾出现过多种心电导联体系。目前，广泛应用的是国际标准 12 导联体系，分别记为Ⅰ、Ⅱ、Ⅲ、aVR、aVL、aVF、V1～V6。其中，Ⅰ、Ⅱ、Ⅲ导联为双极导联，其他导联为单极导联。双极导联能获取两个探查电极之间的电位差；单极导联能检测某一探查电极相对于参考点的电位。

在国际标准 12 导联体系中，需要在人体表面安放 10 个电极，分别位于左臂（LA）、右臂（RA）、左腿（LL）、右腿（RL）及胸部（V1～V6）。记录心电图时，右腿电极一般作为参考电极，其余 9 个电极是心电探查电极。肢体电极多采用平板式电极，胸电极一般使用吸附式电极或自黏性电极。

5 导联电极在人体上的放置位置如图 8-2 所示。

右上（RA 白线）：胸骨右缘锁骨中线第一肋间。

右下（RL 绿线）：右锁骨中线剑突水平处。

中间（V 棕线）：胸骨左缘第四肋间。

左上（LA 黑线）：胸骨左缘锁骨中线第一肋间。

左下（LL 红线）：左锁骨中线剑突水平处。

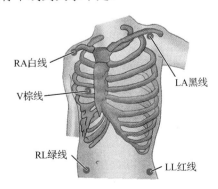

图 8-2 5 导联电极在人体上的放置位置

监测心电信号时，被测者精神不要紧张，呼吸要均匀，仰卧位，肌肉放松，不得与铁床或墙壁接触。为减少皮肤导电阻力，放置电极片的部位要用清水或酒精擦洗干净，然后涂抹盐水或导电胶，涂抹要均匀，电极片要与皮肤接触良好。监测过程要避免其他电器的干扰，特别是 X 线机、发电机、吸引器、理疗机等。

### 8.2.2　心电测量硬件系统

心电测量硬件系统如图 8-3 所示，按照主要功能可以分为仪器仪表放大电路、信号放大滤波电路、右腿驱动电路、导联脱落检测电路，以及单片机、计算机等组成。

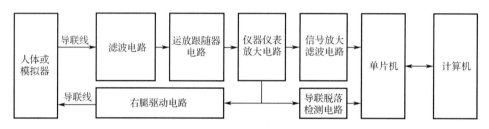

图 8-3　心电测量硬件系统

仪器仪表放大电路：心电测量硬件系统从人体或模拟器采集心电信号；因为在实际产品中，要考虑高频电刀，还有更高频的射频信号，所以利用滤波电路将高频信号滤除；运放跟随器电路具有输入阻抗高和输出阻抗低的特性，可以对信号起缓冲和隔离的作用，使前后级电路互不影响；从人体获取的心电信号为小差模信号，含有较大的共模成分，所以需要通过仪器仪表放大电路，抑制共模信号，放大差模信号（心电信号）。

信号放大滤波电路：进一步对经过仪器仪表放大电路的心电信号进行放大和滤波处理。

右腿驱动电路：可以直接降低共模信号，提高测量系统的共模抑制比。

导联脱落检测电路：可以通过电压比较器判断信号电平，输出高电平或低电平信号到单片机，高电平为导联脱落，低电平为导联连接。

单片机与计算机：单片机用于接收并执行计算机的命令，并将模拟信号转换为数字信号，发送给计算机。

### 8.2.3　心电算法设计

#### 1. 陷波器

陷波器可以在某一个特定的频率迅速衰减输入信号，以阻碍此频率的信号通过，如图 8-4所示为 50Hz 陷波器幅频特性。

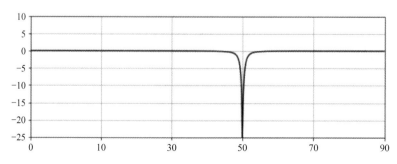

图 8-4　50Hz 陷波器幅频特性

在本实验中，读取心电波形数据后，使用陷波器滤除信号中由电源引起的 50Hz 工频干扰。陷波效果如图 8-5 所示，原始信号含有明显的噪声干扰，即 50Hz 的工频干扰，陷波处理后的心电波形可以看到干扰被滤除了。

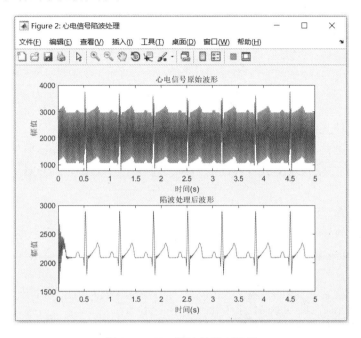

图 8-5　50Hz 陷波效果对比图

### 2．心率计算

本实验只对心率进行计算，因此只需要测量一个 R-R 波或 P-P 波间期的数据个数 $n$。由于采样频率 $F_s$=500Hz，则采样周期是 2ms，计算 R-R 波间期的采样周期（单位：s）为

$$T = \frac{n}{F_s} \tag{8-1}$$

心率是一分钟内心脏跳动的次数，单位为次/min（bpm），正常人的心率范围为 20～120 次/min。心率的计算公式为

$$\mathrm{HeartRate} = \frac{60}{T} = \frac{60 \times 500}{n} \tag{8-2}$$

本系统采集数据后，先对数据进行陷波滤波处理，再调用 findpeaks 函数对滤波后的数据进行处理，得出心率结果。心电信号处理实验的 findpeaks 函数和滤波算法的使用与呼吸信号处理实验的一样，此处不再赘述。

## 8.2.4　本章使用到的函数及命令

在本实验中，dlsim 函数用于陷波器滤波，调用格式如下。

```
y = dlsim(b, a, x);
```

使用由分子系数 b 和分母系数 a 定义的有理传递函数对输入数据 x 进行陷波器滤波。

系数 a 和 b 是与陷波器设计相关的系数。例如设计一个 50Hz 陷波器，系数 a 和 b 的值的确定方法如下。

```
Fs = 500;          % 采样频率
T = 1 / Fs;        % 采样周期
Fc = 50;           % 陷波频率
alpha = -2 * cos(2 * pi * Fc * Ts);
beta  = 0.96;
b = [1, alpha, 1];
a = [1, alpha * beta, beta^2];
y = dlsim(b, a,x);
```

# 8.3　实验步骤

### 步骤 1：复制 ECGStaticPrj 文件夹

在 D:\MATLABTest\Product 文件夹下新建一个名为"ECGStaticPrj"的文件夹。打开 MATLAB 软件，在 MATLAB 软件界面的当前路径栏中输入路径"D:\MATLABTest\Product\ECGStaticPrj"。

### 步骤 2：创建 Add50HzNoise.m 文件

创建 Add50HzNoise.m 文件，并在该文件中添加如程序清单 8-1 所示的代码，该函数用于对输入数据叠加 50Hz 的工频干扰信号。

**程序清单 8-1**

```
1.   function dataOut = Add50HzNoise(dataIn)
2.   %    对输入数据叠加 50Hz 工频干扰信号
3.   %    输入参数 dataIn 为原始波形数据
4.   %    输出参数 dataOut 为叠加 50Hz 工频干扰信号后的数据
5.   %    COPYRIGHT 2018-2020 LEYUTEK. All rights reserved.
6.
7.   Fs = 500;              % 采样频率
8.   Ts = 1 / Fs;          % 采样周期
9.   L = length(dataIn);   % 数据长度
10.  t = (1 : L) * Ts;     % 时间向量
11.
12.  dataOut = dataIn' + 1000 * sin(2 * pi * 50 * t); % dataIn 是列向量，因此要转置
```

### 步骤 3：创建 NotchFilterECG.m 文件

在"D:\MATLABTest\Product\ECGStaticPrj"文件夹中创建 NotchFilterECG.m 文件，并在该文件中添加如程序清单 8-2 所示的代码。

（1）第 7 至 9 行代码：数据采样频率为 500Hz，根据采样频率得出采样周期，设置陷波频率为 50Hz。

（2）第 11 至 14 行代码：根据采样周期和陷波频率得出陷波器设计所需的系数 b 和 a。

（3）第 16 行代码：使用 dlsim 函数对信号进行陷波处理。

（4）第 18 至 19 行代码：用 length 函数求出数据的长度，然后得出时间向量 t。

（5）第 21 至 33 行代码：绘制心电信号原始波形和去除工频干扰后的波形。

**程序清单 8-2**

```
1.   function dataOut = NotchFilterECG(dataIn)
2.   %    设计陷波器并去除心电工频干扰
3.   %    输入参数 dataIn 为原始心电波形数据
4.   %    输出参数 dataOut 为陷波器处理后的波形数据
5.   %    COPYRIGHT 2018-2020 LEYUTEK. All rights reserved.
```

```
6.
7.    Fs = 500;              % 采样频率
8.    T = 1 / Fs;            % 采样周期
9.    Fc = 50;               % 陷波频率
10.
11.   alpha = -2 * cos(2 * pi * Fc * T);
12.   beta  = 0.96;
13.   b = [1, alpha, 1];
14.   a = [1, alpha * beta, beta^2];
15.
16.   dataOut = dlsim(b, a, dataIn);
17.
18.   L = length(dataIn);                          % 数据长度
19.   t = (1 : L) * T;                             % 时间向量
20.
21.   figure;                                      % 创建窗口
22.   set(gcf, 'name', '去除心电信号中的工频干扰');   % 设置窗口的标题名
23.   subplot(2, 1, 1);                            % 将 figure 按 2×1 划分，在第 1 部分创建坐标系
24.   plot(t, dataIn);                             % 绘制原始波形
25.   title('心电信号原始波形');                      % 标注标题
26.   xlabel('时间(s)');                            % 标注 x 轴
27.   ylabel('幅值');                               % 标注 y 轴
28.
29.   subplot(2, 1, 2);                            % 将 figure 按 2×1 划分，在第 2 部分创建坐标系
30.   plot(t, dataOut);                            % 绘制滤波后波形
31.   title('去除工频干扰后的波形');                   % 标注标题
32.   xlabel('时间(s)');                            % 标注 x 轴
33.   ylabel('幅值');                               % 标注 y 轴
```

### 步骤 4：创建 IIRFilterECG.m 文件

创建 IIRFilterECG.m 文件，并在该文件中添加如程序清单 8-3 所示的代码，该函数为使用 IIR 滤波器对心电原始信号进行滤波。

**程序清单 8-3**

```
1.    function dataOut = IIRFilterECG(dataIn)
2.    %    使用 IIR 滤波器进行滤波
3.    %    输入参数 dataIn 为滤波前的数据
4.    %    输出参数 dataOut 为滤波后的数据
5.    %    COPYRIGHT 2018-2020 LEYUTEK. All rights reserved.
6.
7.    degree = 4;                 % 滤波器阶数
8.    Fs = 500;                   % 采样频率
9.    T = 1 / Fs;                 % 采样周期
10.   Fc = 50;                    % 截止频率
11.   Wc = Fc / (Fs / 2);         % 归一化截止频率
12.   [b, a] = butter(degree, Wc);  % 设计低通滤波器
13.   dataOut = filtfilt(b, a, dataIn);  % 滤波
14.
15.   L = length(dataIn);         % 数据长度
16.   t = (1 : L) * T;            % 时间向量
17.
18.   figure;                     % 创建窗口
```

```
19.  set(gcf, 'name', 'IIR 滤波器对心电信号进行低通滤波'); % 设置窗口的标题名
20.  subplot(2, 1, 1);                    % 将 figure 按 2×1 划分，在第 1 部分创建坐标系
21.  plot(t, dataIn);                     % 绘制原始波形
22.  title('心电信号原始波形');             % 标注标题
23.  xlabel('时间(s)');                    % 标注 x 轴
24.  ylabel('幅值');                       % 标注 y 轴
25.
26.  subplot(2, 1, 2);                    % 将 figure 按 2×1 划分，在第 2 部分创建坐标系
27.  plot(t, dataOut);                    % 绘制滤波后波形
28.  title('IIR 滤波器滤波后波形');          % 标注标题
29.  xlabel('时间(s)');                    % 标注 x 轴
30.  ylabel('幅值');                       % 标注 y 轴
```

**步骤 5：创建 FIRFilterECG.m 文件**

创建 FIRFilterECG.m 文件，并在该文件中添加如程序清单 8-4 所示的代码，该函数为使用 FIR 滤波器对心电原始信号进行滤波。

**程序清单 8-4**

```
1.   function dataOut = FIRFilterECG(dataIn)
2.   %    使用 FIR 滤波器进行滤波
3.   %    输入参数 dataIn 为滤波前的数据
4.   %    输出参数 dataOut 为滤波后的数据
5.   %    COPYRIGHT 2018-2020 LEYUTEK. All rights reserved.
6.
7.   degree = 4;                          % 滤波器阶数
8.   Fs = 500;                            % 采样频率
9.   T = 1 / Fs;                          % 采样周期
10.  Fc = 62.5;                           % 截止频率
11.  Wc = Fc / (Fs / 2);                  % 归一化截止频率
12.  b = fir1(degree, Wc);               % 设计低通滤波器
13.  dataOut = filtfilt(b, 1, dataIn);    % 滤波
14.
15.  L = length(dataIn);                  % 数据长度
16.  t = (1 : L) * T;                     % 时间向量
17.
18.  figure;                              % 创建窗口
19.  set(gcf, 'name', 'FIR 滤波器对心电信号进行低通滤波'); % 设置窗口的标题名
20.  subplot(2, 1, 1);                    % 将 figure 按 2×1 划分，在第 1 部分创建坐标系
21.  plot(t, dataIn);                     % 绘制原始波形
22.  title('心电信号原始波形');             % 标注标题
23.  xlabel('时间(s)');                    % 标注 x 轴
24.  ylabel('幅值');                       % 标注 y 轴
25.
26.  subplot(2, 1, 2);                    % 将 figure 按 2×1 划分，在第 2 部分创建坐标系
27.  plot(t, dataOut);                    % 绘制滤波后波形
28.  title('FIR 滤波器滤波后波形');          % 标注标题
29.  xlabel('时间(s)');                    % 标注 x 轴
30.  ylabel('幅值');                       % 标注 y 轴
```

**步骤 6：创建 CalcHeartRate.m 文件**

创建 CalcHeartRate.m 文件，并在该文件中添加如程序清单 8-5 所示的代码，该函数用于计算心率。

**程序清单 8-5**

```
1.    function heartRate = CalcHeartRate(dataIn)
2.    %    计算心率
3.    %    输入参数 dataIn 为波形数据
4.    %    输出参数 heartRate 为心率
5.    %    COPYRIGHT 2018-2020 LEYUTEK. All rights reserved.
6.
7.    MIN_HEART_RATE = 0;                              % 心率最小值
8.    MAX_HEART_RATE = 300;                            % 心率最大值
9.
10.   [~, index] = findpeaks(dataIn, 'minpeakdistance', 250, 'minpeakheight', max(dataIn) - 200);
11.
12.   arrX = zeros(length(index) - 1, 1);             % 预分配内存
13.   for iCnt = 1 : length(index) - 1
14.       arrX(iCnt) = (index(iCnt + 1) - index(iCnt));
15.   end
16.
17.   medianY = median(arrX);                          % 求数组的中值
18.   heartRate = int16(30000 / medianY);             % 转换为以 bpm 为单位的心率，并取为整数
19.
20.   if (heartRate < MIN_HEART_RATE) || (heartRate > MAX_HEART_RATE)
21.       heartRate = int16(-100);                     % 赋值为无效值
22.   end
23.
24.   % 绘制波形，同时显示心率
25.   Fs = 500;                                        % 采样频率
26.   T = 1 / Fs;                                       % 采样周期
27.   L = length(dataIn);                              % 数据长度
28.   t = (1 : L) * T;                                 % 时间向量
29.
30.   figure;                                          % 创建窗口
31.   plot(t, dataIn, t(index), dataIn(index), 'ro');  % 绘制波形，同时标注最大值
32.   set(gcf, 'name', '标定心电信号峰值');            % 设置窗口的标题名
33.   title('心电信号原始波形');                        % 标注标题
34.   xlabel('时间(s)');                               % 标注 x 轴
35.   ylabel('幅值');                                  % 标注 y 轴
36.
37.   disp(['心率：' num2str(heartRate) 'bpm']);       % 在命令行窗口显示心率
```

**步骤 7：创建 CalcAmpSpec.m 文件**

创建 CalcAmpSpec.m 文件，并在该文件中添加如程序清单 8-6 所示的代码，该函数用于计算心电信号的归一化幅值谱。

**程序清单 8-6**

```
1.    function [x, y] = CalcAmpSpec(dataIn)
2.    %    计算心电信号的归一化幅值谱
3.    %    输入参数 dataIn 为心电波的采样值
4.    %    输出参数 x 和 y 分别为幅值谱的横坐标序列和与横坐标序列对应的归一化幅值
5.    %    COPYRIGHT 2018-2020 LEYUTEK. All rights reserved.
6.
7.    Fs = 500;                                        % 采样频率
8.    T = 1 / Fs;                                       % 采样周期
```

```
9.   L = length(dataIn);                          % 数据长度
10.  halfL = round(L / 2);                         % 幅值谱是对称的，因此只需要绘制一半即可
11.  fftRslt = fft(dataIn - nanmean(dataIn));      % 去除直流分量，然后进行快速傅里叶变换
12.  absData = abs(fftRslt);                       % 计算幅值谱
13.  maxVal  = max(absData);                       % 计算最大值
14.
15.  x = Fs * (0 : halfL) / L;                     % x轴为频率值，单位为 Hz
16.  y = absData(1 : halfL + 1) / maxVal;          % y轴为归一化幅值，最大值为 1
17.  t = (1 : L) * T;                              % 时间向量
18.  figure; % 创建窗口
19.  set(gcf, 'name', '心电信号的时域波形及幅值谱'); % 设置窗口的标题名
20.  subplot(2, 1, 1);                             % 将 figure 按 2×1 划分，在第 1 部分创建坐标系
21.  plot(t, dataIn);                              % 绘制波形
22.  title('心电信号原始波形');                      % 标注标题
23.  xlabel('时间(s)');                             % 标注 x 轴
24.  ylabel('幅值');                               % 标注 y 轴
25.
26.  subplot(2, 1, 2);                             % 将 figure 按 2×1 划分，在第 2 部分创建坐标系
27.  plot(x, y);                                   % 绘制幅值谱
28.  axis([0 10 0 1]);                             % 变换坐标，只显示 0～10Hz 即可
29.  title('心电信号归一化幅值谱');                   % 标注标题
30.  xlabel('频率(Hz)');                            % 标注 x 轴
31.  ylabel('幅值');                               % 标注 y 轴
```

**步骤 8：创建 ECGMain.m 文件**

创建 ECGMain.m 文件，并在该文件中添加如程序清单 8-7 所示的代码。

（1）第 6 行代码：通过 xlsread 函数读取 Excel 文件中的采样数据，并赋给 rawData。

（2）第 7 至 11 行代码：调用相应的函数对心电原始信号分别进行陷波滤波、IIR 滤波和 FIR 滤波处理，然后计算心率和心电信号的幅值谱。

**程序清单 8-7**

```
1.   %   心电信号处理实验脚本文件
2.   %   设计陷波器并去除心电工频干扰，然后设计 IIR 滤波器和 FIR 滤波器并对原始的心电信号进行滤波
3.   %   计算心率及心电信号的幅值谱
4.   %   COPYRIGHT 2018-2020 LEYUTEK. All rights reserved.
5.
6.   rawData = xlsread('心电 0x30 演示数据-03.csv', 'A1 : A6000'); % 读取 6000 个心电数据
7.   NotchFilterECG(Add50HzNoise(rawData));        % 设计陷波器并去除心电工频干扰
8.   IIRFilterECG(rawData);                        % 设计 IIR 滤波器对原始的心电信号进行滤波
9.   FIRFilterECG(rawData);                        % 设计 FIR 滤波器对原始的心电信号进行滤波
10.
11.  CalcHeartRate(rawData);                       % 计算心率
12.  CalcAmpSpec(rawData);                         % 计算心电信号的幅值谱
```

**步骤 9：静态验证心电信号处理**

在 ECGMain.m 文件编辑界面单击 ▷ 按钮，心电信号经过陷波器处理的结果如图 8-6 所示。

心电信号经过 IIR 滤波器滤波的结果如图 8-7 所示。

心电信号经过 FIR 滤波器滤波的结果如图 8-8 所示。

标定心电信号峰值如图 8-9 所示。

心电信号的时域波形及幅值谱如图 8-10 所示。

命令行窗口显示心率，如图 8-11 所示，下面进行动态验证。

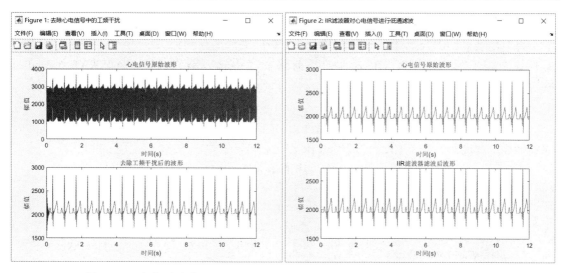

图 8-6  心电信号陷波处理          图 8-7  心电信号 IIR 滤波

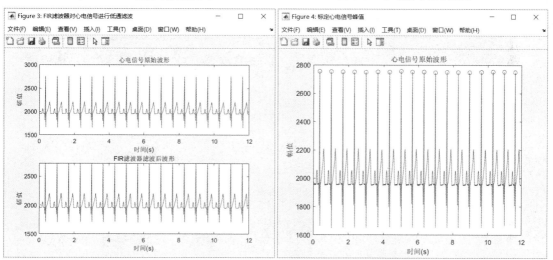

图 8-8  心电信号 FIR 滤波         图 8-9  标定心电信号峰值

图 8-10  心电信号的时域波形及幅值谱        图 8-11  命令行窗口显示心率

### 步骤 10：复制 ECGDynamicPrj 文件夹

将"D:\MATLABTest\Material\ECGDynamicPrj"文件夹复制到"D:\MATLABTest\ Product"文件夹中，然后在 MATLAB 软件的当前路径栏中输入路径"D:\MATLABTest\Product\ECGDynamicPrj"并回车。

### 步骤 11：完善 FilterECG.m 文件

在 FilterECG.m 文件中添加程序清单 8-8 中的第 25 至 35 行代码。FilterECG 函数是一个滤波函数，滤波器类型有 IIR 滤波器和 FIR 滤波器。

**程序清单 8-8**

```
1.   function dataOut = FilterECG(dataIn)
2.   %    使用 IIR 或 FIR 滤波器进行滤波
3.   %    输入参数 dataIn 为滤波前的数据
4.   %    输出参数 dataOut 为滤波后的数据
5.   %    COPYRIGHT 2018-2020 LEYUTEK. All rights reserved.
6.
7.   global gFiltType;                      % 滤波器类型，1-IIR 滤波器，2-FIR 滤波器
8.   global gFiltDegree;                    % 滤波器阶数
9.   global gFiltFc;                        % 滤波器截止频率
10.  global gFiltStartData;                 % 滤波数据的头
11.  global gOutXMax;                       % x 轴计数器第一次等于 x 轴最大值（2048）标志
12.
13.  global gDemoFlag;                      % 串口模式和演示模式标志，0-串口模式，1-演示模式
14.
15.  dataOut = [];
16.
17.  if gOutXMax == 1 && gDemoFlag == 0     % 在串口模式下，并且数据超过 2048 个
18.      gFiltStartData = dataIn(1801 : 2048);
19.  elseif gOutXMax == 0 && gDemoFlag == 0 % 在串口模式下，并且数据未超过 2048 个
20.      gFiltStartData = zeros(1, 248);
21.  end
22.
23.  dataIn = [gFiltStartData, dataIn];
24.
25.  if gFiltType == 1                      % IIR 滤波器
26.      Fs = 500;                          % 采样频率
27.      Wc = gFiltFc / (Fs / 2);           % 归一化截止频率
28.      [b, a] = butter(gFiltDegree, Wc);  % 设计低通滤波器
29.      dataOut = filter(b, a, dataIn);    % 滤波
30.  elseif gFiltType == 2                  % FIR 滤波器
31.      Fs = 500;                          % 采样频率
32.      Wc = gFiltFc / (Fs / 2);           % 归一化截止频率
33.      b = fir1(gFiltDegree, Wc);         % 设计低通滤波器
34.      dataOut = filter(b, 1, dataIn);    % 滤波
35.  end
36.  dataOut(1: length(gFiltStartData)) = [];  % 将滤波数据的头清零
```

### 步骤 12：动态验证心电信号处理

将医学信号采集平台通过 USB 线连接到计算机。单击工具栏中的 ▷ 按钮，运行 ECG.m 文件，在心电信号处理 MATLAB 软件系统中进行串口设置，并打开串口，如图 8-12 所示。

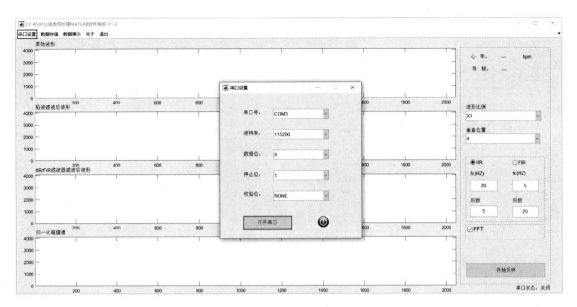

图 8-12 动态验证步骤 1

单击"开始采样"按钮，可以看到心电原始波形、陷波滤波后波形、滤波器滤波后波形，以及归一化幅值谱的动态显示，同时显示心率和导联状态，如图 8-13 所示。

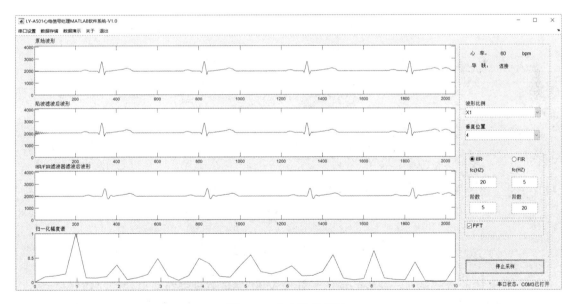

图 8-13 动态验证步骤 2

导入心电演示数据文件，验证心电信号处理 MATLAB 软件系统的演示功能，如图 8-14 所示。

单击"开始演示"按钮，演示效果如图 8-15 所示。

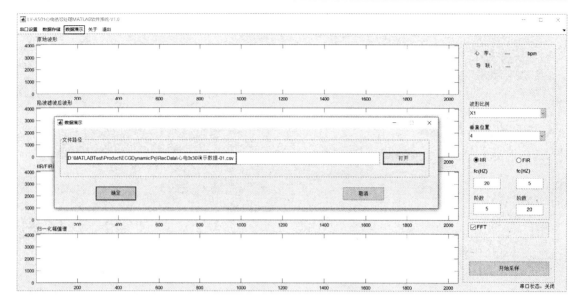

图 8-14　动态验证步骤 3

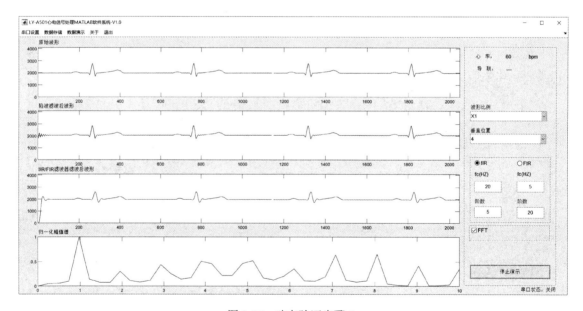

图 8-15　动态验证步骤 4

# 本 章 任 务

1. 在开始心电测量前，通过心电信号处理 MATLAB 软件系统菜单栏的"数据存储"按钮，打开"数据存储"对话框，勾选"演示数据"复选框，保存心电原始数据，测量结束后，记录心率。

2. 将文件"心电 0x30 演示数据-xxx.csv"复制到静态工程中，计算心率，并与动态工程中的结果进行对比。

3. 重新设计一种 R 波标记和心率计算方法，在静态工程中实现之后予以验证。

# 本 章 习 题

1．心电图是如何形成的？
2．简述心电图信号的典型波形和波段。
3．陷波器的作用是什么？
4．使用 dlsim 函数实现陷波滤波时，分子系数 b 和分母系数 a 如何确定？
5．如何计算心率？

# 9 血氧监测与信号处理实验

本章实验是血氧监测与信号处理。首先，通过血氧监测与信号处理 MATLAB 软件系统向医学信号采集平台发送命令，调节血氧探头红光和红外光的光强，同时获取血氧信号数据。其次，使用 IIR 滤波器和 FIR 滤波器对血氧信号进行滤波。最后，计算脉率和血氧饱和度。

## 9.1 实验内容

了解血氧测量原理、血氧测量硬件系统，血氧调光原理和血氧算法设计，学习本章实验使用到的 MATLAB 函数和命令。然后，通过 MATLAB 语言实现血氧算法，如基于 IIR 滤波器的滤波模块（IIRFilterPulseWave）、基于 FIR 滤波器的滤波模块（FIRFilterPulseWave），以及计算脉率模块（CalcPulseRate）、计算血氧饱和度模块（CalcSPO2）和计算幅值谱模块（CalcAmpSpec），通过 SPO2Main.m 文件静态验证血氧算法。最后，基于医学信号采集平台，完善血氧监测与信号处理 MATLAB 软件系统，动态验证血氧算法。

## 9.2 实验原理

### 9.2.1 血氧测量原理

血氧饱和度（SpO$_2$）即血液中氧的浓度，它是呼吸循环的重要生理参数。临床上，一般认为 SpO$_2$ 的正常值不低于 94%，低于 94% 则被认为供氧不足。有学者将 SpO$_2$<90% 定为低氧血症的标准。

血氧含量需要维持在一定的范围内才能够保持人体的健康，血氧不足时容易产生注意力不集中、记忆力减退、头晕目眩、焦虑等症状。如果人体长期缺氧，则会导致心力衰竭、血压下降，以致无法维持正常的血液循环；更有甚者，长期缺氧会直接损害大脑皮层，造成脑组织的变性和坏死。监测血氧能够帮助预防生理疾病的发生，如果出现缺氧状况，则能够及时做出补氧决策，减小因血氧不足导致的生理疾病发生的概率。

传统的血氧饱和度测量方法是利用血氧分析仪对人体新采集的血样进行电化学分析，然后通过相应的测量参数计算出血氧饱和度。本实验采用的是目前流行的指套式光电传感器测量血氧的方法。测量时，只需要将传感器套在人的手指上，将采集的信号经处理后传到主机，就可以观察人体的血氧饱和度情况。

血氧饱和度是血液中氧合血红蛋白（HbO$_2$）的容量占所有可结合的血红蛋白（HbO$_2$+Hb，氧合血红蛋白+还原血红蛋白）容量的百分比，即

$$SpO_2 = \frac{C_{HbO_2}}{C_{HbO_2} + C_{Hb}} \times 100\% \tag{9-1}$$

式中，$C_{HbO_2}$、$C_{Hb}$ 分别是氧合血红蛋白、还原血红蛋白的容量。

对同一种波长的光或不同波长的光，氧合血红蛋白（HbO$_2$）和还原血红蛋白（Hb）对光的吸收存在很大的差别，而且在近红外区域内，它们对光的吸收存在独特的吸收峰。在血液循环中，动脉中的血液含量会随着脉搏的跳动而产生变化，因此光透射过血液的光程也产生

了变化，而动脉中血液对光的吸收量会随着光程的改变而改变，由此能够推导出血氧探头输出的信号强度随脉搏波的变化而变化，根据朗伯-比尔定律可推导出脉搏血氧饱和度。

脉搏是指人体浅表可触摸到的动脉搏动。脉率是指每分钟的动脉搏动次数，正常情况下脉率和心率是一致的。动脉的搏动是有节律的，脉搏波结构如图 9-1 所示。其中，①升支是脉搏波中由基线升至主波波峰的一条上升曲线，表示心室的快速射血时期；②降支是脉搏波中由主波波峰至基线的一条下降曲线，表示心室射血后期至下一次心动周期的开始；③主波是主体波，一般顶点为脉搏波的最高峰，反映动脉内压力与容积的最大值；④潮波，又称为重搏前波，位于降支主波之后，一般低于主波而高于重搏波，反映左心室停止射血，动脉扩张降压，逆向反射波；⑤降中峡，或称降中波，是主波降支与重搏波升支构成的向下的波谷，表示主动脉静压排空时间，为心脏收缩与舒张的分界点；⑥重搏波是降支中突出的一个上升波，为主动脉瓣关闭、主动脉弹性回缩波。脉搏波含有人体重要的生理信息，对脉搏波和脉率的分析对于测量血氧饱和度具有重要的意义。

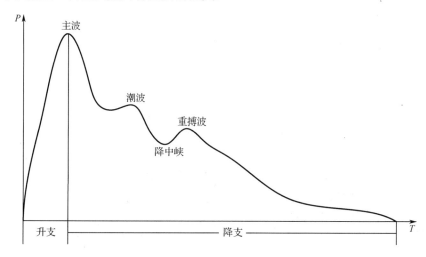

图 9-1　脉搏波结构

## 1. 朗伯-比尔定律

朗伯定律：当溶液的浓度一定时，吸光度与液层厚度成正比，如公式（9-2）所示，$A$ 为吸光度，$k$ 为吸收系数，$L$ 为液层厚度。

$$A = kL \tag{9-2}$$

比尔定律：1852 年，比尔（Beer）在研究各种无机盐对红光的吸收后指出，在液层厚度一定的条件下，当单色光通过溶液时，溶液的吸光度与溶液的浓度成正比，如公式（9-3）所示，$I_0$ 是入射的单色光的强度，$I$ 是单色光通过溶液后的强度，$c$ 是溶液的浓度。

$$A = \lg \frac{I_0}{I} = kc \tag{9-3}$$

朗伯-比尔定律由朗伯定律和比尔定律合并得到，即一束单色光照射于溶液表面，在通过一定厚度的液层后，由于溶液吸收了一部分光能，光的强度会减弱。溶液的浓度越高，液层的厚度越大，光强度的减弱就越显著，如公式（9-4）所示。

$$A = \lg \frac{I_0}{I} = kLc \tag{9-4}$$

或

$$I = I_0 10^{-kLc} \tag{9-5}$$

朗伯-比尔定律模型如图 9-2 所示。

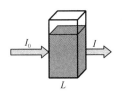

图 9-2　朗伯-比尔定律模型

朗伯-比尔定律阐述的是，在一定波长处光被透明介质吸收的比例与入射光的强度无关，而与吸光物质的浓度 $c$ 及吸收层的厚度 $L$ 有关。

测量光电脉搏波的原理图如图 9-3 所示。无脉搏时，入射光经过骨骼、皮肤、肌肉等组织和静脉血、动脉血，部分光被吸收，透射光强度为直流分量，因为这些组织对光的吸收几乎是不变的；脉搏搏动时，动脉血流量会增加，光会被吸收更多，此时透射光强度为交流分量。直流分量大于交流分量，它们的差值为脉搏跳动时增加的动脉血流吸收的光量。

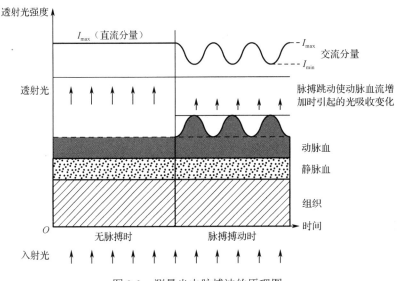

图 9-3　测量光电脉搏波的原理图

根据朗伯-比尔定律，在无脉搏时，直流分量透射光 $I_{DC}$ 为

$$I_{DC} = I_0 10^{-K_0 C_0 L} \times 10^{-K_{HbO_2} C_{HbO_2} L} \times 10^{-K_{Hb} C_{Hb} L} \tag{9-6}$$

式中，$I_0$——入射光强度；

　　$K_0$——组织内骨骼、皮肤、肌肉等总的吸光系数；

　　$C_0$——吸光物质浓度；

　　$K_{HbO_2}$——氧合血红蛋白吸光系数；

　　$C_{HbO_2}$——氧合血红蛋白浓度；

　　$K_{Hb}$——还原血红蛋白吸光系数；

　　$C_{Hb}$——还原血红蛋白浓度；

　　$L$——光程。

当脉搏搏动时，假设透射过动脉血的光程变化了 $\Delta L$（$\Delta L > 0$），那么交流分量透射光 $I_{AC}$ 为

$$I_{AC} = I_0 10^{-K_0 C_0 L} \times 10^{-K_{HbO_2} C_{HbO_2}(L+\Delta L)} \times 10^{-K_{Hb} C_{Hb}(L+\Delta L)} \tag{9-7}$$

$$I_{AC} = I_{DC} \times 10^{-(K_{HbO_2} C_{HbO_2} + K_{Hb} C_{Hb})\Delta L} \tag{9-8}$$

增加的动脉血流吸收的光量 $\Delta I$ 为

$$\Delta I = I_{DC} - I_{AC} \tag{9-9}$$

由公式（9-8）、公式（9-9）可得

$$\frac{I_{DC} - \Delta I}{I_{DC}} = 10^{-(K_{HbO_2} C_{HbO_2} + K_{Hb} C_{Hb})\Delta L} \tag{9-10}$$

两边取对数，得

$$\lg \frac{I_{DC} - \Delta I}{I_{DC}} = -(K_{HbO_2} C_{HbO_2} + K_{Hb} C_{Hb})\Delta L \tag{9-11}$$

泰勒级数展开公式如（9-12）所示。

$$\ln(1+x) = \sum_{n=1}^{\infty} \frac{(-1)^{n+1}}{n} x^n = x - \frac{x^2}{2} + \frac{x^3}{3} - \frac{x^4}{4} + \frac{x^5}{5} - \cdots \tag{9-12}$$

按泰勒级数展开公式（9-11），并取第一项。因为在透射光中，$\Delta I$ 占 $I_{DC}$ 的比例很小，所以只取泰勒级数的第一项，可得

$$\lg \frac{I_{DC} - \Delta I}{I_{DC}} = -\frac{\Delta I}{I_{DC}} \tag{9-13}$$

将公式（9-13）代入公式（9-11），可得

$$\frac{\Delta I}{I_{DC}} = (K_{HbO_2} C_{HbO_2} + K_{Hb} C_{Hb})\Delta L \tag{9-14}$$

公式（9-14）即为脉搏波传统光吸收模型，式中的 $\Delta L$ 是一个未知数，而且 $\Delta L$ 会变化，随着测量对象的不同，它的值会改变，同时同一对象的不同部位也会得到不同的 $\Delta L$。所以要用消元法把未知数 $\Delta L$ 消去。先用控制变量法，用不同波长的光照射同一对象的同一部位。假设两种光的波长分别为 $\lambda_1$ 和 $\lambda_2$，那么

① 波长为 $\lambda_1$ 的血流灌注指数 $PI_1$ 为

$$PI_1 = \frac{\Delta I_1}{I_{DC1}} \tag{9-15}$$

② 波长为 $\lambda_2$ 的血流灌注指数 $PI_2$ 为

$$PI_2 = \frac{\Delta I_2}{I_{DC2}} \tag{9-16}$$

血流灌注指数（Perfusion Index，PI）是指被检测部位搏动血流和非搏动静态血流的比值，反映了脉动血流情况，即反映了血流灌注能力。脉动的血流越大，脉动分量就越多，PI 值就越大。

由此得出脉搏血氧信号特征值 $R$。

$$R = \frac{PI_1}{PI_2} = \frac{\Delta I_1/I_{DC1}}{\Delta I_2/I_{DC2}} = \frac{K_{1HbO_2} C_{HbO_2} + K_{1Hb} C_{Hb}}{K_{2HbO_2} C_{HbO_2} + K_{2Hb} C_{Hb}} \tag{9-17}$$

转换得

$$\frac{C_{\mathrm{HbO_2}}}{C_{\mathrm{Hb}}} = \frac{K_{\mathrm{1Hb}} - R \times K_{\mathrm{2Hb}}}{R \times K_{\mathrm{2HbO_2}} - K_{\mathrm{1HbO_2}}} \tag{9-18}$$

由此得

$$\mathrm{SpO_2} = \frac{K_{\mathrm{2Hb}} \times R - K_{\mathrm{1Hb}}}{(K_{\mathrm{1HbO_2}} - K_{\mathrm{1Hb}}) - (K_{\mathrm{2HbO_2}} - K_{\mathrm{2Hb}}) \times R} \tag{9-19}$$

选取恰当的波长 $\lambda_2$，以波长为 $\lambda_2$ 的光作为入射光的情况下，氧合血红蛋白和还原血红蛋白的吸光系数相近，即

$$K_{\mathrm{2HbO_2}} \approx K_{\mathrm{2Hb}} \tag{9-20}$$

那么公式（9-19）可以转换为

$$\mathrm{SpO_2} = \frac{K_{\mathrm{2Hb}} \times R - K_{\mathrm{1Hb}}}{K_{\mathrm{1HbO_2}} - K_{\mathrm{1Hb}}} = \frac{K_{\mathrm{1Hb}}}{K_{\mathrm{1Hb}} - K_{\mathrm{1HbO_2}}} - \frac{K_{\mathrm{2Hb}}}{K_{\mathrm{1Hb}} - K_{\mathrm{1HbO_2}}} \times R \tag{9-21}$$

用光谱分析法可得常数 $K_{\mathrm{1Hb}}$、$K_{\mathrm{2Hb}}$、$K_{\mathrm{1HbO2}}$、$K_{\mathrm{2HbO2}}$ 的值，令

$$A = \frac{K_{\mathrm{1Hb}}}{K_{\mathrm{1Hb}} - K_{\mathrm{1HbO_2}}} \tag{9-22}$$

$$B = \frac{K_{\mathrm{2Hb}}}{K_{\mathrm{1Hb}} - K_{\mathrm{1HbO_2}}} \tag{9-23}$$

可得脉搏血氧饱和度测量的标定公式，如公式（9-24）所示。

$$\mathrm{SpO_2} = A - BR \tag{9-24}$$

根据以上推算，下面计算在实际测量中如何计算出脉搏血氧信号特征值 $R$。

在公式（9-25）中，认为 $\mathrm{PI_1}$ 为红光的血流灌注指数，$\mathrm{PI_2}$ 为红外光的血流灌注指数，转换为公式（9-26）。

$$R = \frac{\mathrm{PI_1}}{\mathrm{PI_2}} = \frac{\Delta I_1 / I_{\mathrm{DC1}}}{\Delta I_2 / I_{\mathrm{DC2}}} \tag{9-25}$$

$$R = \frac{\mathrm{PI_{red}}}{\mathrm{PI_{ir}}} = \frac{\Delta I_{\mathrm{red}} / I_{\mathrm{redDC}}}{\Delta I_{\mathrm{ir}} / I_{\mathrm{irDC}}} \tag{9-26}$$

在红光数据波形和红外光数据波形中分别取波形上的最大值和最小值，用来表示 $\Delta I$ 和 $I_{\mathrm{DC}}$。

$$\frac{\Delta I}{I_{\mathrm{DC}}} = \frac{I_{\mathrm{max}} - I_{\mathrm{min}}}{(I_{\mathrm{max}} + I_{\mathrm{min}}) / 2} \tag{9-27}$$

由公式（9-26）和公式（9-27）得 $R$ 值，如公式（9-28）所示。

$$R = \frac{\dfrac{I_{\mathrm{redmax}} - I_{\mathrm{redmin}}}{(I_{\mathrm{redmax}} + I_{\mathrm{redmin}}) / 2}}{\dfrac{I_{\mathrm{irmax}} - I_{\mathrm{irmin}}}{(I_{\mathrm{irmax}} + I_{\mathrm{irmin}}) / 2}} = \frac{(I_{\mathrm{irmax}} + I_{\mathrm{irmin}}) \times (I_{\mathrm{redmax}} - I_{\mathrm{redmin}})}{(I_{\mathrm{redmax}} + I_{\mathrm{redmin}}) \times (I_{\mathrm{irmax}} - I_{\mathrm{irmin}})} \tag{9-28}$$

由脉搏血氧饱和度测量的标定公式（9-24）可以知道当 $A$ 和 $B$ 确定时，血氧饱和度（$\mathrm{SpO_2}$）可以唯一确定，但是由于在实际情况中，环境中存在的误差导致血氧饱和度的计算并不是完全线性的，所以本实验使用血氧模拟器来对血氧饱和度进行一一标定，得到 $R$ 值表，如表 9-1 所示。使用模拟器进行一一标定的结果会比使用算法拟合的结果准确度高，因为血氧饱和度越小，其线性度就会越不明显，所以使用一一标定的方法可以很好地提高准确性。

表 9-1　$R$ 值表

| 编　号 | $R$ 值 | 血氧饱和度 |
|:---:|:---:|:---:|
| 1 | $R \leqslant 560$ | 100% |
| 2 | $560 < R \leqslant 600$ | 99% |
| 3 | $600 < R \leqslant 630$ | 98% |
| 4 | $630 < R \leqslant 650$ | 97% |
| 5 | $650 < R \leqslant 680$ | 96% |
| 6 | $680 < R \leqslant 710$ | 95% |
| 7 | $710 < R \leqslant 740$ | 94% |
| 8 | $740 < R \leqslant 760$ | 93% |
| 9 | $760 < R \leqslant 790$ | 92% |
| 10 | $790 < R \leqslant 820$ | 91% |
| 11 | $820 < R \leqslant 860$ | 90% |

且经过大量的实验测试，发现

$$\frac{I_{\mathrm{irmax}} + I_{\mathrm{irmin}}}{I_{\mathrm{redmax}} + I_{\mathrm{redmin}}} \approx 1 \tag{9-29}$$

所以可将公式（9-28）变为公式（9-30）。

$$R = \frac{I_{\mathrm{redmax}} - I_{\mathrm{redmin}}}{I_{\mathrm{irmax}} - I_{\mathrm{irmin}}} \tag{9-30}$$

最后将 $R$ 值放大 1000 倍，因为计算得到的是浮点数，放大为整数后易于单片机处理。得到 $R$ 值后，对 $R$ 值进行缓冲，减少 $R$ 值的波动，将 $R$ 值稳定在一定范围内，然后查询 $R$ 值表即可得到对应的血氧饱和度。例如，计算得到 $R$ 值为 660，则该值处于 $R$ 值表中的 650～680 的范围内，编号为 5，血氧饱和度为 96%；也可以根据公式（9-31）计算血氧饱和度，其中 $n$ 为 $R$ 值表中的编号。

$$\mathrm{SpO_2} = 101 - n = 101 - 5 = 96 \tag{9-31}$$

### 2. 血氧饱和度测量方法

血氧饱和度的测量方法有电化学法和光学法两种。电化学法的测量过程是，先进行动脉穿刺获取血液，然后使用血气分析仪来分析动脉血液，等待一段时间后得到血氧分压，再通过计算得到血氧饱和度。该方法的测量结果精确，但是会有创伤，而且操作复杂，实时性差，所以仅在血氧饱和度需要十分精确的场合才使用。与电化学法相比，光学法是随着科学技术的进步而发展起来的无创测量技术，其测量结果越来越精确，被广泛应用于临床等各个领域。光学法是无创的，使用血氧探头获取信息，不需要刺穿动脉获取血液；同时，它可以连续测量，操作方便，实时性也好，但是测量结果的精确度稍逊于电化学法。

对于光学法中盛行的光电容积脉搏波检测法，依据获取信号的方式区分，又可以分为透射式和反射式，如图 9-4 所示。

在透射式脉搏波血氧饱和度测量中，血氧指夹探头通常使用柔软的橡胶制成，在指夹内的上下部位分别嵌入光源和光电探测器。通常将探头放在人体血液丰富的

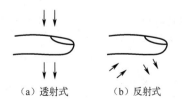

图 9-4　透射式和反射式检测方法示意图

部位进行测量，比如指尖或耳廓两端，此时接收电路端输出的脉搏波信号是含有背景光的。

在反射式脉搏波血氧饱和度测量中，将传感器轻贴在动脉血液多的手指表面，光源采用双波长的发光管，光接收传感器采用光敏二极管，然后根据反射光的改变来实现对血氧饱和度的测量。

### 9.2.2　血氧测量硬件系统

血氧测量硬件系统如图 9-5 所示，按照主要功能可以分为压控恒流源电路、血氧探头发光管驱动电路、放大滤波电路，以及单片机和计算机等。

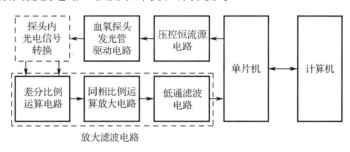

图 9-5　血氧测量硬件系统

压控恒流源电路：医学信号采集平台中的血氧探头属于透射式，而血氧探头的红光和红外光发光管是通过电流控制光强的，因此，单片机控制压控恒流源电路产生恒定电流，实现对这两种发光管光强的准确控制。

血氧探头发光管驱动电路：控制血氧探头交替发出红光和红外光，并透过被测手指，而手指另外一端的光敏二极管将感知到的光信号转换为电信号，即为光电容积脉搏波信号。

放大滤波电路：光电容积脉搏波信号先经过差分比例运算电路，然后被同相比例运算放大电路进行放大处理，最后被滤波处理后输入单片机。

单片机和计算机：单片机用于接收并执行计算机的命令，并将模拟量转换为数字量后发送给计算机。

### 9.2.3　血氧调光原理

在血氧测量采样时，单片机输出的 D/A 值越大，控制血氧探头交替发出的红光或红外光越强，透过被测手指被探头内的光敏二极管检测到的光信号也越强，因此通过硬件电路采样到的 A/D 值也越大。在设计血氧监测与信号处理 MATLAB 软件系统时，通常将硬件电路采样到的 A/D 值镜像显示，本实验规定采样值（4095～0）作为算法分析的 A/D 值。在这种规定下，光强越强，镜像 A/D 值越小；光强越弱，镜像 A/D 值越大。

#### 1．调光区域划分

调光区域划分如图 9-6 所示。血氧测量硬件系统中的模/数转换器分辨率为 12 位，因此调光区域的底部为 0，顶部为 4095。调光区域划分为 4 个区域：①当镜像 A/D 值在 0 和手指探头脱落上限之间时，表示手指探头脱落，将这个区域称为手指探头脱落区；②当镜像 A/D 值在手指探头脱落上限和重调下限之间，或者在重调上限和 4095 之间时，表示需要重新调光，将这个区域称为重调区；③当镜像 A/D 值在重调下限和"中线-细调偏移量"之间，或者在"中线+细调偏移量"和重调上限之间时，表示需要进行微调，将这个区域称为微调区；④当镜像 A/D 值在"中线-细调偏移量"和"中线+细调偏移量"之间时，表示不需要调光，将这个区域称为光强适中区。

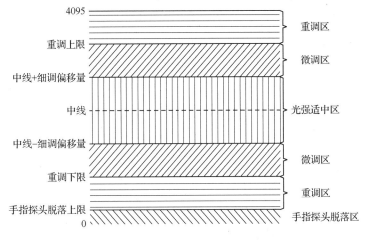

图 9-6　调光区域划分

红外光和红光调光区域的划分类似，因此红外光和红光调光常量也是一一对应的，如表 9-2 所示。这里以红外光为例进行介绍。

表 9-2　调光常量

| 常　量　名 | 推　荐　值 | 说　　　　明 |
|---|---|---|
| RE_ADJ_IR_TOP_LINE | 2500 | 重调红外光上限 A/D 值 |
| RE_ADJ_IR_BOT_LINE | 1500 | 重调红外光下限 A/D 值 |
| RE_ADJ_RED_TOP_LINE | 2200 | 重调红光上限 A/D 值 |
| RE_ADJ_RED_BOT_LINE | 1200 | 重调红光下限 A/D 值 |
| IR_CENTRAL_LINE | 2000 | 红外光粗调成功中线 A/D 值 |
| RED_CENTRAL_LINE | 1700 | 红光粗调成功中线 A/D 值 |
| IR_FINE_ADJ_OFFSET | 300 | 红外光细调上下偏移量 A/D 值 |
| RED_FINE_ADJ_OFFSET | 300 | 红光细调上下偏移量 A/D 值 |
| IR_OFF_MAX_VAL | 80 | 红外光检测的手指探头脱落上限 A/D 值 |
| RED_OFF_MAX_VAL | 80 | 红光检测的手指探头脱落上限 A/D 值 |

（1）重调红外光上限 A/D 值的常量名为 RE_ADJ_IR_TOP_LINE，推荐值为 2500，当红外光的镜像 A/D 值大于该值时将会重新调光。

（2）重调红外光下限 A/D 值的常量名为 RE_ADJ_IR_BOT_LINE，推荐值为 1500，当红外光的镜像 A/D 值小于该值且大于红外光检测的手指探头脱落上限 A/D 值时将会重新调光。

（3）红外光粗调成功中线 A/D 值的常量名为 IR_CENTRAL_LINE，推荐值为 2000，重新调光后，当红外光的镜像 A/D 值第一次小于该值时表示粗调完成。

（4）红外光细调上下偏移 A/D 值的常量名为 IR_FINE_ADJ_OFFSET，推荐值为 300，当红外光的镜像 A/D 值在"中线-细调偏移量"和"中线+细调偏移量"之间时，不需要调光。

（5）红外光检测的手指探头脱落上限 A/D 值的常量名为 IR_OFF_MAX_VAL，推荐值为

80，当红外光的镜像 A/D 值大于该值时表示手指探头处于连接状态，此时开始调光，小于该值时表示手指探头处于脱落状态，此时不需要调光。

**2. 实时定时器调光流程图**

在血氧监测与信号处理 MATLAB 软件系统中，有两个定时器，分别是文件数据回放演示定时器和串口数据实时绘制定时器。串口数据实时绘制定时器除了绘制动态波形，如红外光波形、红光波形、滤波后波形和归一化幅值谱，还控制调光逻辑。串口数据实时绘制定时器调光流程图如图 9-7 所示，该定时器每 100ms 执行一次 RealDraw 回调函数，该函数的前半部分是绘制波形和保存波形，后半部分是调光逻辑。调光逻辑分为 3 个部分：①如果粗调未完成，则对红外光和红光光强进行粗调；②如果接收满一屏数据，则判断是否需要重新调节光强，如果需要则复位调光参数，准备重新调节红外光和红光的光强；③如果需要微调，则对红外光和红光光强进行微调。下面分别介绍粗调、重调和微调光强流程图。

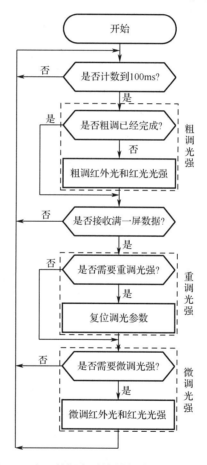

图 9-7　串口数据实时绘制定时器调光流程图

（1）粗调光强流程图。

粗调光强流程图如图 9-8 所示。只有在检测到手指接入时，才会对光强进行粗调。手指探头脱落检测逻辑分为 3 个部分：①如果上一次检测，即 100ms 之前检测到手指标志不为 1，则继续判断红外光或红光 A/D 值是否大于手指探头脱落上限；②如果 A/D 值大于手指探头脱落上限，说明检测到手指接入，则将手指处于稳定状态计数器清零，同时将检测到的手指标志置为 1；③如果上一次检测到手指标志为 1，即手指已经接入，则还不能根据红外光或红光的 A/D 值判断手指是否处于稳定状态。因为探头波动也有可能导致手指由稳定状态跳变到不稳定状态，或者由不稳定状态跳变到稳定状态，为了避免这种现象的出现，可以连续多次检测手指状态，具体逻辑为：①如果红外光或红光 A/D 值小于手指探头脱落上限，则手指处于不稳定状态计数器加 1，当计数器大于或等于 20 时，即连续 20 次检测到手指探头处于脱落状态，才可以复位调光参数；②如果红外光或红光 A/D 值不小于手指探头脱落上限，而且手指处于稳定状态计数器大于或等于 20，即连续 20 次检测到手指处于连接状态，则才有可能对红外光光强进行粗调。

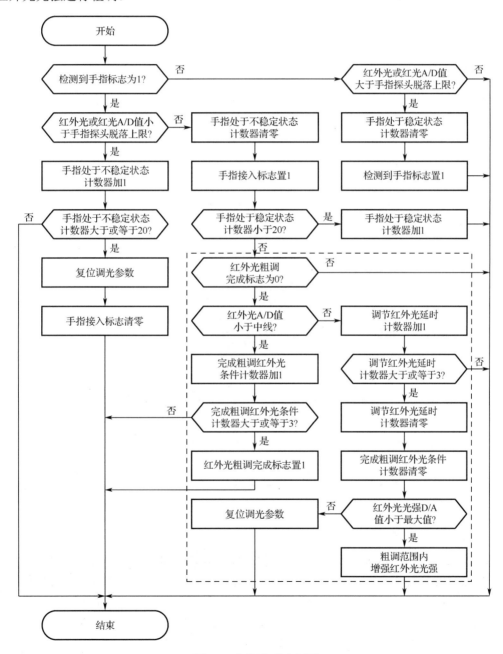

图 9-8　粗调光强流程图

红外光光强的粗调流程如图 9-8 中的虚线框部分所示。红外光光强的粗调逻辑分为 4 个部分：①只有红外光粗调标志为 0，即红外光粗调未完成时，才能根据红外光 A/D 值决定是否需要对红外光光强进行粗调；②单次检测到红外光 A/D 值小于中线，还不能说明红外光粗调完成，因为血氧探头波动也可能导致红外光 A/D 值小于中线，因此需要连续 3 次满足条件时，才将红外光粗调完成标志置 1，说明红外光粗调完成；③如果红外光 A/D 值大于或等于中线，则说明粗调未完成，但是需要时间来调光稳定，因此只有当调节红外光延时计数器大于或等于 3 时，即延时 300ms，才可以对红外光光强进行粗调；④当红外光光强 D/A 值小于最大值时，才可以增强红外光光强 D/A 值，并通过串口发送至血氧测量硬件系统，增强血氧探头的红外光光强，如果红外光光强 D/A 值大于或等于最大值，则复位调光参数，准备重新调光。

红光光强的粗调逻辑与红外光光强类似，这里不再赘述。

（2）重调光强流程图。

粗调完成后，也有可能因为各种原因导致检测到的红外光和红光 A/D 值大于重调上限或小于重调下限，在这种情况下，就无法计算血氧饱和度和脉率，因此在串口数据实时绘制定时器中还需要判断是否需要重调光强，流程图如图 9-9 所示。

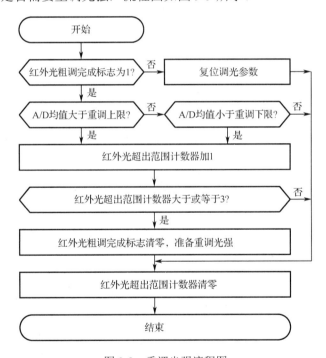

图 9-9　重调光强流程图

红外光和红光类似，这里以红外光为例进行介绍。判断重调光强逻辑分为 2 个部分：①当红外光粗调完成标志为 1 时，进一步判断红外光 A/D 均值是否大于重调上限或小于重调下限；②无论 A/D 均值大于重调上限还是小于重调下限，都说明红外光 A/D 值超出范围，但是单次超出范围，还不能马上启动光强的重新调节，因为探头波动也可能导致红外光 A/D 值超出范围，因此需连续 3 次超出范围时才能将红外光粗调标志清零，准备重调光强。

（3）微调光强流程图。

只有红外光和红光粗调完成之后，才有可能对光强进行微调。红外光光强的微调逻辑分为 3 部分：①当 A/D 值大于微调偏移量上限时，增强红外光光强；②当 A/D 值小于微调偏移量下限时，减弱红外光光强；③如果 A/D 值在微调偏移量上限和下限之间，则说明光强适中，这时不需要对光强进行微调。微调光强流程图如图 9-10 所示。

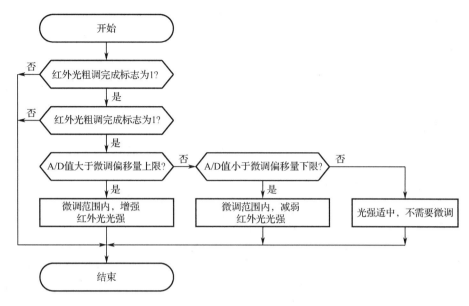

图 9-10 微调光强流程图

红光光强的微调逻辑与红外光光强类似，这里不再赘述。

### 9.2.4 血氧算法设计

血氧算法主要包括脉率计算和血氧饱和度计算，下面介绍脉率的计算方法，血氧饱和度的计算方法已在 9.2.1 节中介绍过。

计算脉率与计算呼吸频率、心率的方法相同。使用 findpeaks 函数来寻找波峰，分析每分钟血氧波形中有多少个波峰，计算两个波峰之间的数据个数 $n$。采样频率 $F_s$=500Hz，则采样周期是 2ms，计算两个波峰之间的时间间隔（单位为 s）。

$$T = \frac{n}{F_s} \tag{9-32}$$

脉率的正常范围为 20～120 次/min（bpm），因此脉率的计算公式为

$$\text{Rate} = \frac{60}{T} = \frac{60 \times 500}{n} \tag{9-33}$$

### 9.2.5 本章使用到的函数及命令

在本实验中，isempty 函数用于判断数列是否为空，sort 函数用于数组排序，下面对这两个函数进行简单介绍。

（1）isempty 函数。

判断数列 A 是否为空，调用格式如下。

```
isempty(A);
```

若 A 为空则返回 1，若 A 为非空则返回 0。

```
B = isempty(A);
```

（2）sort 函数。

sort 函数用于对数组进行升序排序，调用格式如下。

```
B = sort(A);
```

例如，创建一个行向量 A，并按升序对其元素进行排序。

```
>>  A = [2 1 4 3 5 7 6 0];
>> B = sort(A)

B =

    0   1   2   3   4   5   6   7
```

# 9.3　实验步骤

**步骤 1：复制 SPO2StaticPrj 文件夹**

将"D:\MATLABTest\Material\SPO2StaticPrj"文件夹复制到"D:\MATLABTest\ Product"文件夹中，然后在 MATLAB 软件的当前路径栏中输入路径"D:\MATLABTest\Product\SPO2StaticPrj"并回车。

**步骤 2：创建 IIRFilterPulseWave.m 文件**

在"D:\MATLABTest\Product\SPO2StaticPrj"文件夹中创建 IIRFilterPulseWave.m 文件，并在该文件中添加如程序清单 9-1 所示的代码，该函数为使用 IIR 滤波器滤波血氧原始信号。

**程序清单 9-1**

```
1.  function dataOut = IIRFilterPulseWave(dataIn)
2.  %   使用 IIR 滤波器进行滤波
3.  %   输入参数 dataIn 为滤波前的数据
4.  %   输出参数 dataOut 为滤波后的数据
5.  %   COPYRIGHT 2018-2020 LEYUTEK. All rights reserved.
6.
7.  degree = 4;                     % 滤波器阶数
8.  Fs = 500;                       % 采样频率
9.  T = 1 / Fs;                     % 采样周期
10. Fc = 50;                        % 截止频率
11. Wn = Fc / (Fs / 2);             % 归一化截止频率，Wn = 0.2
12. [b, a] = butter(degree, Wn, 'low'); % 设计巴特沃斯低通滤波器
13. dataOut = filtfilt(b, a, dataIn);   % 滤波
14.
15. L = length(dataIn);             % 数据长度
16. t = (1 : L) * T;                % 时间向量
17.
18. figure;                         % 创建窗口
19. set(gcf, 'name', 'IIR 滤波器对血氧红外光信号进行低通滤波'); % 设置窗口的标题名
20. subplot(2,1,1);                 % 将 figure 按 2×1 划分，在第 1 部分创建坐标系
21. plot(t, dataIn);               % 绘制原始波形
22. title('血氧红外光信号原始波形');  % 标注标题
```

```
23.   xlabel('时间(s)');                  % 标注 x 轴
24.   ylabel('幅值');                     % 标注 y 轴
25.
26.   subplot(2,1,2);                     % 将 figure 按 2×1 划分，在第 2 部分创建坐标系
27.   plot(t, dataOut);                   % 绘制滤波后波形
28.   title('IIR 滤波器滤波后波形');        % 标注标题
29.   xlabel('时间(s)');                  % 标注 x 轴
30.   ylabel('幅值');                     % 标注 y 轴
```

### 步骤 3：创建 FIRFilterPulseWave.m 文件

创建 FIRFilterPulseWave.m 文件，并在该文件中添加如程序清单 9-2 所示的代码，该函数为使用 FIR 滤波器滤波血氧原始信号。

**程序清单 9-2**

```
1.    function dataOut = FIRFilterPulseWave(dataIn)
2.    %     使用 FIR 滤波器进行滤波
3.    %     输入参数 dataIn 为滤波前的数据
4.    %     输出参数 dataOut 为滤波后的数据
5.    %     COPYRIGHT 2018-2020 LEYUTEK. All rights reserved.
6.
7.    degree = 4;                         % 滤波器阶数
8.    Fs = 500;                           % 采样频率
9.    T = 1 / Fs;                         % 采样周期
10.   Fc = 62.5;                          % 截止频率
11.   Wc = Fc / (Fs / 2);                 % 归一化截止频率，Wc = 0.25
12.   b = fir1(degree, Wc);              % 设计低通滤波器
13.   dataOut = filtfilt(b, 1, dataIn);  % 滤波
14.
15.   L = length(dataIn);                 % 数据长度
16.   t = (1 : L) * T;                   % 时间向量
17.
18.   figure;                             % 创建窗口
19.   set(gcf, 'name', 'FIR 滤波器对血氧红外光信号进行低通滤波'); % 设置窗口的标题名
20.   subplot(2, 1, 1);                  % 将 figure 按 2×1 划分，在第 1 部分创建坐标系
21.   plot(t, dataIn);                    % 绘制原始波形
22.   title('血氧红外光信号原始波形');       % 标注标题
23.   xlabel('时间(s)');                  % 标注 x 轴
24.   ylabel('幅值');                     % 标注 y 轴
25.
26.   subplot(2, 1, 2);                  % 将 figure 按 2×1 划分，在第 2 部分创建坐标系
27.   plot(t, dataOut);                   % 绘制滤波后波形
28.   title('FIR 滤波器滤波后波形');        % 标注标题
29.   xlabel('时间(s)');                  % 标注 x 轴
30.   ylabel('幅值');                     % 标注 y 轴
```

### 步骤 4：创建 CalcPulseRate.m 文件

创建 CalcPulseRate.m 文件，并在该文件中添加如程序清单 9-3 所示的代码，该函数用于计算脉率。

程序清单 9-3

```
1.  function pulseRate = CalcPulseRate(dataIn)
2.  %   计算脉率
3.  %    输入参数 dataIn 为波形数据
4.  %    输出参数 pulseRate 为脉率
5.  %    COPYRIGHT 2018-2020 LEYUTEK. All rights reserved.
6.
7.  MIN_PULSE_RATE = 20;                              % 脉率最小值
8.  MAX_PULSE_RATE = 120;                             % 脉率最大值
9.
10. [~, index] = findpeaks(dataIn, 'minpeakdistance', 250, 'minpeakheight', 100);
11.
12. arrX = zeros(length(index) - 1, 1);              % 预分配内存
13. for iCnt = 1 : length(index) - 1
14.     arrX(iCnt) = (index(iCnt + 1) - index(iCnt));
15. end
16.
17. medianY = median(arrX);                          % 求数组的中值
18. pulseRate = int16(30000 / medianY);              % 转换为以 bpm 为单位的脉率，并取为整数
19.
20. if pulseRate < MIN_PULSE_RATE || pulseRate > MAX_PULSE_RATE
21.     pulseRate = int16(-100);                     % 赋值为无效值
22. end
23.
24. % 绘制波形，同时显示脉率
25. Fs = 500;                                        % 采样频率
26. T = 1 / Fs;                                      % 采样周期
27. L = length(dataIn);                              % 信号长度
28. t = (1 : L) * T;                                 % 时间向量
29.
30. figure;                                          % 创建窗口
31. plot(t, dataIn, t(index), dataIn(index), 'ro');  % 绘制波形，同时标注最大值
32. set(gcf, 'name', '标定血氧红外光信号峰值');      % 设置窗口的标题名
33. title('血氧红外光信号原始波形');                 % 标注标题
34. xlabel('时间(s)');                               % 标注 x 轴
35. ylabel('幅值');                                  % 标注 y 轴
36.
37. disp(['脉率：' num2str(pulseRate) 'bpm']);       % 在命令行窗口显示脉率
```

**步骤 5：创建 CalcSPO2.m 文件**

创建 CalcSPO2.m 文件，并在该文件中添加如程序清单 9-4 所示的代码。

（1）第 8 行代码：定义 R 值表。

（2）第 9 至 15 行代码：分别使用 min 函数和 max 函数在红外光波形数据中计算出红外光的最小值和最大值，并计算红外光的峰峰值之差，赋给变量 irADRng；对红光波形数据进行同样处理，红光的峰峰值之差赋给变量 redADRng。

（3）第 17 至 19 行代码：变量 redADRng 和变量 irADRng 的比值为 R 值，因为计算得到的数值为浮点数，所以将 R 值放大 1000 倍后赋给 rVal。

（4）第 21 行代码：定义 R 值对应的索引值 index，并初始化为 1。

（5）第 23 至 25 行代码：在 R 值表中寻找 R 值 rVal 所对应的索引值。

（6）第 27 行代码：根据 rVal 在 R 值表中对应的索引值，计算血氧饱和度。

（7）第 29 至 31 行代码：如果计算得出的血氧饱和度为 100，那么将血氧饱和度的值变为 99。

（8）第 33 行代码：用 num2str 函数将 spo2 数值转换为字符串，最后用 disp 函数将血氧饱和度的值显示在命令行窗口。

**程序清单 9-4**

```
1.   function spo2 = CalcSPO2(rawIRData, rawRedData)
2.   %    计算血氧饱和度
3.   %    输入参数 rawIRData 为红外光波形数据
4.   %    输入参数 rawRedData 为红光波形数据
5.   %    输出参数 spo2 为血氧饱和度
6.   %    COPYRIGHT 2018-2020 LEYUTEK. All rights reserved.
7.
8.   RR_TABLE = [580, 620, 650, 670, 700, 730, 760, 780, 810, 840, 880];
9.   minIRData = min(rawIRData);           % 计算红外光最小值
10.  maxIRData = max(rawIRData);           % 计算红外光最大值
11.  irADRng = maxIRData - minIRData;      % 计算峰峰值之差
12.
13.  minRedData = min(rawRedData);         % 计算红光最小值
14.  maxRedData = max(rawRedData);         % 计算红光最大值
15.  redADRng = maxRedData - minRedData;   % 计算峰峰值之差
16.
17.  if irADRng > 0
18.      rVal = redADRng * 1000 / irADRng;  % 计算 R 值
19.  end
20.
21.  index = 1;                            % R 值对应的索引值，初始值为 1
22.
23.  while (rVal >= RR_TABLE(index)) && (index < 11)
24.      index = index + 1;                 % 计算 R 值对应的索引值
25.  end
26.
27.  spo2 = 101 - index;                   % 计算血氧饱和度
28.
29.  if spo2 == 100
30.      spo2 = 99;
31.  end
32.
33.  disp(['血氧饱和度：' num2str(spo2) '%']); % 显示血氧饱和度
```

### 步骤 6：创建 CalcAmpSpec.m 文件

创建 CalcAmpSpec.m 文件，并在该文件中添加如程序清单 9-5 所示的代码，该函数用于计算血氧红外光信号的归一化幅值谱。

**程序清单 9-5**

```
1.   function [x, y] = CalcAmpSpec(dataIn)
2.   %    计算血氧红外光信号的归一化幅值谱
3.   %    输入参数 dataIn 为脉搏波的采样值
```

```
4.   %    输出参数 x 和 y 分别为幅值谱的横坐标序列和与横坐标序列对应的归一化幅值
5.   %    COPYRIGHT 2018-2020 LEYUTEK. All rights reserved.
6.
7.   Fs = 500;                              % 采样频率
8.   T = 1 / Fs;                            % 采样周期
9.   L = length(dataIn);                    % 信号长度
10.  halfL = round(L / 2);                  % 幅值谱是对称的，因此只需要绘制一半即可
11.  fftRslt = fft(dataIn - nanmean(dataIn)); % 去除直流分量，然后进行快速傅里叶变换
12.  absData = abs(fftRslt);                % 计算幅值谱
13.  maxVal  = max(absData);                % 计算最大值
14.
15.  x = Fs * (0 : halfL) / L;              % x 轴为频率值，单位为 Hz
16.  y = absData(1 : halfL + 1) / maxVal;   % y 轴为归一化幅值，最大值为1
17.
18.  t = (1 : L) * T;                       % 时间向量
19.  figure;                                % 创建窗口
20.  set(gcf, 'name', '血氧红外光信号的时域波形及幅值谱'); % 设置窗口的标题名
21.  subplot(2, 1, 1);                      % 将 figure 按 2×1 划分，在第 1 部分创建坐标系
22.  plot(t, dataIn);                       % 绘制波形
23.  title('血氧红外光信号原始波形');         % 标注标题
24.  xlabel('时间(s)');                      % 标注 x 轴
25.  ylabel('幅值');                         % 标注 y 轴
26.
27.  subplot(2, 1, 2);                      % 将 figure 按 2×1 划分，在第 2 部分创建坐标系
28.  plot(x, y);                            % 绘制幅值谱
29.  axis([0 60 0 1]);                      % 变换坐标，只显示 0～60Hz 即可
30.  title('血氧红外光信号归一化幅值谱');     % 标注标题
31.  xlabel('频率(Hz)');                     % 标注 x 轴
32.  ylabel('幅值');                         % 标注 y 轴
```

**步骤 7：创建 SPO2Main.m 文件**

创建 SPO2Main.m 文件，并在该文件中添加如程序清单 9-6 所示的代码。

（1）第 6 至 7 行代码：通过 xlsread 函数读取 4000 个红外光数据和 4000 个红光波形数据。

（2）第 9 至 13 行代码：调用相应的函数对血氧红外光信号进行 IIR 滤波和 FIR 滤波，然后计算脉率、血氧饱和度和血氧红外光信号的幅值谱。

### 程序清单 9-6

```
1.   %    血氧监测与信号处理实验脚本文件
2.   %    设计 IIR 滤波器和 FIR 滤波器并对原始的血氧红外光信号进行滤波，然后计算脉率和血氧饱和度
3.   %    计算血氧红外光信号的幅值谱
4.   %    COPYRIGHT 2018-2020 LEYUTEK. All rights reserved.
5.
6.   rawIRData = xlsread('血氧 0x33 演示数据-01.csv', 'A1 : A5000');    % 读取红外光波形数据
7.   rawRedData = xlsread('血氧 0x33 演示数据-01.csv', 'B1 : B5000');   % 读取红光波形数据
8.
9.   IIRFilterPulseWave(rawIRData);    % 设计 IIR 滤波器对原始的血氧红外光信号进行滤波
10.  FIRFilterPulseWave(rawIRData);    % 设计 FIR 滤波器对原始的血氧红外光信号进行滤波
11.  CalcPulseRate(rawIRData);         % 计算脉率
12.  CalcSPO2(rawIRData, rawRedData);  % 计算血氧饱和度
13.  CalcAmpSpec(rawIRData);           % 计算血氧红外光信号的幅值谱
```

**步骤 8：静态验证血氧信号处理**

在 SPO2Main.m 文件编辑界面单击 ▷ 按钮，血氧红外光信号经过 IIR 滤波器滤波的结果如图 9-11 所示。

血氧红外光信号经过 FIR 滤波器滤波的结果如图 9-12 所示。

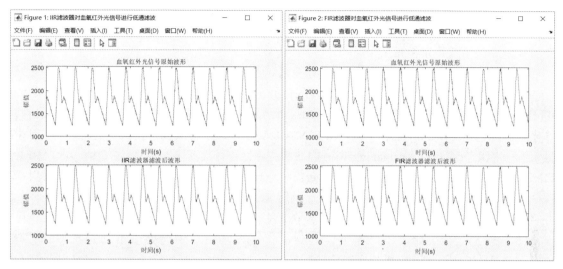

图 9-11　血氧红外光信号 IIR 滤波　　　　图 9-12　血氧红外光信号 FIR 滤波

标定血氧红外光信号峰值如图 9-13 所示。

血氧红外光信号的时域波形及幅值谱如图 9-14 所示。

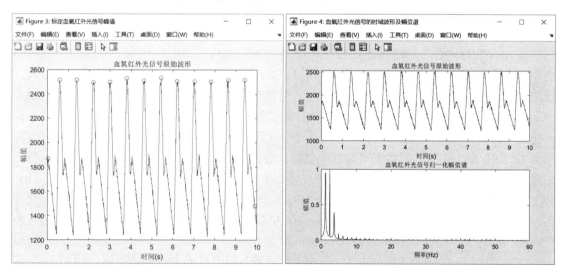

图 9-13　标定血氧红外光信号峰值　　　　图 9-14　血氧红外光信号的时域波形及幅值谱

命令行窗口显示脉率和血氧饱和度，如图 9-15 所示，下面进行动态验证。

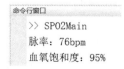

图 9-15　命令行窗口显示脉率和血氧饱和度

**步骤 9：复制 SPO2DynamicPrj 文件夹**

将"D:\MATLABTest\Material\SPO2DynamicPrj"文件夹复制到"D:\MATLABTest\ Product"文件夹中，然后在 MATLAB 软件的当前路径栏中输入路径"D:\MATLABTest\Product\SPO2DynamicPrj"并回车。

**步骤 10：RoughAdj.m 文件代码详解**

在当前文件夹窗口，双击打开 RoughAdj.m 文件，该文件中的代码如程序清单 9-7 所示，该函数用于粗调红外光和红光光强。

（1）第 5 至 44 行代码：定义相关全局变量。

（2）第 46 至 52 行代码：当手指标志 gFirDetFinger 为 1 时，如果红外光 A/D 值 gIRADVal 小于红外光检测的手指探头脱落上限 IR_OFF_MAX_VAL，或者红光 A/D 值 gRedADVal 小于红光检测的手指探头脱落上限 RED_OFF_MAX_VAL，表示检测到手指探头脱落，则将手指处于不稳定状态计数器 gAstableFingerCnt 加 1；手指不稳定计数器最大值 MAX_CNT_ASTABLE_FINGER 的值为 20，那么当 gAstableFingerCnt 大于或等于 20 时，表示连续 20 次检测到手指探头脱落，即确认手指探头已经脱落，然后调用 ResetAdj 函数复位调光参数，准备重新调光，并将手指实时连接状态 gFingerOnFlag 置为 0，表示手指探头为脱落状态。

（3）第 53 至 57 行代码：如果检测到手指接入，则将手指处于不稳定状态计数器 gAstableFingerCnt 清零，将手指实时连接状态 gFingerOnFlag 置为 1，表示手指为连接状态。同样需要连续 20 次检测到手指接入，才能确认手指确实接入，即手指处于稳定状态计数器最大值 MAX_CNT_STABLE_FINGER 为 20，当手指处于稳定状态计数器 gStableFingerCnt 计数小于 20 时，执行加 1 操作，直到等于 20 次，才确认手指确实接入，下一步即可开始调光。

（4）第 59 至 79 行代码：粗调红外光光强。如果红外光粗调完成标志 gRoughAdjIRFlag 的值为 0，则表示红外光粗调未完成，然后将实时检测到的红外光 A/D 值，与红外光粗调成功中线 IR_CENTRAL_LINE 的值比较，其中 IR_CENTRAL_LINE 的值为 2000。如果实时检测到的红外光 A/D 值 gIRADVal 小于 2000，即表示红外光粗调到位，但还需经过连续 3 次比较，3 次都符合粗调成功条件才能确认红外光粗调完成。反之，如果实时检测到的红外光 A/D 值 gIRADVal 大于或等于 2000，则将调节红外光延时计数器 gAdjIRDelayCnt 加 1。若调节红外光延时计数器 gAdjIRDelayCnt 大于或等于 3（调节红外光延时计数器最大值 MAX_CNT_ADJ_IR_DELAY 为 3），则将调节红外光延时计数器 gAdjIRDelayCnt 清零。然后判断红外光光强 D/A 值是否小于红外光光强最大 D/A 值 MAX_IR_INT_DA_VAL，MAX_IR_INT_DA_VAL 的值为 250：如果是，则将红外光光强 D/A 值加 2 对红外光进行粗调，即增强红外光光强，并向从机发送调光指令；否则调用 ResetAdj 函数复位调光参数，准备重新调光，最后将完成粗调红外光条件计数器 gRoughAdjIRCondCnt 清零。

（5）第 81 至 101 行代码：粗调红光光强的过程与粗调红外光光强的过程一样。

（6）第 105 至 113 行代码：当手指标志 gFirDetFinger 为 0 时，表示未检测到手指接入，需要实时检测当前是否有手指接入，如果检测到红外光 A/D 值 gIRADVal 大于红外光检测的手指探头脱落上限 IR_OFF_MAX_VAL，或者红光 A/D 值 gRedADVal 大于红光检测的手指探头脱落上限 RED_OFF_MAX_VAL，表示检测到手指接入，那么显示红外光 A/D 值 gIRADVal，并将手指处于稳定状态计数器 gStableFingerCnt 清零，准备计数，还需要将手指标志 gFirDetFinger 置为 1，表示检测到手指。然后将红外光光强 D/A 值和红光光强 D/A 值设置为初始值，准备调光。

## 程序清单 9-7

```
1.    function RoughAdj()
2.    % 粗调红外光和红光光强
3.    % COPYRIGHT 2018-2020 LEYUTEK. All rights reserved.
4.
5.    global gIRADVal;                    % 红外光 A/D 值
6.    global gRedADVal;                   % 红光 A/D 值
7.
8.    global gRoughAdjIRFlag;             % 红外光调节完成标志, 0-未完成, 1-完成
9.    global gRoughAdjRedFlag;            % 红光调节完成标志, 0-未完成, 1-完成
10.
11.   global gRoughAdjIRCondCnt;          % 完成调红外光条件计数器
12.   global gRoughAdjRedCondCnt;         % 完成调红光条件计数器
13.
14.   global gFirDetFinger;               % 重新调光后第一次检测到手指标志, 0-未检测到, 1-检测到
15.   global gFingerOnFlag;               % 手指探头实时连接状态, 0-连接状态, 1-脱落状态
16.
17.   global gAstableFingerCnt;           % 手指处于不稳定状态计数器
18.   global gStableFingerCnt;            % 手指处于稳定状态计数器
19.
20.   global gAdjIRDelayCnt;              % 调节红外光延时计数器
21.   global gAdjRedDelayCnt;             % 调节红光延时计数器
22.
23.   global MIN_IR_INT_DA_VAL;           % 红外光强最小 D/A 值, 红外光调光的起始值
24.   global MIN_RED_INT_DA_VAL;          % 红光光强最小 D/A 值, 红光调光的起始值
25.   global MAX_IR_INT_DA_VAL;           % 红外光光强最大 D/A 值
26.   global MAX_RED_INT_DA_VAL;          % 红光光强最大 D/A 值
27.
28.   global MAX_CNT_ADJ_IR_DELAY ;       % 调节红外光延时计数器最大值
29.   global MAX_CNT_ADJ_RED_DELAY;       % 调节红光延时计数器最大值
30.
31.   % 红外光调光成功中线, 第一次小于该值时将触发完成调红外光条件计数器, 计数器大于或等于 3 将
                                                              gRoughAdjIRFlag 置 1
32.   global IR_CENTRAL_LINE;
33.   % 红光调光成功中线, 第一次小于该值时将触发完成调红光条件计数器, 计数器大于或等于 3 将
                                                              gRoughAdjRedFlag 置 1
34.   global RED_CENTRAL_LINE;
35.
36.   global IR_OFF_MAX_VAL;              % 红外光 A/D 值小于该值, 表示手指探头脱落
37.   global RED_OFF_MAX_VAL;             % 红光 A/D 值小于该值, 表示手指探头脱落
38.   global MAX_CNT_ASTABLE_FINGER;     % 手指不稳定计数器最大值, 大于或等于该值表示手指探头脱落
39.   global MAX_CNT_STABLE_FINGER;      % 手指稳定计数器最大值, 大于或等于该值表示手指探头接入
40.   global MAX_CNT_ROUGH_ADJ_IR_COND;   % 完成粗调红外光条件计数器最大值
41.   global MAX_CNT_ROUGH_ADJ_RED_COND;  % 完成粗调红光条件计数器最大值
42.
43.   global gIRIntDAVal;                 % 红外光光强 D/A 值
44.   global gRedIntDAVal;                % 红光光强 D/A 值
45.
46.   if gFirDetFinger == 1              % 如果检测到手指接入
47.       if (gIRADVal < IR_OFF_MAX_VAL) || (gRedADVal < RED_OFF_MAX_VAL) % 若检测到手指探头脱落
48.           gAstableFingerCnt = gAstableFingerCnt + 1;       % 手指处于不稳定状态计数器加 1
```

```
49.            if gAstableFingerCnt >= MAX_CNT_ASTABLE_FINGER    % 连续 20 次检测到手指探头脱落，才
                                                                      表示手指探头确实脱落
50.                ResetAdj();                % 复位调光参数，准备重新调光
51.                gFingerOnFlag = 0;         % 手指探头脱落
52.            end
53.        else
54.            gAstableFingerCnt = 0;         % 手指处于不稳定状态计数器清零
55.            gFingerOnFlag = 1;             % 手指连接
56.            if gStableFingerCnt < MAX_CNT_STABLE_FINGER
57.                gStableFingerCnt = gStableFingerCnt + 1;    % 手指处于稳定状态计数器加 1
58.            else % 连续 20 次检测到手指探头接入，才表示手指探头确实接入
59.                % 粗调红外光光强
60.                if gRoughAdjIRFlag == 0  % 判断红外光粗调完成情况
61.                    if gIRADVal < IR_CENTRAL_LINE % 粗调到位
62.                        gRoughAdjIRCondCnt = gRoughAdjIRCondCnt + 1; % 计数器加 1
63.                        if gRoughAdjIRCondCnt >= MAX_CNT_ROUGH_ADJ_IR_COND % 连续 3 次符合要求，
                                                                                    才表示粗调完成
64.                            gRoughAdjIRFlag = 1; % 表示红外光粗调完成
65.                        end
66.                    else % 红外光 A/D 值大于或等于中线
67.                        gAdjIRDelayCnt = gAdjIRDelayCnt + 1;          % 延时计数器加 1
68.                        if gAdjIRDelayCnt >= MAX_CNT_ADJ_IR_DELAY     % 如果延时完成
69.                            gAdjIRDelayCnt = 0; % 粗调红外光延时计数器清零
70.                            if gIRIntDAVal < MAX_IR_INT_DA_VAL % 如果红外光光强 D/A 值小于最大值
71.                                gIRIntDAVal = gIRIntDAVal + 2; % 则加 2 对红外光进行粗调
72.                                SendAdjCmd(gIRIntDAVal, gRedIntDAVal); % 向从机发送调光指令
73.                            else % 红外光光强 D/A 值大于或等于最大值
74.                                ResetAdj(); % 则复位调光参数，准备重新调光
75.                            end
76.                            gRoughAdjIRCondCnt = 0; % 完成粗调红外光，条件计数器清零
77.                        end
78.                    end
79.                end
80.
81.                % 粗调红光光强
82.                if gRoughAdjRedFlag == 0 % 红光粗调未完成
83.                    if gRedADVal < RED_CENTRAL_LINE % 粗调到位
84.                        gRoughAdjRedCondCnt = gRoughAdjRedCondCnt + 1; % 计数器加 1
85.                        if gRoughAdjRedCondCnt >= MAX_CNT_ROUGH_ADJ_RED_COND
86.                            gRoughAdjRedFlag = 1; % 表示红外光粗调完成
87.                        end
88.                    else
89.                        gAdjRedDelayCnt = gAdjRedDelayCnt + 1; % 延时计数器加 1
90.                        if gAdjRedDelayCnt >= MAX_CNT_ADJ_RED_DELAY % 延时完成
91.                            gAdjRedDelayCnt = 0; % 粗调红延时计数器清零
92.                            if gRedIntDAVal < MAX_RED_INT_DA_VAL % 红光光强 D/A 值小于最大值
93.                                gRedIntDAVal = gRedIntDAVal + 2; % 加 2 对红外光进行粗调
94.                                SendAdjCmd(gIRIntDAVal, gRedIntDAVal); % 向从机发送调光指令
95.                            else
96.                                ResetAdj(); % 复位调光参数，准备重新调光
97.                            end
98.                            gRoughAdjRedCondCnt = 0; % 完成粗调红光条件计数器清零
```

```
99.                    end
100.                 end
101.              end
102.
103.          end
104.       end
105.  else % 未检测到手指探头接入
106.       if (gIRADVal > IR_OFF_MAX_VAL) || (gRedADVal > RED_OFF_MAX_VAL) % 检测到手指接入
107.           disp(gIRADVal);
108.           gStableFingerCnt = 0;              % 将手指处于稳定状态计数器清零，准备计数
109.           gFirDetFinger = 1;                 % 将该值置为1，表示已经检测到手指
110.       end
111.       gIRIntDAVal = MIN_IR_INT_DA_VAL;       % 将红外光光强D/A值设置为初值，准备调光
112.       gRedIntDAVal = MIN_RED_INT_DA_VAL;     % 将红光光强D/A值设置为初值，准备调光
113.  end
```

**步骤 11：JudgeReAdj.m 文件代码详解**

JudgeReAdj.m 文件代码如程序清单 9-8 所示，该函数用于判断是否需要重新调光。

（1）第 5 至 17 行代码：定义相关全局变量。

（2）第 19 至 32 行代码：当红外光粗调完成标志 gRoughAdjIRFlag 的值为 1 时，表示红外光粗调完成。判断红外光波形数据平均值 gIRADAvg 是否大于重调红外光上限 A/D 值 RE_ADJ_IR_TOP_LINE，或者小于重调红外光下限 A/D 值 RE_ADJ_IR_BOT_LINE。如果是，则表示红外光波形数据平均值不在范围内，然后将红外光超出范围计数器 gIROutRngCnt 加 1。当计数大于或等于 3，即连续 3 次红外光波形数据平均值不在范围内时，需要重新调光。将红外光粗调完成标志 gRoughAdjIRFlag 清零，准备重新调光，并将红外光超出范围计数器 gIROutRngCnt 清零。如果否则表示确定红外光粗调完成，不需要重新调光，将红外光超出范围计数器 gIROutRngCnt 清零即可。

当红外光粗调完成标志 gRoughAdjIRFlag 的值为 0 时，表示红外光粗调未完成，调用 ResetAdj 函数，复位调光参数，准备重新调光，并将红外光超出范围计数器 gIROutRngCnt 清零。

（3）第 34 至 47 行代码：判断红光是否需要重新调光的过程与判断红外光一样。

**程序清单 9-8**

```
1.   function JudgeReAdj()
2.   % 判断是否需要重新调光
3.   % COPYRIGHT 2018-2020 LEYUTEK. All rights reserved.
4.
5.   global RE_ADJ_IR_TOP_LINE;      % 重调红外光上限A/D值，超过上限A/D值需要重新调光
6.   global RE_ADJ_IR_BOT_LINE;      % 重调红外光下限A/D值，超过下限A/D值需要重新调光
7.   global RE_ADJ_RED_TOP_LINE;     % 重调红光上限A/D值，超过上限A/D值需要重新调光
8.   global RE_ADJ_RED_BOT_LINE;     % 重调红光下限A/D值，超过下限A/D值需要重新调光
9.
10.  global gRoughAdjIRFlag;         % 红外光粗调完成标志，0-未完成，1-完成
11.  global gRoughAdjRedFlag;        % 红光粗调完成标志，0-未完成，1-完成
12.
13.  global gIRADAvg;               % 红外光波形数据平均值
14.  global gRedADAvg;             % 红光波形数据平均值
```

```
15.
16. global gIROutRngCnt;                    % 红外光超出范围计数器
17. global gRedOutRngCnt;                   % 红光超出范围计数器
18.
19. if gRoughAdjIRFlag == 1                  % 红外光粗调完成
20.     if (gIRADAvg > RE_ADJ_IR_TOP_LINE) || (gIRADAvg < RE_ADJ_IR_BOT_LINE) % A/D 值不在范围内
21.         gIROutRngCnt = gIROutRngCnt + 1; % 计数器加 1
22.         if gIROutRngCnt >= 3             % 连续 3 次符合要求（手指动作比较大）
23.             gRoughAdjIRFlag = 0;         % 将标志清零，准备重新调光
24.             gIROutRngCnt = 0;            % 计数器清零
25.         end
26.     else
27.         gIROutRngCnt = 0;               % 计数器清零
28.     end
29. else
30.     ResetAdj();                         % 复位调光参数，准备重新调光
31.     gIROutRngCnt = 0;                   % 计数器清零
32. end
33.
34. if gRoughAdjRedFlag == 1                 % 红光粗调完成
35.     if (gRedADAvg > RE_ADJ_RED_TOP_LINE) || (gRedADAvg < RE_ADJ_RED_BOT_LINE)
36.         gRedOutRngCnt = gRedOutRngCnt + 1;% 计数器加 1
37.         if gRedOutRngCnt >= 3           % 连续 3 次符合要求（手指动作比较大）
38.             gRoughAdjRedFlag = 0;       % 将标志位清零，准备重新调光
39.             gRedOutRngCnt = 0;          % 计数器清零
40.         end
41.     else
42.         gRedOutRngCnt = 0;             % 计数器清零
43.     end
44. else
45.     ResetAdj();                        % 复位调光参数，准备重新调光
46.     gRedOutRngCnt = 0;                 % 计数器清零
47. end
```

### 步骤 12：FineAdj.m 代码详解

FineAdj.m 文件代码如程序清单 9-9 所示，该函数用于细调红外光和红光光强。

（1）第 5 至 20 行代码：定义相关全局变量。

（2）第 22 至 52 行代码：进行微调的前提是红外光和红光都粗调完成。当红外光光强过弱，但在微调范围内时，将红外光光强 D/A 值 gIRIntDAVal 加 1，增强红外光光强，然后向从机发送两次调光指令，确保指令发送成功，并且在系统中显示"正在微调..."；当红外光光强过强，但在微调范围内时，将红外光光强 D/A 值 gIRIntDAVal 减 1，减弱红外光光强，然后向从机发送两次调光指令，确保指令发送成功，并且在系统中显示"正在微调..."；当红外光光强合适时，在系统中显示"光强适中"。微调红光光强的过程与红外光一样。

**程序清单 9-9**

```
1.  function FineAdj()
2.  % 细调红外光和红光光强
3.  % COPYRIGHT 2018-2020 LEYUTEK. All rights reserved.
4.
```

```
5.    % 红外光调光成功中线，第一次小于该值时将触发完成调红外光条件计数器，计数器大于等于 3 将
                                                              gRoughAdjIRFlag 置为 1
6.    global IR_CENTRAL_LINE;
7.    % 红光调光成功中线，第一次小于该值时将触发完成调红光条件计数器，计数器大于等于 3 将
                                                              gRoughAdjRedFlag 置为 1
8.    global RED_CENTRAL_LINE;
9.
10.   global IR_FINE_ADJ_OFFSET;        % 红外光细调上下偏移量，基于红外光调光成功中线
11.   global RED_FINE_ADJ_OFFSET;       % 红光细调上下偏移量，基于红光调光成功中线
12.
13.   global gRoughAdjIRFlag;           % 红外光粗调完成标志，0-未完成，1-完成
14.   global gRoughAdjRedFlag;          % 红光粗调完成标志，0-未完成，1-完成
15.
16.   global gIRIntDAVal;               % 红外光光强 D/A 值
17.   global gRedIntDAVal;              % 红光光强 D/A 值
18.
19.   global gIRADAvg;                  % 红外光波形数据平均值
20.   global gRedADAvg;                 % 红光波形数据平均值
21.
22.   % 粗调完成才有可能进行微调
23.   if gRoughAdjIRFlag == 1 && gRoughAdjRedFlag == 1
24.       % 在微调范围内，调节红外光光强
25.       if gIRADAvg > (IR_CENTRAL_LINE + IR_FINE_ADJ_OFFSET) % 光过弱，但在微调范围内
26.           gIRIntDAVal = gIRIntDAVal + 1;        % 递增 1 进行微调，增强红外光光强
27.           SendAdjCmd(gIRIntDAVal,gRedIntDAVal); % 向从机发送调光指令
28.           SendAdjCmd(gIRIntDAVal,gRedIntDAVal); % 多发一次，确保发送成功
29.           disp("正在微调...");
30.       elseif gIRADAvg < (IR_CENTRAL_LINE - IR_FINE_ADJ_OFFSET) % 光过强，但在微调范围内
31.           gIRIntDAVal = gIRIntDAVal - 1;        % 递减 1 进行微调，减弱红外光光强
32.           SendAdjCmd(gIRIntDAVal, gRedIntDAVal); % 向从机发送调光指令
33.           SendAdjCmd(gIRIntDAVal, gRedIntDAVal); % 多发一次，确保发送成功
34.           disp("正在微调...");
35.       else
36.           disp("光强适中");
37.       end
38.       % 在微调范围内，调节红光光强
39.       if gRedADAvg > (RED_CENTRAL_LINE + RED_FINE_ADJ_OFFSET)
40.           gRedIntDAVal = gRedIntDAVal + 1;
41.           SendAdjCmd(gIRIntDAVal, gRedIntDAVal);
42.           SendAdjCmd(gIRIntDAVal, gRedIntDAVal);
43.           disp("正在微调...");
44.       elseif gRedADAvg < (RED_CENTRAL_LINE - RED_FINE_ADJ_OFFSET)
45.           gRedIntDAVal = gRedIntDAVal - 1;
46.           SendAdjCmd(gIRIntDAVal, gRedIntDAVal);
47.           SendAdjCmd(gIRIntDAVal, gRedIntDAVal);
48.           disp("正在微调...");
49.       else
50.           disp("光强适中");
51.       end
52.   end
```

**步骤 13：动态验证血氧信号处理**

将医学信号采集平台通过 USB 线连接到计算机。单击工具栏中的▷按钮，运行 SPO2.m 文件，在如图 9-16 所示的血氧监测与信号处理 MATLAB 软件系统中进行串口设置，并打开串口。

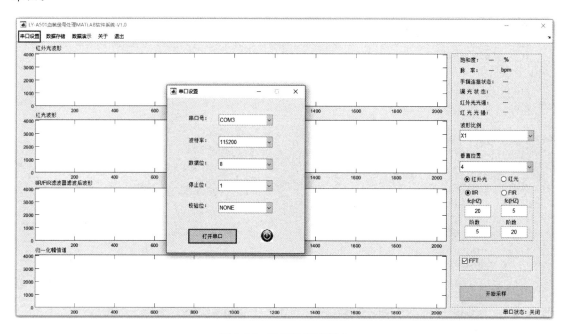

图 9-16　动态验证步骤 1

成功打开串口后，单击"开始采样"按钮，可以看到血氧红外光波形、红光波形、滤波器滤波后波形，以及归一化幅值谱的动态显示，同时可以看到血氧饱和度和脉率，如图 9-17 所示。

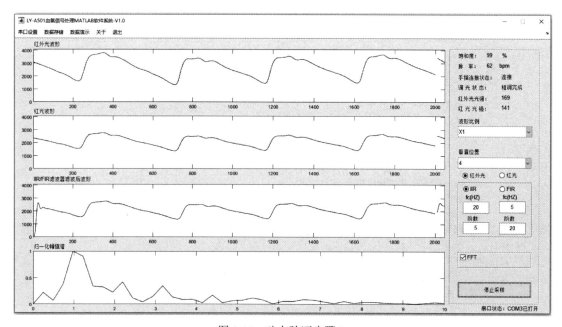

图 9-17　动态验证步骤 2

导入血氧演示数据文件，验证血氧监测与信号处理 MATLAB 软件系统的数据演示功能，如图 9-18 所示。

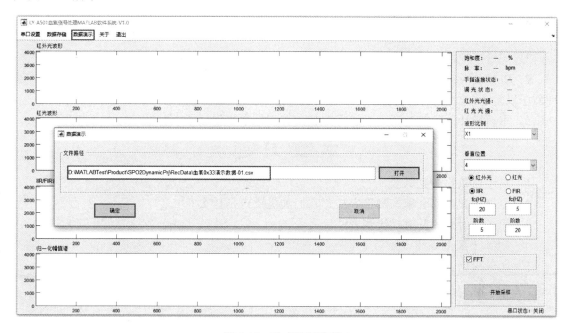

图 9-18　动态验证步骤 3

单击"开始演示"按钮，演示效果如图 9-19 所示。

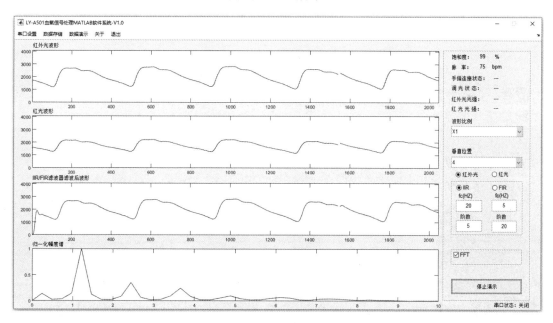

图 9-19　动态验证步骤 4

# 本 章 任 务

1. 在开始血氧测量前，通过血氧监测与信号处理 MATLAB 软件系统菜单栏的"数据存储"按钮，打开"数据存储"对话框，勾选"演示数据"复选框，保存血氧原始数据。测量结束后，记录血氧饱和度和脉率。

2．将"血氧 0x33 演示数据-xxx.csv"复制到静态工程中，计算血氧饱和度和脉率，并与动态工程中的结果进行对比。

3．通过模拟器重新标定 $R$ 值表，并更新 CalcSPO2 函数中的 $R$ 值表。

4．动态工程中并未实现去基线漂移算法，设计一种去基线漂移算法，并在动态工程中实现后予以验证。

5．重新设计一种快速调光算法，并在动态工程中实现后予以验证。

# 本 章 习 题

1．简述血氧的调光原理。

2．血氧饱和度都有哪些测量方法？它们的优缺点是什么？

3．简述透射式和反射式检测方法。

4．如何计算 $R$ 值？

5．如何根据 $R$ 值计算血氧饱和度？

# 10   血压监测与信号处理实验

本章实验是血压监测与信号处理，主要处理脉搏波和袖带压信号。首先，通过血压监测与信号处理 MATLAB 软件系统向医学信号采集平台发送命令，控制充气、放气过程，同时获取脉搏波、袖带压信号数据。其次，基于这些数据，使用 IIR 滤波器和 FIR 滤波器对信号进行滤波，在脉搏波中寻找波峰和波谷，再对脉搏波和袖带压信号进行拟合和聚类处理。最后，根据处理后的信号计算收缩压、平均压、舒张压和脉率。

## 10.1   实验内容

了解血压测量原理、血压测量硬件系统、充放气控制原理和血压算法设计，学习本章实验中使用到的 MATLAB 函数和命令。然后，通过 MATLAB 语言实现血压算法，如基于 IIR 滤波器的滤波模块（IIRFilterPulseWave）、基于 FIR 滤波器的滤波模块（FIRFilterPulseWave），以及在脉搏波中寻找波峰对应的索引模块（FindPulsePeakIndex）、在脉搏波中寻找波谷对应的索引模块（FindPulseValleyIndex）、查找脉搏波峰峰值拟合序列模块（FindPulseFitSeq）、查找袖带压拟合序列模块（FindCuffFitSeq）、根据袖带压对脉搏波进行聚类处理模块（ClusterPulseWave）、计算脉率模块（CalcPulseRate）和计算收缩压/平均压/舒张压/脉率模块（CalcNIBPRslt），通过 NIBPMain.m 文件静态验证血压算法。最后，基于医学信号采集平台，完善血压监测与信号处理 MATLAB 软件系统，动态验证血压算法。

## 10.2   实验原理

### 10.2.1   血压测量原理

血压是指血液在血管内流动时作用于血管壁单位面积的侧压力，它是推动血液在血管内流动的动力，通常所说的血压是指体循环的动脉血压。心脏泵出血液时形成的血压为收缩压，也称为高压；血液在流回心脏的过程中产生的血压为舒张压，也称为低压。收缩压与舒张压是判断人体血压正常与否的两个重要生理参数。

血压的高低不仅与心脏功能、血管阻力和血容量密切相关，而且受年龄、季节、气候等多种因素的影响。不同年龄的血压正常范围有所不同，如成人安静状态下的正常血压范围是收缩压 90～139mmHg、舒张压 60～89mmHg；新生儿的正常血压范围是收缩压 70～100mmHg、舒张压 34～45mmHg。在一天中的不同时间段，人的血压也会有波动，一般正常人每日血压波动为 20～30mmHg，血压最高点一般出现在上午 9—10 时及下午 4—8 时，血压最低点出现在凌晨 1—3 时。

临床上采用的血压测量方法有两类，即直接测量法和间接测量法。直接测量法采用插管技术，通过外科手术把带压力传感器的探头插入动脉血管或静脉血管。这种方法具有创伤性，一般只用于重危患者。间接测量法又称为无创测量法，它从体外间接测量动脉血管中的压力，更多地用于临床。目前常见的无创自动血压测量方法有多种，如柯氏音法、示波法和光电法等。与其他方法相比，示波法有较强的抗干扰能力，能比较可靠地测定血压。

### 1．示波法

示波法又称为测振法，充气时，利用充气袖带阻断动脉血流；放气时，袖带内气压跟随动脉内压力波动而出现脉搏波，这种脉搏波随袖带压的减小而呈现由弱变强后再逐渐减弱的趋势，原理图如图 10-1 所示。具体表现为：①当袖带压大于收缩压时，动脉被关闭，此时因近端脉搏的冲击，振荡波较小；②当袖带压小于收缩压时，波幅增大；③当袖带压等于平均压时，动脉壁处于去负荷状态，波幅达到最大值；④当袖带压小于平均动脉压时，波幅逐渐减小；⑤袖带压小于舒张压以后，动脉管腔在舒张期已充分扩张，管壁刚性增加，因而波幅维持较小的水平。

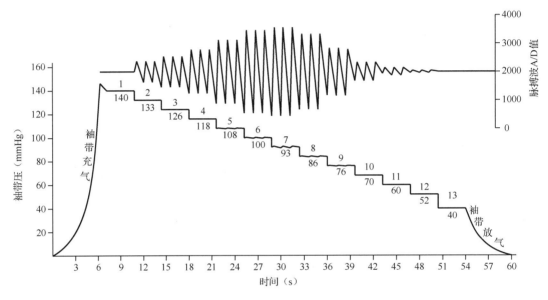

图 10-1　测振法原理图

本实验通过袖带对人体肱动脉的加压和减压，借助压力传感器得到袖带压和脉搏波幅值信息，将对压力的测量转换为对电学量的测量，然后在血压信号处理 MATLAB 软件系统中对测量的电学量进行计算，获得最终的血压值。

### 2．压力传感器 MPS3117

在血压测量硬件系统中，选用 MPS3117 作为压力传感器。MPS3117 可提供高精度及高线性度的电压输出，电压输出与被测压力成正比。

它有以下特性。

（1）具有价格优势，表面贴片封装型式。

（2）温度操作范围为-40～85℃。

（3）固态可靠性。

（4）容易使用。

（5）容易嵌入 OEM 装置。

（6）表压型式（1PSI、5.8PSI、15PSI）。

根据 MPS3117 的数据手册可知，当测试条件为驱动电压 5V、驱动电流 1mA、相对湿度 25%～85%时：MPS3117 在承受压力 1PSI 时，输出的电压典型值为 30mV；在承受压力 5.8PSI 时，输出的电压典型值为 75mV；在承受压力 15PSI 时，输出的电压典型值为 170mV。另外，在 5.8～15PSI 范围内，MPS3117 的线性度典型值为 0.05%Span。

### 10.2.2　血压测量硬件系统

血压测量硬件系统如图 10-2 所示，按照主要功能可以分为仪器仪表放大电路、脉搏波放大电路、驱动电路，以及单片机与计算机等组成。

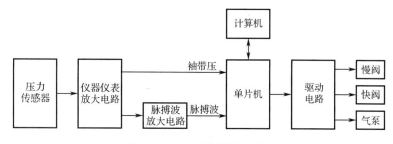

图 10-2　血压测量硬件系统

仪器仪表放大电路：压力传感器检测到的压力值与压力传感器输出的差分信号存在线性关系，但是差分信号非常微弱，一般小于 40mV，因此需要通过仪器仪表放大电路对微弱的差分信号进行放大；经过仪器仪表放大电路的信号是叠加了脉搏波信号的袖带压信号，其中袖带压信号比脉搏波信号的幅值大很多，所以经过仪器仪表放大电路后的信号可以直接作为袖带压信号输入单片机。

脉搏波放大电路：经过仪器仪表放大电路后信号中的脉搏波信号幅值比较小，所以先通过脉搏波放大电路对脉搏波信号进行放大，再将其输入单片机。

驱动电路：用于控制慢阀和快阀的打开和关闭，以及气泵的启动和停止。

单片机与计算机：单片机用于接收并执行计算机的命令，并将模拟量转换为数字量后发送给计算机。

### 10.2.3　充放气控制原理

在血压信号处理 MATLAB 软件系统中，有两个定时器，分别是文件数据回放演示定时器和串口数据实时绘制定时器。串口数据实时绘制定时器除了绘制动态的波形，如袖带压波形、脉搏波波形、滤波后的脉搏波波形和拟合曲线，还控制着充放气逻辑，血压充/放气控制流程图如图 10-3 所示，该定时器每 70ms 执行一次 RealDraw 回调函数，该函数的前半部分是充放气逻辑，后半部分是绘制波形和保存波形。充放气逻辑又分为充气逻辑和放气逻辑。

充气逻辑分为 4 部分：①如果计数器等于 10，即启动测量 700ms 之后，则打开气泵，气泵以一定速率给袖带充气；②第一次充气到主窗口设定的初次压力时，停止采样，然后关闭气泵停止充气，建议将初次压力值设定为 140mmHg；③初始化袖带压和脉搏波数组，这两个数组用于保存采样的袖带压和脉搏波 A/D 值，然后向从机发送开始采样命令；④将第一次关闭气泵标志置 1，然后将开阀放气标志置 1。

放气逻辑分为 6 部分：①如果第一次关闭气泵标志为 1，即充气已完成，而且计数器是 40 的倍数，即每隔大约 40×70ms=2800ms 进行一次开慢阀放气；②放气时不需要进行采样，因此向从机发送停止采样命令并延时；③一般按照步长 5～10mmHg 放气，而在不同的压力范围内，相同的放气量需要的放气时间不同，通常压力越小需要的放气时间越长，因此根据当前压力更新放气时间变量，然后开慢阀放气；④根据动态放气时间变量进行延时；⑤延时结束后关闭快阀和慢阀，并延时；⑥记录阶梯终点索引，然后向从机发送开始采样命令，到下一次停止采样经过大约 40×70ms=2800ms，这样就确保在每个放气阶梯维持一定的时间，在这段时间通过串口获取袖带压和脉搏波数据。

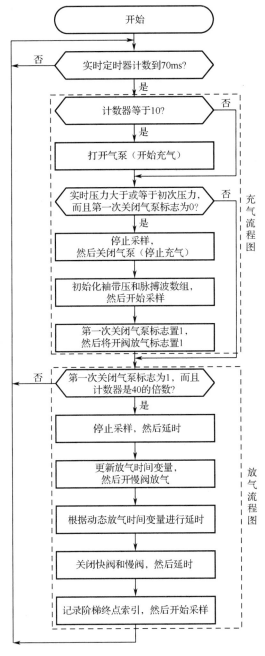

图 10-3　血压充/放气控制流程图

## 10.2.4　血压算法设计

血压算法主要包括 5 部分：①计算校准系数 coef1 和 coef2；②拟合曲线；③处理伪波峰

和伪波谷；④计算平均压、收缩压和舒张压；⑤计算脉率。

### 1．计算校准系数 coef1 和 coef2

压力传感器检测到的袖带压与血压测量硬件系统读取到的 A/D 值成正比，如公式（10-1）所示。其中，cuffPres 为袖带压，adVal 为 A/D 值，coef1 和 coef2 为校准系数。

$$cuffPres = (adVal - coef1) \times coef2 \tag{10-1}$$

理论上，coef1 和 coef2 是常数，由于医学信号采集平台中各元器件的差异性，以及环境的影响等因素，coef1 和 coef2 并不是固定值，因此需要根据实际情况校准这两个参数。校准方法是选取两个袖带压，然后将读取到的对应 A/D 值代入公式（10-1），即可得到公式（10-2）和公式（10-3）。

$$cuffPres1 = (adVal1 - coef1) \times coef2 \tag{10-2}$$

$$cuffPres2 = (adVal2 - coef1) \times coef2 \tag{10-3}$$

计算出 coef1 和 coef2，如公式（10-4）和公式（10-5）所示。

$$coef1 = \frac{adVal2 \times cuffPres1 - adVal1 \times cuffPres2}{cuffPres1 - cuffPres2} \tag{10-4}$$

$$coef2 = \frac{cuffPres1 - cuffPres2}{adVal1 - adVal2} \tag{10-5}$$

建议在计算校准系数 coef1 和 coef2 时，两个袖带压分别选取 0mmHg 和 100mmHg，然后通过气泵和气阀分别将血压硬件测量系统的袖带压调至 0mmHg 和 100mmHg，读取这两个袖带压对应的 A/D 值。例如，0mmHg 时读取的 A/D 值为 460，100mmHg 读取的 A/D 值为 1232，计算出 coef1 和 coef2 分别为 460 和 0.1295，因此 A/D 值与袖带压的关系如公式（10-6）所示。

$$cuffPres = (adVal - 460) \times 0.1295 \tag{10-6}$$

根据公式（10-6），绘制出 A/D 值与袖带压的特性曲线，如图 10-4 所示。

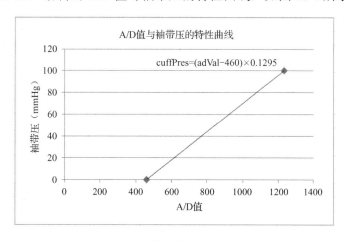

图 10-4　A/D 值与袖带压的特性曲线

### 2．拟合曲线

控制气阀产生压力阶梯，在每个压力阶梯同时读取袖带压和脉搏波，最终获取到的袖带压和脉搏波序列长度相等。在每个压力阶梯，获取波峰和波谷索引，然后将两个相邻的波峰和波谷的差值作为脉搏波峰峰值拟合序列，再根据脉搏波峰峰值对应的索引获取袖带压拟合序列。以从大到小的顺序将袖带压拟合序列作为横坐标，将脉搏波峰峰值拟合序列作为纵坐标，进行高斯拟合，最终拟合出如图 10-5 所示的曲线。拟合曲线的顶点对应的横坐标为平均压，收缩压位于拟合曲线顶点左侧，舒张压位于拟合曲线顶点右侧。

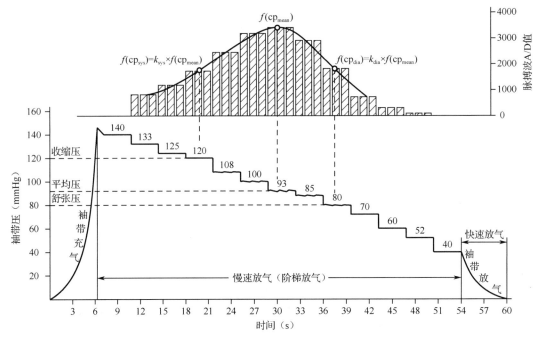

图 10-5　拟合曲线

高斯拟合基于一维高斯函数，如公式（10-7）所示。

$$f(x) = a_1 \times e^{-\frac{(x-b_1)^2}{c_1^2}}$$

（10-7）

其中，$a_1$ 表示拟合曲线尖峰的高度，$b_1$ 指拟合曲线中心的横坐标，$c_1$ 指拟合曲线的宽度，$x$ 是横坐标序列，$f(x)$ 是纵坐标序列。在 MATLAB 中通过 fit 函数计算一维高斯函数的系数，该函数的调用格式如下。

```
fitobject =fit(x,y,fitType)
```

其中，fitType 用于指定拟合类型，本实验中的 fitType 为 gauss1，即按照一维高斯函数对数据 x 和 y 进行拟合，并返回存放一维高斯函数系数的 fitobject。

下面以实例介绍 fit 函数的使用方法，在命令行窗口中输入以下命令。

```
>> x = -10 : 0.2 : 10;
>> y = 5*exp(-((x)/4).^2);
>> plot(x,y,'.');
```

运行结果（离散点）如图 10-6 所示。

在命令行窗口中输入以下命令。

```
>> fitobject = fit(x(:),y(:),'gauss1');
>> fitCurve = fitobject.a1.*exp(-((x - fitobject.b1)./fitobject.c1).^2);
>> hold on;
>> plot(x,fitCurve,'r','LineWidth',2);
```

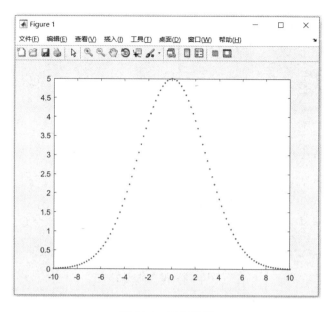

图 10-6　运行结果

第一行命令通过 fit 函数计算一维高斯函数的系数；第二行命令根据系数 a1、b1 和 c1，以及 x，计算对应的 y；第三行命令的作用是保留已有的离散点；第四行命令是绘制拟合曲线，如图 10-7 所示。

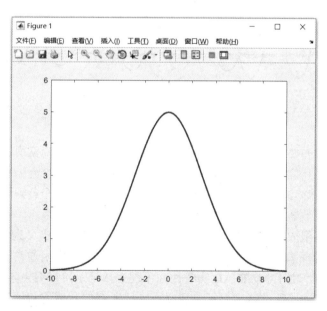

图 10-7　拟合曲线 1

图 10-7 中除了拟合曲线，还有离散点，但是由于拟合曲线和离散点的拟合度高，不易看到离散点，因此可以对离散点增加一些噪声，在命令行窗口中输入以下命令。

```
>> y = 5*exp(-((x)/4).^2)+randn(size(x))*0.1;
```

运行结果如图 10-8 所示。

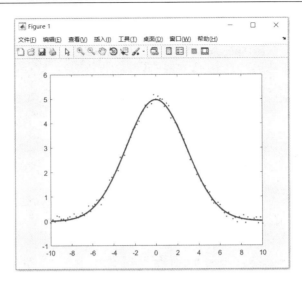

图 10-8　拟合曲线 2

### 3．处理伪波峰和伪波谷

在开阀放气过程中，不需要采样袖带压和脉搏波数据，而是关阀后直到袖带压稳定，再采样数据。因此，在每个压力阶梯的起点和终点，即采样的间断处都有可能出现伪波峰或伪波谷，如图 10-9 所示，这样就有可能让获取的袖带压拟合序列和脉搏波峰峰值拟合序列出现偏差，会造成计算收缩压、平均压和舒张压时也出现偏差，同样地，计算脉率也会有偏差。

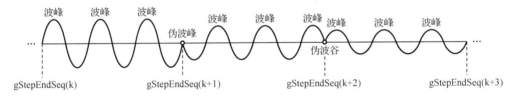

图 10-9　伪波峰和伪波谷示意图

解决偏差问题首先要通过波峰索引（包含真波峰索引和伪波峰索引）获取伪波峰索引，伪波峰索引与阶梯终点位置相关。在动态工程中，通常每接收一个无创血压原始波形数据包（包含袖带压数据和脉搏波数据），计数器进行一次加 1 操作，这个计数器即为串口接收到的数据的编号，将该计数器的变量名定义为 gRecDataCnt。在阶梯终点，记录通过串口接收到的数据的编号，最终组成阶梯终点索引序列，将该序列的变量名定义为 gStepEndSeq，如图 10-9 所示的示意图为理想状态。在实际测量中，记录阶梯终点索引通常在关阀延时之后，压力阶梯开始采样之前。由于 MATLAB 实时性并不理想，记录阶梯终点索引可能会出现偏移，这样就不容易获取准确的伪波峰索引了，所以在完成所有的脉搏波和袖带压数据采样之后，还需要调整阶梯终点序列 gStepEndSeq。

调整方法是将序列中的每个编号加上索引偏移，索引偏移的常量名定义为 INDEX_OFFSET，该偏移的具体数值可以通过将原始的 gStepEndSeq 与原始的袖带压或脉搏波数据进行对比获取，即通过 Excel 软件打开血压演示数据，在袖带压数据生成的二维折线图中确认第一个压力阶梯位置。如图 10-10 所示，查看第一个压力阶梯位置为 2828，如果 gStepEndSeq 的第一个元素为 2728，那么二者偏差为 100，则可以将 INDEX_OFFSET 赋值为

100。注意，脉搏波数据和袖带压数据的阶梯位置是一致的。

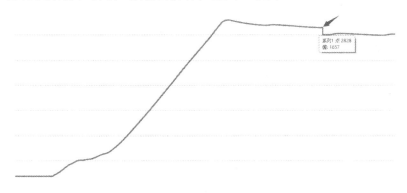

图 10-10　通过 Excel 软件获取阶梯终点索引

基于调整之后的阶梯终点序列 gStepEndSeq 和波峰索引，可以比较容易地获取伪波峰索引。查找伪波峰索引示意图如图 10-11 所示，首先以阶梯终点为中心，将查找范围向前后延伸，这个延伸点数的常量定义为 EXP_NUM，然后查找伪波峰索引。这里以阶梯终点索引 gStepEndSeq(k+1)和波峰索引 indexPulsePeak(m)为例进行介绍，如果 indexPulsePeak(m)大于或等于 gStepEndSeq(k+1)−EXP_NUM，并且小于或等于 gStepEndSeq(k+1)+EXP_NUM，则说明该波峰索引对应的波峰为伪波峰。通过这种方法将所有的伪波峰索引从波峰索引序列中删除，就可以得到正确的波峰索引，再基于正确的波峰索引获取正确的波谷索引，最后由正确的波峰和波谷索引获取正确的袖带压拟合序列和脉搏波峰峰值拟合序列。

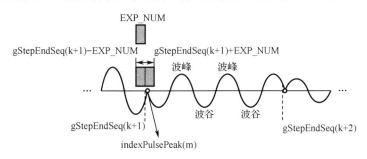

图 10-11　查找伪波峰索引示意图

### 4．计算平均压、收缩压和舒张压

基于测振法计算平均压、收缩压和舒张压的方法有很多，根据算法的特性，可以分为两类：波形特征法和幅值系数法。

（1）波形特征法。

波形特征法的原理基于由 Corall 和 Strunin 于 1975 年提出的突变点准则。该准则认为：在检测到的脉搏波峰值与静态袖带压力值的关系图中，在脉搏波峰值上升段，幅值突然增大的点对应的静态袖带压力值被认为是收缩压值，在脉搏波峰值下降段，幅值突然减小的点对应的静态袖带压力值被认为是舒张压值。这种判定方法个体适应性较差，测量精度不稳定，已逐渐被其他判定方法所代替。

（2）幅值系数法。

幅值系数法，也称归一法，其基本原理是将脉搏波的振幅信号与最大脉搏波振幅信号相比较，进行归一化处理，通过收缩压和舒张压对应的归一化系数来判定收缩压和舒张压。

（3）改进的幅值系数法。

幅值系数法采用固定比例系数计算血压参数，但在个体差异上有其局限性，会导致某些时候测量结果不准确，稳定性不高。在大量实验数据的基础上，将使用固定比例系数改为根据不同的平均压使用不同的比例系数，这种方法称为改进的幅值系数法。

拟合曲线的横坐标为压力值，纵坐标为脉搏波峰峰值的 A/D 值。拟合曲线如图 10-12 所示，拟合曲线的顶点对应的横坐标为平均压，用 $cp_{mean}$ 表示，纵坐标为 $f(cp_{mean})$。收缩压位于平均压的左侧，曲线上 $k_{sys} \times f(cp_{mean})$ 对应的横坐标为收缩压，用 $cp_{sys}$ 表示；舒张压位于平均压的右侧，$k_{dia} \times f(cp_{mean})$ 对应的横坐标为舒张压，用 $cp_{dia}$ 表示。

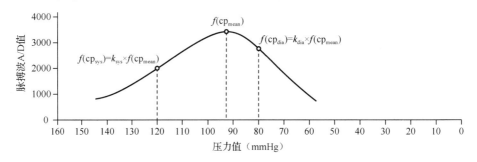

图 10-12　平均压、收缩压和舒张压计算过程

收缩压比例系数 $k_{sys}$ 和舒张压比例系数 $k_{dia}$ 并不是固定常数，而是随着平均压的变化而变化的。通过大量的实验数据，总结出不同平均压对应的收缩压与舒张压的比例系数，如表 10-1 所示。

表 10-1　不同平均压对应的收缩压与舒张压的比例系数

| 平均压范围/mmHg | 收缩压比例系数 $k_{sys}$ | 舒张压比例系数 $k_{dia}$ |
|---|---|---|
| >120 | 0.52 | 0.85 |
| (110,120] | 0.57 | 0.78 |
| (70,110] | 0.58 | 0.78 |
| (60,70] | 0.64 | 0.78 |
| (50,60] | 0.64 | 0.60 |
| ≤50 | 0.64 | 0.50 |

平均压还可以通过收缩压和舒张压计算得出，如公式（10-8）所示。

$$cp_{mean} = \frac{cp_{sys} + 2 \times cp_{dia}}{3} \qquad (10\text{-}8)$$

### 5．计算脉率

计算脉率所需的波峰可以在连续两个阶梯终点序列之间选取，但每次测量读取到的 gStepEndSeq 即使经过调整也可能会有偏差，所以通过掐头去尾的方法，截去一部分数据原始数据。这里将截去点数常量定义为 CUT_NUM，然后基于剩余的数据计算脉率。如图 10-13 所示，将索引 gStepEndSeq(k+1) 到 gStepEndSeq(k+2) 的数据进行掐头去尾处理，剩余的数据索引即为 gStepEndSeq(k+1)+CUT_NUM 到 gStepEndSeq(k+2)−CUT_NUM。

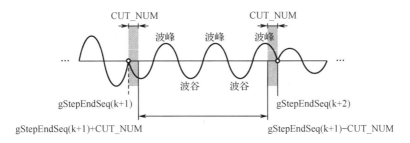

图 10-13　计算脉率示意图

基于剩余的数据，计算两个峰值之间的采样次数，然后根据采样次数和采样率，计算每个压力阶梯上的脉搏波频率。若采样率为 Fs，连续两个脉搏波峰值的采样位置为 $A$ 和 $B$，计算脉率如公式（10-9）所示。

$$pr = \frac{60}{(B-A)/Fs} = 60 \times \frac{Fs}{B-A} \qquad （10-9）$$

最后，将每个压力阶梯所得脉率进行排序，去除首尾的脉率值，对剩余的脉率值求平均值，即可得到最终的脉率值。

# 10.3　实验步骤

### 步骤 1：复制 NIBPStaticPrj 文件夹

首先，将"D:\MATLABTest\Material\NIBPStaticPrj"文件夹复制到"D:\MATLABTest\Product"文件夹中。然后在 MATLAB 软件的当前路径栏中输入路径"D:\MATLABTest\Product\NIBPStaticPrj"并回车。

### 步骤 2：创建 IIRFilterPulseWave.m 文件

在"D:\MATLABTest\Product\NIBPStaticPrj"文件夹内创建 IIRFilterPulseWave.m 文件，并在该文件中添加如程序清单 10-1 所示的代码。该函数为 IIR 滤波器滤波脉搏波原始信号。

**程序清单 10-1**

```
1.   function dataOut = IIRFilterPulseWave(dataIn)
2.   %   使用 IIR 滤波器进行滤波
3.   %   输入参数 dataIn 为滤波前的数据
4.   %   输出参数 dataOut 为滤波后的数据
5.   %   COPYRIGHT 2018-2020 LEYUTEK. All rights reserved.
6.
7.   degree = 4;                      % 滤波器阶数
8.   Fs = 500;                        % 采样频率
9.   T = 1 / Fs;                      % 采样周期
10.  Fc = 62.5;                       % 截止频率
11.  Wc = Fc / (Fs / 2);             % 归一化截止频率
12.  [b, a] = butter(degree, Wc);    % 设计低通滤波器
13.  dataOut = filtfilt(b, a, dataIn); % 滤波
14.
15.  L = length(dataIn);             % 数据长度
16.  t = (1 : L) * T;                % 时间向量
17.
18.  figure(1);                      % 创建窗口
```

```
19.  set(gcf, 'name', 'IIR 滤波器对脉搏波信号进行低通滤波');  % 设置窗口的标题名
20.  subplot(2, 1, 1);                        % 将 figure 按 2×1 划分, 在第 1 部分创建坐标系
21.  plot(t, dataIn);                         % 绘制原始波形
22.  title('脉搏波信号原始波形');               % 标注标题
23.  xlabel('时间(s)');                        % 标注 x 轴
24.  ylabel('信号强度');                       % 标注 y 轴
25.
26.  subplot(2, 1, 2);                        % 将 figure 按 2×1 划分, 在第 2 部分创建坐标系
27.  plot(t, dataOut);                        % 绘制滤波后波形
28.  title('IIR 滤波器滤波后波形');             % 标注标题
29.  xlabel('时间(s)');                        % 标注 x 轴
30.  ylabel('信号强度');                       % 标注 y 轴
```

**步骤 3：创建 FIRFilterPulseWave.m 文件**

创建 FIRFilterPulseWave.m 文件，并在该文件中添加如程序清单 10-2 所示的代码，该函数为 FIR 滤波器滤波脉搏波原始信号。

**程序清单 10-2**

```
1.   function dataOut = FIRFilterPulseWave(dataIn)
2.   %      使用 FIR 滤波器进行滤波
3.   %      输入参数 dataIn 为滤波前的数据
4.   %      输出参数 dataOut 为滤波后的数据
5.   %      COPYRIGHT 2018-2020 LEYUTEK. All rights reserved.
6.
7.   degree = 4;                              % 滤波器阶数
8.   Fs = 500;                                % 采样频率
9.   T = 1 / Fs;                              % 采样周期
10.  Fc = 62.5;                               % 截止频率
11.  Wc = Fc / (Fs / 2);                      % 归一化截止频率
12.  b = fir1(degree, Wc);                    % 设计低通滤波器
13.  dataOut = filtfilt(b, 1, dataIn);        % 滤波
14.
15.  L = length(dataIn);                      % 数据长度
16.  t = (1 : L) * T;                         % 时间向量
17.
18.  figure(2);                               % 创建窗口
19.  set(gcf, 'name', 'FIR 滤波器对脉搏波信号进行低通滤波');  % 设置窗口的标题名
20.  subplot(2, 1, 1);                        % 将 figure 按 2×1 划分, 在第 1 部分创建坐标系
21.  plot(t, dataIn);                         % 绘制原始波形
22.  title('脉搏波信号原始波形');               % 标注标题
23.  xlabel('时间(s)');                        % 标注 x 轴
24.  ylabel('信号强度');                       % 标注 y 轴
25.
26.  subplot(2, 1, 2);                        % 将 figure 按 2×1 划分, 在第 2 部分创建坐标系
27.  plot(t, dataOut);                        % 绘制滤波后波形
28.  title('FIR 滤波器滤波后波形');             % 标注标题
29.  xlabel('时间(s)');                        % 标注 x 轴
30.  ylabel('信号强度');                       % 标注 y 轴
```

**步骤 4：创建 FindPulsePeakIndex.m 文件**

创建 FindPulsePeakIndex.m 文件，并在该文件中添加如程序清单 10-3 所示的代码。

（1）第 7 至 9 行代码：定义相关变量，并初始化伪顶点索引 gFakePeakIndex。

（2）第 11 至 12 行代码：通过 findpeaks 函数在脉搏波数据中，查找所有峰值，包括伪顶点索引，并且要符合波峰幅值大于 100、波峰之间的距离大于 50 个点的条件，将符合条件的波峰位置赋给 indexPulsePeak。

（3）第 14 至 23 行代码：此处的变量 gStepEndSeq 是调整之后的阶梯终点序列，变量 indexPulsePeak 是波峰索引序列，常量 EXP_NUM 是延伸点数常量，赋值为 100。如果波峰索引位于任意两个相邻阶梯终点索引向前后延伸的范围内，即 indexPulsePeak(m)大于或等于 gStepEndSeq(k+1)−EXP_NUM，并且小于或等于 gStepEndSeq(k+1)+EXP_NUM，则将其视为伪波峰，这样最终得到的 gFakePeakIndex 即为伪波峰索引序列。

（4）第 25 至 29 行代码：在波峰索引序列（包含真波峰索引和伪波峰索引）中通过 find 函数找到伪波峰索引，然后将其从波峰索引序列中删除，最终得到去除伪波峰索引的波峰索引序列 indexPulsePeak。

（5）第 31 至 38 行代码：通常阶梯终点索引序列的第一个元素对应充气结束第一次放气的位置，而第一个索引之前的峰值对于计算收缩压、平均压、舒张压和脉率是无效的，因此删除第一个索引之前的所有峰值对应的索引。

**程序清单 10-3**

```
1.   function indexPulsePeak = FindPulsePeakIndex(pulseWave)
2.   %    在脉搏波中寻找波峰对应的索引序列
3.   %    输入参数 pulseWave 为脉搏波数据
4.   %    输出参数 indexPulsePeak 为波峰对应的索引序列
5.   %    COPYRIGHT 2018-2020 LEYUTEK. All rights reserved.
6.
7.   global gStepEndSeq;        % 阶梯终点对应的索引序列
8.   global gFakePeakIndex;     % 伪波峰索引序列，要在波峰对应的索引中将伪波峰索引删除
9.   gFakePeakIndex = [];       % 初始化伪波峰索引序列
10.
11.  % 在脉搏波数据中，查找所有波峰索引，当然也包括伪波峰索引
12.  [~, indexPulsePeak] = findpeaks(pulseWave, 'MinPeakProminence', 100, 'MinPeakDistance', 50);
13.
14.  % 基于阶梯终点索引序列，查找伪波峰的索引序列
15.  EXP_NUM = 100;             % 延伸的点数
16.  for m = 1 : length(indexPulsePeak)
17.      for n = 1 : length(gStepEndSeq)
18.          if indexPulsePeak(m) >= gStepEndSeq(n) - EXP_NUM && indexPulsePeak(m) <=
                                                       gStepEndSeq(n) + EXP_NUM
19.              gFakePeakIndex = [gFakePeakIndex, indexPulsePeak(m)];
20.              break;
21.          end
22.      end
23.  end
24.
25.  % 在 indexPulsePeak 中找到并删除伪波峰索引
26.  for p = 1 : length(gFakePeakIndex)
27.      pos = find(indexPulsePeak == gFakePeakIndex(p));
28.      indexPulsePeak(pos) = [];        % 删除伪波峰索引
29.  end
```

```
30.
31.    % 在阶梯终点索引序列中，删除第一个索引之前的峰值对应的所有索引
32.    for q = 1 : length(indexPulsePeak)
33.        if indexPulsePeak(q) <= gStepEndSeq(1)
34.            indexPulsePeak(q) = [];        % 删除第一个索引之前的峰值对应的所有索引
35.        elseif indexPulsePeak(q) > gStepEndSeq(1)
36.            break;                % 对第一个索引之后的峰值对应的索引不予处理，因此直接退出循环
37.        end
38.    end
```

**步骤 5：创建 FindPulseValleyIndex.m 文件**

创建 FindPulseValleyIndex.m 文件，并在该文件中添加如程序清单 10-4 所示的代码。

（1）第 9 至 10 行代码：计算镜像脉搏波，并初始化波谷对应的索引序列。

（2）第 12 至 16 行代码：将波谷索引序列对应的第一个元素赋为 1，确保波谷与波峰索引序列中的元素数一致。在两个相邻波峰索引之间计算最大值对应的索引位置，由于脉搏波已经被镜像处理，这里的索引位置即波谷位置，准确讲是波谷索引相对位置，因此波谷索引相对位置加上左侧波峰索引才是波谷索引的绝对位置。

**程序清单 10-4**

```
1.    function indexPulseValley = FindPulseValleyIndex(indexPulsePeak, pulseWave)
2.    %    在脉搏波中寻找波谷对应的索引序列
3.    %    输入参数 indexPulsePeak 为波峰对应的索引序列
4.    %    输入参数 pulseWaveData 为脉搏波数据
5.    %    输出参数 indexPulseValley 为波谷对应的索引序列
6.    %    注意：波谷是基于波峰索引，由于波峰索引序列已经去除了伪波峰索引，因此波谷索引序列也
                                                         就不包含伪波谷索引
7.    %    COPYRIGHT 2018-2020 LEYUTEK. All rights reserved.
8.
9.    mirrorPulseWave = 5000 - pulseWave;                    % 计算镜像脉搏波
10.   indexPulseValley = zeros(1, length(indexPulsePeak));   % 初始化波谷对应的索引序列
11.
12.   indexPulseValley(1) = 1; % 默认第一个索引为1，这样就可以确保波谷与波峰对应的索引数一致
13.   for k = 2 : length(indexPulsePeak)
14.       [~, maxIndex]= max(mirrorPulseWave(indexPulsePeak(k - 1) : indexPulsePeak(k)));
                                                                        % 计算波谷值
15.       indexPulseValley(k) = maxIndex + indexPulsePeak(k - 1); % maxIndex 以峰值索引为起点，
                                                                        因此要求和
16.   end
```

**步骤 6：创建 FindPulseFitSeq.m 文件**

创建 FindPulseFitSeq.m 文件，并在该文件中添加如程序清单 10-5 所示的代码。

（1）第 9 至 10 行代码：初始化脉搏波拟合序列。

（2）第 12 至 15 行代码：计算波峰与波谷的差值，得到脉搏波峰峰值。

**程序清单 10-5**

```
1.    function pulseFitSeq = FindPulseFitSeq(pulseWave, indexPulsePeak, indexPulseValley)
2.    %    查找脉搏波峰峰值拟合序列
3.    %    输入参数 pulseWave 为脉搏波数据
```

```
4.  %    输入参数 indexPulsePeak 为波峰索引序列
5.  %    输入参数 indexPulseValley 为波谷索引序列
6.  %    输出参数 pulseFitSeq 为脉搏波峰峰值拟合序列
7.  %    COPYRIGHT 2018-2020 LEYUTEK. All rights reserved.
8.
9.  % 初始化脉搏波拟合序列
10. pulseFitSeq = zeros(1, min(length(indexPulsePeak), length(indexPulseValley)));
11.
12. % 计算波峰与波谷的差值，得到脉搏波峰峰值
13. for k = 1 : min(length(indexPulsePeak), length(indexPulseValley))
14.   pulseFitSeq(k) = pulseWave(indexPulsePeak(k)) - pulseWave(indexPulseValley(k));
15. end
```

### 步骤 7：创建 FindCuffFitSeq.m 文件

创建 FindCuffFitSeq.m 文件，并在该文件中添加如程序清单 10-6 所示的代码。

（1）第 9 行代码：初始化袖带压拟合序列。

（2）第 11 至 14 行代码：获取袖带压拟合序列。

**程序清单 10-6**

```
1.  function cuffFitSeq = FindCuffFitSeq(cuffPres, indexPulsePeak, indexPulseValley)
2.  %    查找袖带压拟合序列
3.  %    输入参数 cuffPres 为袖带压数据
4.  %    输入参数 indexPulsePeak 为波峰索引序列
5.  %    输入参数 indexPulseValley 为波谷索引序列
6.  %    输出参数 cuffFitSeq 为袖带压拟合序列
7.  %    COPYRIGHT 2018-2020 LEYUTEK. All rights reserved.
8.
9.  cuffFitSeq = zeros(1, length(indexPulseValley)); % 初始化袖带压拟合序列
10.
11.   % 获取袖带压拟合序列
12. for k = 1 : length(indexPulseValley)
13.   cuffFitSeq(k) = cuffPres(indexPulsePeak(k));
14. end
```

### 步骤 8：创建 ClusterPulseWave.m 文件

创建 ClusterPulseWave.m 文件，并在该文件中添加如程序清单 10-7 所示的代码。

（1）第 8 至 11 行代码：将最小袖带压间隔常量赋为 2，如果袖带压拟合序列中两个相邻元素的间隔小于最小袖带压间隔，则将这两个相邻的袖带压视为同一类，即同一压力阶梯，在袖带压拟合序列中，同一压力阶梯的第一个压力值对应的索引组成的序列称为聚类索引序列，即变量 clusterIndex，这里将其初值赋为空。

（2）第 13 至 18 行代码：在袖带压拟合序列中，从第二个索引开始，将同一压力阶梯的第一个压力值对应的索引保存到变量 clusterIndex 中。

（3）第 20 至 21 行代码：将袖带压拟合序列的最后一个元素的索引作为聚类索引序列的最后一个元素。

（4）第 23 至 34 行代码：按照聚类索引序列，对袖带压拟合序列进行聚类处理，即在同一压力阶梯内，将所有的压力值更新为该阶梯中最大的压力值。

（5）第 36 行代码：dataIn 为已经经过聚类处理的袖带压拟合序列，将其赋值给函数的输

出参数 dataOut。

**程序清单 10-7**

```
1.   function dataOut = ClusterPulseWave(dataIn, cuffPres)
2.   %    根据袖带压对脉搏波进行聚类处理
3.   %    输入参数 dataIn 为脉搏波数据
4.   %    输入参数 cuffPres 为袖带压数据
5.   %    输出参数 dataOut 为进行聚类处理之后的脉搏波数据
6.   %    COPYRIGHT 2018-2020 LEYUTEK. All rights reserved.
7.
8.   % 最小的袖带压间隔
9.   MIN_CP_INTERVAL = 2;
10.
11.  clusterIndex = []; % 将聚类索引序列的初值赋为空
12.
13.  % 从第二个索引开始，同一压力阶梯中第一个压力值对应的索引保存到变量 clusterIndex 中
14.  for k = 2 : length(cuffPres)
15.      if abs(cuffPres(k) - cuffPres(k-1)) >= MIN_CP_INTERVAL
16.          clusterIndex = [clusterIndex, k];
17.      end
18.  end
19.
20.  % 将袖带压拟合序列的最后一个元素的索引作为聚类索引序列的最后一个元素
21.  clusterIndex = [clusterIndex, length(dataIn)];
22.
23.  % 在同一压力阶梯，将所有的压力值更新为该阶梯中最大的压力值
24.  for k = 1 : length(clusterIndex)
25.      if k == 1
26.          if clusterIndex(1) - 1 >= 1
27.              dataIn(1 : clusterIndex(1) - 1) = max(dataIn(1 : clusterIndex(1) - 1));
28.          end
29.      else
30.          if clusterIndex(k) - 1 >= clusterIndex(k - 1)
31.              dataIn(clusterIndex(k - 1) : clusterIndex(k) - 1) = max(dataIn(clusterIndex
                                                        (k - 1) : clusterIndex(k) - 1));
32.          end
33.      end
34.  end
35.
36.  dataOut = dataIn; % 将 dataIn 赋值给 dataOut
```

**步骤 9：创建 CalcPulseRate.m 文件**

创建 CalcPulseRate.m 文件，并在该文件中添加如程序清单 10-8 所示的代码，该函数用于计算脉率。

**程序清单 10-8**

```
1.   function pulseRate = CalcPulseRate(dataIn)
2.   %    计算脉率
3.   %    输入参数 dataIn 为波形数据
4.   %    输出参数 pulseRate 为脉率
```

```
5.  %   COPYRIGHT 2018-2020 LEYUTEK. All rights reserved.
6.
7.  MIN_PULSE_RATE = 0;                    % 脉率最小值
8.  MAX_PULSE_RATE = 300;                  % 脉率最大值
9.
10. [~, index] = findpeaks(dataIn, 'MinPeakProminence', 100, 'MinPeakDistance', 50);
11.
12. arrX = zeros(length(index) - 1, 1);   % 预分配内存
13. for iCnt = 1 : length(index) - 1
14.     arrX(iCnt) = index(iCnt + 1) - index(iCnt);
15. end
16.
17. medianY = median(arrX);                % 求数组的中值
18. pulseRate = int16(30000 / medianY);   % 转换为以 bpm 为单位的脉率值，并取整数
19.
20. if pulseRate < MIN_PULSE_RATE || pulseRate > MAX_PULSE_RATE
21.     pulseRate = int16(-100);           % 赋值为无效值
22. end
```

**步骤 10：创建 CalcNIBPRslt.m 文件**

创建 CalcNIBPRslt.m 文件，并在该文件中添加如程序清单 10-9 所示的代码。

（1）第 8 行代码：定义阶梯静态压力值最后一个采样值对应的索引序列为 gStepEndSeq。

（2）第 10 至 11 行代码：用 length 函数计算索引序列的长度，初始化脉率序列。

（3）第 13 至 21 行代码：将截去的点数常量 CUT_NUM 赋值为 35，脉率根据两个阶梯终点之间的数据计算得到，因此 for 循环的范围为 1～len-1，当右侧索引已经超出脉搏波的数据长度时，将 k 执行一次减 1 操作，然后终止循环，通过掐头去尾的方法，截去原始脉搏波数据的一部分，然后基于剩余的数据通过 CalcPulseRate 函数计算每个压力阶梯的脉率。

（4）第 23 至 24 行代码：用 length 函数计算脉率序列的长度，赋给 pLen；用 sort 函数对脉率序列进行排序，排序后的序列赋给 sortSeq。

（5）第 26 至 31 行代码：如果脉率序列的长度大于或等于 9，那么去掉首尾各 3 个数，然后将剩余的数求平均值，赋给 pulseRate。如果脉率序列的长度小于 9，那么直接取中间值作为脉率的值。

（6）第 33 行代码：四舍五入得出脉率的值 pulseRate。

（7）第 35 至 43 行代码：调用 FindPulsePeakIndex 函数寻找脉搏波的波峰位置；调用 FindPulseValleyIndex 函数寻找脉搏波的波谷位置；调用 FindPulseFitSeq 函数拟合脉搏波序列；调用 FindCuffFitSeq 函数拟合袖带压序列；拟合后的脉搏波序列的第一个值是负值，去除第一个值，然后调用 ClusterPulseWave 函数，根据袖带压对脉搏波进行聚类处理，并取最大值。

（8）第 45 至 55 行代码：绘制原始脉搏波和袖带压波形，为了便于观察，将袖带压放大 20 倍，并标定脉搏波波峰（已去除伪顶点）和标定脉搏波波谷（已去除伪波谷）。

（9）第 57 至 63 行代码：绘制血压袖带压和脉搏波拟合序列（注意，袖带压放大了 20 倍）。

（10）第 65 至 73 行代码：定义压力横坐标 xPres 的范围为 1～160（mmHg），并将其逆序排序；因为放气阶梯过大，需要对平均压进行补偿，设置校准偏置 resultCalibOffset 为 6，然后校准袖带压序列；使用 fit 函数对袖带压和脉搏波进行高斯拟合，fitCurve 为拟合后的高斯曲线，获取高斯曲线的最大值和对应的索引。

（11）第 75 至 82 行代码：找到收缩压和舒张压的位置，得到它们的值，并计算平均压。

（12）第 84 至 96 行代码：绘制袖带压序列和脉搏波序列的关系散点图，保留已有曲线，再绘制高斯拟合曲线，标定曲线顶点位置、收缩压位置和舒张压位置；用 set 函数将 x 轴倒置。

程序清单 10-9

```
1.  function [sysPres, meanPres, diaPres, pulseRate] = CalcNIBPRslt(cuffPres, pulseWave)
2.  %    计算收缩压、平均压、舒张压和脉率
3.  %    输入参数 cuffPres 为袖带压数据
4.  %    输入参数 pulseWave 为脉搏波数据
5.  %    输出参数 sysPres、meanPres、diaPres、pulseRate 分别为收缩压、平均压、舒张压和脉率
6.  %    COPYRIGHT 2018-2020 LEYUTEK. All rights reserved.
7.
8.  global gStepEndSeq;                     % 阶梯终点对应的索引序列
9.
10. len = length(gStepEndSeq);             % 计算索引序列长度
11. pulseRateSeq = zeros(1, len - 1);      % 初始化脉率序列
12.
13. % 根据阶梯终点索引序列，在两个索引序列之间计算脉率
14. CUT_NUM = 35;                          % 截去的点数
15. for k = 1 : len - 1
16.     if gStepEndSeq(k + 1) >= length(pulseWave) % 判断右侧索引是否超出脉搏波的数据长度
17.         k = k - 1;                     % 有效索引为左侧索引，因此减 1 之后退出
18.         break;
19.     end
20.     pulseRateSeq(k) = CalcPulseRate(pulseWave(gStepEndSeq(k) + CUT_NUM: gStepEndSeq(k + 1)
- CUT_NUM));                               % 计算脉率
21. end
22.
23. pLen = length(pulseRateSeq);           % 计算脉率序列的长度
24. sortSeq = sort(pulseRateSeq);          % 对脉率序列进行排序
25.
26. if pLen >= 9                           % 判断脉率序列中的元素数是否大于或等于 9
27.     pulseRate = mean(sortSeq(4 : pLen - 3)); % 去掉首尾 3 个数，然后将剩余的数求平均
28. else                                   % 脉率序列中的元素数小于 9
29.     minIndex = round(pLen / 2);        % 取中间值对应的索引
30.     pulseRate = pulseRateSeq(minIndex); % 直接取中间值作为脉率
31. end
32.
33. pulseRate = round(pulseRate);          % 四舍五入
34.
35. % 拟合抛物线，计算三压
36. indexPulsePeak = FindPulsePeakIndex(pulseWave);% 寻找脉搏波的波峰位置
37. indexPulseValley = FindPulseValleyIndex(indexPulsePeak, pulseWave); % 寻找脉搏波的波谷位置
38.
39. pulseFitSeq = FindPulseFitSeq(pulseWave, indexPulsePeak, indexPulseValley); % 拟合脉搏波
                                                                              序列
40. cuffFitSeq = FindCuffFitSeq(cuffPres, indexPulsePeak,indexPulseValley); % 拟合袖带压序列
41.
42. pulseFitSeq(1) = pulseFitSeq(2);       % 第一个值是负值，去除第一个值
```

```
43.  pulseFitSeq = ClusterPulseWave(pulseFitSeq, cuffFitSeq);  % 聚类，取最大值
44.
45.  figure(3);                                % 创建窗口
46.  set(gcf, 'name', '血压原始信号及拟合序列');  % 设置窗口的标题名
47.  subplot(2, 1, 1);                         % 将 figure 按 2×1 划分，在第 1 部分创建坐标系
48.  L = length(pulseWave);                    % 数据长度
49.  t = (1 : L);                              % 时间横坐标
50.  plot(t, pulseWave, t, cuffPres * 20, ...  % 绘制原始脉搏波和袖带压波形，为了便于观察
                                                  袖带压放大 20 倍
51.      t(indexPulsePeak), pulseWave(indexPulsePeak), 'ro', ...  % 标定脉搏波波峰（已去除伪顶点）
52.      t(indexPulseValley), pulseWave(indexPulseValley), 'r*');  % 标定脉搏波波谷（已去除伪波谷）
53.  title('袖带压和脉搏波信号原始波形（注意：袖带压放大了 20 倍）');  % 标注标题
54.  xlabel('点数');                           % 标注 x 轴
55.  ylabel('A/D 值');                         % 标注 y 轴
56.
57.  subplot(2, 1, 2);                         % 将 figure 按 2×1 划分，在第 2 部分创建坐标系
58.  plot(pulseFitSeq);                        % 绘制脉搏波序列
59.  hold on;                                  % 保留已有曲线
60.  plot(cuffFitSeq * 20);                    % 绘制袖带压序列，为了便于观察袖带压放大 20 倍
61.  title('血压袖带压和脉搏波拟合序列（注意：袖带压放大了 20 倍）');  % 标注标题
62.  xlabel('序列序号');                       % 标注 x 轴
63.  ylabel('A/D 值');                         % 标注 y 轴
64.
65.  xPres = 1 : 160;                          % 压力横坐标
66.  xPres = xPres(end : -1 : 1);              % 向量逆序排列
67.  % 平均压补偿算法，因为放气阶梯过大，需要补偿
68.  resultCalibOffset = 2;                    % 校准偏置，该值需要通过与模拟器校对之后获取
69.  cuffFitSeq = cuffFitSeq - resultCalibOffset;
70.  fitobject = fit(cuffFitSeq', pulseFitSeq', 'gauss1');
71.  % 一维高斯函数 f(x) = a1*exp(-(x-b1)^2/c1^2)
72.  fitCurve = fitobject.a1.*exp(-((xPres - fitobject.b1)./fitobject.c1).^2);
73.  [peakVal, peakIndex] = max(fitCurve);     % 获取抛物线的最大值和索引
74.
75.  c = find(fitCurve >= 0.58 * peakVal);
76.  sysPres = xPres(c(1));                    % 收缩压，序列的第一个点为收缩压对应的位置
77.
78.  d = find(fitCurve <= 0.78 * peakVal);
79.  d = d(d > peakIndex(1));                  % 峰值索引右侧，序列的第一个点为舒张压对应的位置
80.  diaPres = xPres(d(1));                    % 舒张压
81.
82.  meanPres = round((sysPres + 2 * diaPres) / 3);  % 计算平均压
83.
84.  figure(4);  % 创建窗口
85.  set(gcf, 'name', '血压拟合抛物线及三压位置');  % 设置窗口的标题名
86.  % 绘制抛物线离散点，横坐标为袖带压拟合序列，纵坐标为脉搏波峰峰值拟合序列
87.  plot(cuffFitSeq, pulseFitSeq, '*');  % 绘制袖带压序列-脉搏波序列关系图
88.  hold on;  % 保留已有曲线
89.  plot(xPres, fitCurve, ...  % 绘制高斯拟合抛物线
90.      xPres(peakIndex), fitCurve(peakIndex), 'ro', ...  % 标定抛物线顶点位置
91.      xPres(c(1)), fitCurve(c(1)), 'r+', ...  % 标定收缩压位置
92.      xPres(d(1)), fitCurve(d(1)), 'r*');  % 标定舒张压位置
93.  set(gca, 'XDir', 'reverse');  % x 轴倒置
```

```
94.    title('血压拟合抛物线'); % 标注标题
95.    xlabel('压力值'); % 标注 x 轴
96.    ylabel('脉搏波峰峰值'); % 标注 y 轴
```

### 步骤 11：创建 NIBPMain.m 文件

创建 NIBPMain.m 文件，并在该文件中添加如程序清单 10-10 所示的代码。

（1）第 5 至 9 行代码：定义阶梯静态压力值最后一个采样值对应的索引序列 gStepEndSeq，通过 xlsread 函数读取袖带压数据、脉搏波数据和索引序列，并删除索引序列 gStepEndSeq 中为 0 的元素。

（2）第 11 至 12 行代码：调用相应的函数对原始的脉搏波信号进行 IIR 滤波和 FIR 滤波。

（3）第 14 行代码：初始化袖带压序列。

（4）第 16 至 21 行代码：根据压力校准系数和袖带压 A/D 值，计算袖带压。

（5）第 23 至 28 行代码：计算并在命令行窗口显示收缩压、平均压、舒张压和脉率

### 程序清单 10-10

```
1.    %    血压监测与信号处理实验脚本文件
2.    %    计算收缩压、平均压、舒张压和脉率
3.    %    COPYRIGHT 2018-2020 LEYUTEK. All rights reserved.
4.
5.    global gStepEndSeq; % 阶梯终点对应的索引序列
6.    adCuffPres  = xlsread('血压 0x34 演示数据-01.csv', 'A1 : A20480');% 读取袖带压数据
7.    adPulseWave = xlsread('血压 0x34 演示数据-01.csv', 'B1 : B20480');% 读取脉搏波数据
8.    gStepEndSeq = xlsread('gStepEndSeq-01.csv', 'A1 : A30');            % 读取索引序列
9.    gStepEndSeq = gStepEndSeq(find(gStepEndSeq ~= 0));                 % 删除序列中为 0 的元素
10.
11.   IIRFilterPulseWave(adPulseWave);      % 设计 IIR 滤波器对原始的脉搏波信号进行滤波
12.   FIRFilterPulseWave(adPulseWave);      % 设计 FIR 滤波器对原始的脉搏波信号进行滤波
13.
14.   valCuffPres = zeros(length(adCuffPres), 0);            % 初始化袖带压序列
15.
16.   % 根据袖带压 A/D 值计算袖带压，建议根据血压硬件测量系统调整校准系数 coef1 和 coef2
17.   coef1 = 460; % 压力校准系数 coef1
18.   coef2 = 0.1295; % 压力校准系数 coef2
19.   for k = 1 : length(adCuffPres)
20.       valCuffPres(k) = (adCuffPres(k) - coef1) * coef2;   % 将压力 A/D 值转换为压力值
21.   end
22.
23.   % 计算并显示收缩压、平均压、舒张压和脉率
24.   [sysPres, meanPres, diaPres, pulseRate] = CalcNIBPRslt(valCuffPres, adPulseWave);
25.   disp(['平均压：' num2str(meanPres) 'mmHg']);              % 在命令行窗口显示平均压
26.   disp(['收缩压：' num2str(sysPres) 'mmHg']);               % 在命令行窗口显示收缩压
27.   disp(['舒张压：' num2str(diaPres) 'mmHg']);               % 在命令行窗口显示舒张压
28.   disp(['脉率：' num2str(pulseRate) 'bpm']);                % 在命令行窗口显示脉率
```

### 步骤 12：静态验证血压信号处理

在 NIBPMain.m 文件编辑界面单击 ▷ 按钮，脉搏波信号经过 IIR 滤波器滤波的结果如图 10-14 所示。

脉搏波信号经过 FIR 滤波器滤波的结果如图 10-15 所示。

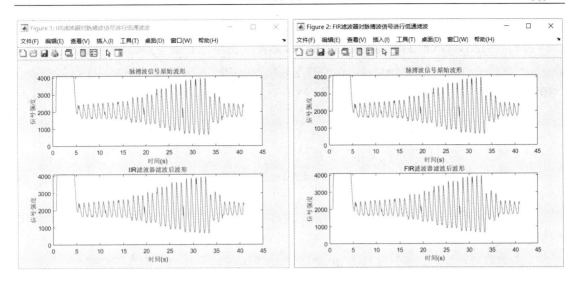

图 10-14 脉搏波信号 IIR 滤波结果          图 10-15 脉搏波信号 FIR 滤波结果

"血压原始信号及拟合序列"界面展示了标定脉搏波信号波峰和波谷结果及血压袖带压和脉搏波拟合序列结果，如图 10-16 所示。

血压拟合抛物线及三压位置如图 10-17 所示。

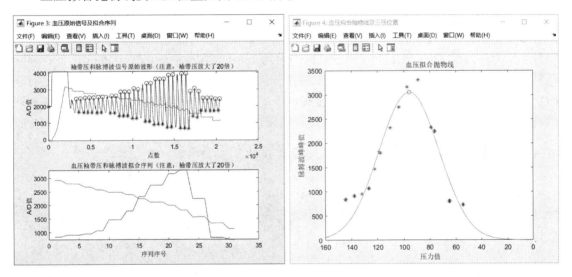

图 10-16 血压原始信号及拟合序列          图 10-17 血压拟合抛物线及三压位置

在命令行窗口显示平均压、收缩压、舒张压和脉率的结果如图 10-18 所示，下面进行动态验证。

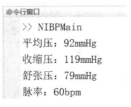

图 10-18 命令行窗口显示三压和脉率

**步骤 13：复制 NIBPDynamicPrj 文件夹**

首先，将"D:\MATLABTest\Material\NIBPDynamicPrj"文件夹复制到"D:\MATLABTest\Product"文件夹中，然后在 MATLAB 软件的当前路径栏中输入路径"D:\MATLABTest\Product\NIBPDynamicPrj"并回车。

**步骤 14：完善 NIBPCtrlSys.m 文件**

在 NIBPCtrlSys.m 文件中添加程序清单 10-11 中的第 29 至 76 行代码。

（1）第 5 至 27 行代码：定义相关变量。

（2）第 29 至 31 行代码：如果 gCntRealDraw 等于 10，即启动测量 700ms 之后（定时器每 70ms 执行一次 RealDraw 回调函数），则打开气泵，气泵以一定速率给袖带充气。

（3）第 33 至 43 行代码：使用 get 函数，通过主窗口句柄 gHandlesMFig 获取主窗口设定的初次压力，并赋给 firstPres。当实时袖带压 gRealCuffPres 大于或等于初次压力 firstPres 时，并且启动测量后第一次关闭气泵标志 gFirstPumpOffFlag 为 0，即气泵为未关闭状态，则发送停止采样命令，关闭气泵，停止充气。初始化袖带压和脉搏波 A/D 值数组，这两个数组用于保存采样的袖带压和脉搏波 A/D 值，然后向从机发送开始采样命令；将第一次关闭气泵标志 gFirstPumpOffFlag 置 1，即气泵为关闭状态，然后将开阀放气标志 gOpenValveFlag 置 1，表示开阀放气。

（4）第 45 至 76 行代码：在开阀放气标志 gOpenValveFlag 为 1，即充气已完成的条件下，当 gCntRealDraw 的计数值是 40 的倍数时，向从机发送停止采样命令并延时 10ms；然后根据实时袖带压 gRealCuffPres 的压力值，动态调整放气时间，压力越小需要的放气时间越长。例如，当压力值大于 120mmHg 时，将放气时间设为 15ms；当压力值大于 100mmHg 时，将放气时间设为 25ms；以此类推。然后向从机发送开慢阀放气命令，根据设定的放气时间进行延时，延时结束后向从机发送关闭快阀和慢阀命令，并延时 900ms；记录并显示阶梯终点对应的索引序列 gStepEndSeq。最后向从机发送开始采样命令，进入下一次的开始采样过程。

**程序清单 10-11**

```
1.   function NIBPCtrlSys()
2.   % 血压充放气控制系统
3.   % COPYRIGHT 2018-2020 LEYUTEK. All rights reserved.
4.
5.      global gHandlesMFig;              % 主窗口句柄
6.
7.      global gADCuffPres;              % 袖带压 A/D 值数组
8.      global gADPulseWave;            % 脉搏波 A/D 值数组
9.      global gRealCuffPres;            % 实时袖带压
10.
11.     global gRecDataCnt;              % 串口接收数据计数器
12.     global gCntRealDraw;            % 调用 RealDraw 函数计数器
13.
14.     global gFirstPumpOffFlag;        % 启动测量后第一次关闭气泵标志，0-气泵未关闭，1-气泵已关闭
15.     global gOpenValveFlag;          % 开阀放气标志，0-关闭气阀，1-开阀放气
16.
17.     global MAX_REC_DATA_NUM;        % 最多接收数据的数量
18.
19.     global gCmdPumpOff;              % 关闭气泵（停止充气）
```

```
20.   global gCmdPumpOn;            % 打开气泵（开始充气）
21.   global gCmdOpenSlVal;         % 慢阀-开阀（放气）
22.
23.   global gCmdCloseBiVal;        % 快阀和慢阀-关阀
24.   global gCmdStopSamp;          % 停止采样
25.   global gCmdStartSamp;         % 开始采样
26.
27.   global gStepEndSeq;           % 阶梯终点对应的索引序列
28.
29.   if gCntRealDraw == 10
30.       SendCmd(gCmdPumpOn);      % 打开气泵（开始充气）
31.   end
32.
33.   firstPres = str2double(get(gHandlesMFig.edit_first_pres, 'String')); % 主窗口获取初次压力
34.   % 当检测到的袖带压大于或等于主窗口的初次压力时，关闭气泵停止充气
35.   if (gRealCuffPres >= firstPres) && (gFirstPumpOffFlag == 0)
36.       SendCmd(gCmdStopSamp);    % 停止采样
37.       SendCmd(gCmdPumpOff);     % 关闭气泵（停止充气）
38.       gADCuffPres = zeros(1, MAX_REC_DATA_NUM);
39.       gADPulseWave = zeros(1, MAX_REC_DATA_NUM); % 数据重置
40.       SendCmd(gCmdStartSamp);   % 开始采样
41.       gFirstPumpOffFlag = 1;    % 启动测量后第一次关闭气泵标志，将其置为1表示气泵已关闭
42.       gOpenValveFlag = 1;       % 开阀放气
43.   end
44.
45.   % 通过慢阀放气
46.   if gOpenValveFlag == 1
47.       if mod(gCntRealDraw, 40) == 0   % 需要保证采样的数据量，准确度更好
48.           SendCmd(gCmdStopSamp);      % 停止采样
49.           pause(0.02); % 延时
50.
51.           if gRealCuffPres > 120 % 根据压力值，动态调整放气时间，压力越小需要的放气时间越长
52.               releaseTime = 0.03;
53.           elseif gRealCuffPres > 100
54.               releaseTime = 0.05;
55.           elseif gRealCuffPres > 90
56.               releaseTime = 0.07;
57.           elseif gRealCuffPres > 80
58.               releaseTime = 0.09;
59.           elseif gRealCuffPres > 70
60.               releaseTime = 0.11;
61.           elseif gRealCuffPres > 60
62.               releaseTime = 0.13;
63.           else
64.               releaseTime = 0.16;
65.           end
66.
67.           releaseTime = releaseTime * 1.5;  % 放气时间越长，相邻阶梯的袖带压差越大
68.           SendCmd(gCmdOpenSlVal);           % 慢阀-开阀（放气），保证能放气
69.           pause(releaseTime);               % 根据动态的放气时间进行延时
70.           SendCmd(gCmdCloseBiVal);          % 快阀和慢阀-关阀
71.           pause(1.8); % 延时
```

```
72.        gStepEndSeq = [gStepEndSeq, gRecDataCnt];
73.        disp(gStepEndSeq);
74.        SendCmd(gCmdStartSamp);              % 开始采样
75.    end
76. end
```

### 步骤 15：动态验证血压信号处理

将医学信号采集平台通过 USB 线连接到计算机。单击工具栏中的 ▷ 按钮，运行 NIBP.m 文件，弹出如图 10-19 所示的血压信号处理 MATLAB 软件系统。

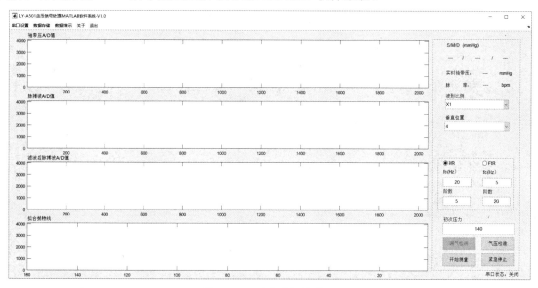

图 10-19　动态验证步骤 1

在血压测量之前，先进行压力校准。压力校准分为以下 7 个步骤：①将 LY-A501 型医学信号采集平台的气路连接到气压表或具有压力测试功能的模拟器，确保整个气路不漏气；②单击血压信号处理 MATLAB 软件系统菜单栏的"串口设置"按钮，打开串口；③在血压信号处理 MATLAB 软件系统中单击"气压校准"按钮；④在弹出的"压力校准"对话框中，单击 0mmHg 右侧的"开始采样"按钮，采集 0mmHg 时的袖带压 A/D 值，完成采集之后，单击"停止采样"按钮，如图 10-20 所示；⑤同理，将气压打到 100mmHg，然后采集 100mmHg 时的袖带压 A/D 值，如图 10-21 所示；⑥单击"确认"按钮，在弹出的"提示"对话框中，单击"确定"按钮完成压力校准和校准系数更新，如图 10-22 所示；⑦最后，在"压力校准"对话框中，单击 × 按钮关闭对话框。

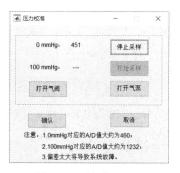

图 10-20　校准 0mmHg

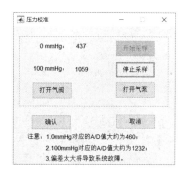

图 10-21　校准 100mmHg

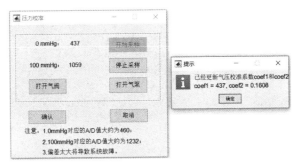

图 10-22　完成压力校准

单击"开始测量"按钮，可以看到袖带压 A/D 值、脉搏波 A/D 值、滤波后脉搏波 A/D 值，以及拟合曲线动态显示，同时，界面右侧会显示收缩压、平均压、舒张压、实时袖带压和脉率，如图 10-23 所示，袖带压和脉搏波信号的原始波形如图 10-24 所示。

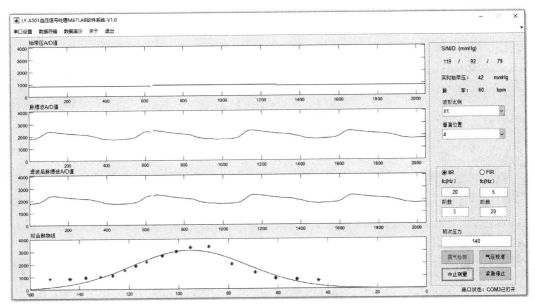

图 10-23　动态验证步骤 2

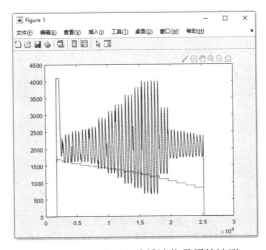

图 10-24　袖带压和脉搏波信号原始波形

导入血压演示数据文件，验证血压监测与信号处理 MATLAB 软件系统的演示功能，如图 10-25 所示。

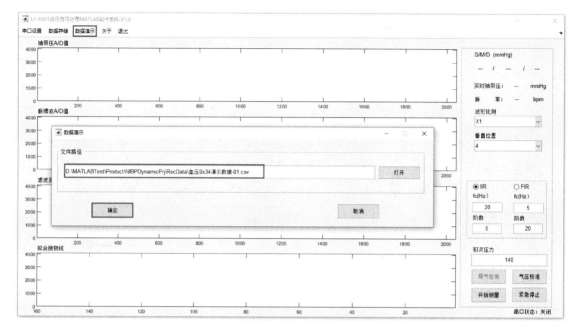

图 10-25　动态验证步骤 3

单击"开始演示"按钮，演示效果如图 10-26 所示，袖带压和脉搏波信号的原始波形如图 10-27 所示。

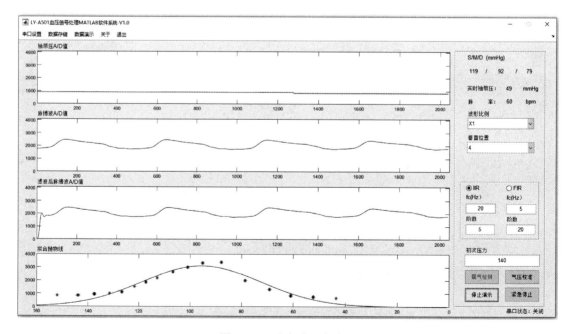

图 10-26　动态验证步骤 4

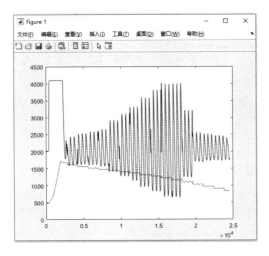

图 10-27  袖带压和脉搏波信号原始波形

# 本 章 任 务

1．通过血压监测与信号处理 MATLAB 软件系统右下方的"压力校准"按钮，对 LY-A501 型医学信号采集平台进行校准，并记录 0mmHg 对应的 A/D 值，以及 100mmHg 对应的 A/D 值，然后根据这 4 个值计算校准系数 coef1 和 coef2。

2．在血压监测与信号处理 MATLAB 软件系统中，根据实测结果调整 NIBPCtrlSys 函数中不同压力值对应的动态放气时间 releaseTime，确保按照步长 5～10mmHg 放气。

3．在开始血压测量前，通过血压监测与信号处理 MATLAB 软件系统菜单栏的"数据存储"按钮，打开"数据存储"对话框，勾选"演示数据"复选框保存血压原始数据；测量结束后，记录收缩压、平均压、舒张压和脉率；然后使用 Excel 软件打开"血压 0x34 演示数据 -xxx.csv"，并生成袖带压和脉搏波数据的二维折线图，确认压力阶梯位置与"gStepEndSeq- xxx.csv"进行对比，推算索引偏移，并在静态和动态工程中同时更新 INDEX_OFFSET。

4．将"血压 0x34 演示数据-xxx.csv"与"gStepEndSeq-xxx.csv"复制到静态工程，计算出收缩压、平均压、舒张压和脉率，并与动态工程中的结果进行对比。

# 本 章 习 题

1．血压测量有哪些方法？简述基于测振法的血压测量过程。

2．简述血压测量中的充放气流程。

3．在计算收缩压、平均压和舒张压之前，需要拟合曲线，曲线的横坐标和纵坐标分别代表什么？

4．在压力阶梯的终点，会记录通过串口接收到的数据的编号，最终组成阶梯终点序列，本实验将该序列的变量名定义为 gStepEndSeq，但为什么还要将该序列中的每个编号加上索引偏移？

5．计算脉率时，在每个压力阶梯，截去原始数据的一部分首尾数据，本实验将这个截去点数的常量定义为 CUT_NUM，为什么要截去原始数据的首尾数据？

6．血压监测与信号处理实验及血氧监测与信号处理实验，都需要计算脉率，但是两个实验中计算脉率的方法不同，为什么？

# 附录 A  医学信号采集平台使用说明

医学信号采集平台（型号：LY-A501）用于采集人体五大生理参数（体温、血氧、呼吸、心电、血压）的原始信号，并将这些信号通过 USB 连接线、UART、蓝牙或 Wi-Fi 发送到不同的主机平台，如医疗电子单片机开发系统、医疗电子 FPGA 开发系统、医疗电子 DSP 开发系统、医疗电子嵌入式开发系统、emWin 软件平台、MFC 软件平台、WinForm 软件平台、MATLAB 软件平台和 Android 移动平台等，实现医学信号采集平台与各主机平台之间的交互。

图 A-1 是医学信号采集平台正面视图。其中，左键为"功能"按键，右键为"模式"按键，中间的显示屏用于显示一些简单的参数信息。

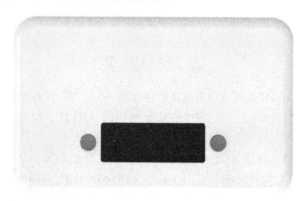

图 A-1　医学信号采集平台正面视图

图 A-2 是医学信号采集平台的按键和显示界面，通过"功能"按键可以控制医学信号采集平台按照"背光模式"→"通信模式"的顺序在不同模式之间循环切换。"背光模式"包括"背光开"和"背光关"，系统默认为"背光开"；"通信模式"包括 USB、UART、BT 和 Wi-Fi，系统默认为 USB。

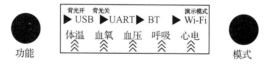

图 A-2　医学信号采集平台的按键和显示界面

通过"功能"按键切换到"背光模式"，然后通过"模式"按键开启或关闭医学信号采集平台显示屏背光，如图 A-3 所示。

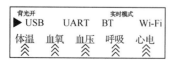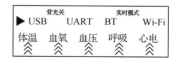

图 A-3　背光开启和关闭

通过"功能"按键切换到"通信模式"，然后通过"模式"按键在 USB、UART、BT 和

Wi-Fi 之间切换，如图 A-4 所示，医学信号采集平台根据选择的通信模式与主机平台进行通信。

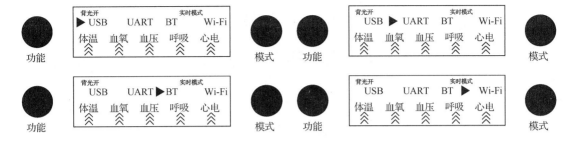

图 A-4 4 种通信模式

图 A-5 是医学信号采集平台背面视图。NBP 接口用于连接血压袖带；SPO2 接口用于连接血氧探头；TMP1 和 TMP2 接口用于连接两路体温探头；ECG/RESP 接口用于连接心电导联线；USB/UART 接口用于连接 USB 连接线；12V 接口用于连接 12V 电源适配器；拨动开关用于控制医学信号采集平台的电源。

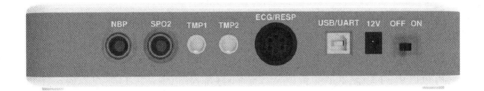

图 A-5 医学信号采集平台背面视图

# 附录 B  MATLAB 程序设计规范
# （LY-STD005—2019）

《MATLAB 程序设计规范》是由深圳市乐育科技有限公司于 2019 年发布的版本为 LY-STD005—2019。该规范详细介绍了 MATLAB 程序设计书写规范，包括排版、注释、命名规范等，还详细介绍了 M 文件模板。遵循代码书写规则和规范可以使程序更加规范和高效，这对理解和维护代码起到至关重要的作用。

## B.1  排版

版式虽然不会影响程序的功能，但会影响可读性。程序的版式追求清晰、美观、使看代码的人能一目了然。

（1）将 Tab 键设定为 4 个空格，以免用不同的编辑器阅读程序时，因 Tab 键所设置的空格数目不同而造成程序布局不整齐。对于由开发工具自动生成的代码可以有不一致。

（2）相对独立的程序块之间、变量说明之后必须加空行。

（3）不允许把多个短语句写在一行中，即一行只写一条语句。

（4）在两个以上的关键字、变量、常量进行对等操作时，它们之间的操作符之前、之后都要加空格。

例如：

```
a = b + c;
a = a * 2;
a = b ^ 2;
p = 'a';
if a ~= b
for k = 9 : -1 : 3
packIn(i) = bitor(packIn(i - 1), 128);
```

## B.2  注释

注释是源码程序中非常重要的一部分，通常情况下规定有效的注释量不得少于 20%。其原则是有助于对程序的阅读理解，所以注释语言必须准确、简明扼要。注释不宜太多也不宜太少，内容要一目了然，意思表达准确，避免有歧义。总之，该加注释的一定要加，不必要的注释就一定别加。注释遵循如下原则。

（1）边写代码边注释，修改代码的同时修改注释，以保证注释与代码的一致性。无用的注释要删除。

（2）注释的内容要清楚、明了，含义准确，防止注释二义性。

（3）避免在注释中使用缩写，特别是不常用的缩写。

（4）注释应考虑程序易读及外观排版的因素，使用的语言若是中、英兼有的，则建议多使用中文，除非能用非常流畅、准确的英文进行表达。

# B.3　命名规范

标识符的命名要清晰、明了，有明确含义，同时使用完整的单词或常用缩写，避免使人产生误解。

较短的单词可通过去掉"元音"形成缩写，较长的单词可取单词的头几个字母形成缩写，一些单词有大家公认的缩写。

例如：message 可缩写为 msg；flag 可缩写为 flg；increment 可缩写为 inc。

## 1．三种常用命名方式介绍

（1）骆驼命名法（camelCase）。

骆驼命令法是指混合使用大小写字母来构成变量和函数的名字。例如，用骆驼命名法命名的函数 printEmployeePayChecks。

（2）帕斯卡命名法（PascalCase）。

与骆驼命名法类似。只不过骆驼命名法是首字母小写，而帕斯卡命名法是首字母大写，如 DisplayInfo。

（3）匈牙利命名法（Hungarian）。

匈牙利命名法会在变量名前面加上相应的小写字母符号标识作为前缀，标识出变量的作用域、类型等。这些符号可以多个同时使用，顺序是先 m_（成员变量），再简单数据类型，最后其他。例如，m_iFreq 表示整型成员变量。匈牙利命名法关键是，标识符的名字以一个或多个小写字母开头作为前缀；前缀之后的是首字母大写的一个单词或多个单词的组合，该单词（或单词组合）要指明变量的用途。

## 2．函数命名

MATLAB 系统中的函数命名采用全部单词字母小写的方式。为了区别 MATLAB 系统中的函数，同时确保函数名能够体现函数完成的功能，可采用"动词+名词"的形式。关键部分应该采用完整的单词，辅助部分若单词太常见可采用缩写，缩写应符合英文的规范。每个单词的第一个字母大写，如 AnalyzeSignal、SendDataToPC、ReadBuffer。

## 3．变量

MATLAB 是弱类型语言，强调灵活、直接、高效、易懂。因此一般不在变量前添加表示数据类型的前缀，但在一些有特殊用途的变量前添加前缀仍然是必要的。在对变量进行命名时，建议按照以下原则：应用范围比较大的变量应具有明确意义的变量名，应用范围小的变量使用短的变量名，变量名能应能反映变量的功能、意义。下面分为 4 种情况对变量的命名进行介绍。

（1）对于非全局的普通变量（这些变量的有效区域限于小范围），建议采用骆驼命名法，即首字母小写，如 timerStatus、tickVal、restTime。

（2）考虑到 i 和 j 在 MATLAB 中代表虚数，对于循环变量，建议使用 k、m、n、p、q 命名变量，或者采用以 i 和 j 为前缀的骆驼命名法，即除了 i 和 j 外，其余单词的首字母大写，如 iCnt、jDec、iIndex。

（3）对矩阵的灵活运用是 MATLAB 最大的特色，但有时这会造成理解上的困难。为便于理解代码，建议在大范围被调用的、数据量庞大的矩阵前面加 arr，或者后面加 Seq，如 arrRecDat、arrNIBPCmd、arrPulseRate、recDatSeq、nibpCmdSeq、pulseRateSeq。

（4）为了最大限度地降低模块之间的耦合，建议在必要时使用全局变量，全局变量按照

"g+变量类型+变量名（首字母大写）"的格式命名，由于 MATLAB 对变量类型不敏感，所以有时也可以省略变量类型，如 gArrPackRawDat、gArrUnpackRawDat、gHeartRate。

### 4．常量

命名常数应该采用所有字母均大写的方式，且使用下画线分隔单词，如 MAX_VALUE、COLOR_RED。

### 5．控件命名

MATLAB 的控件种类非常丰富，这些控件还有丰富的回调函数，控件的标识（tag）命名和控件的回调函数命名应遵循以下原则。

（1）控件的标识（tag）命名应该采用小写字母，用下画线分隔单词，第一个单词取控件的默认英文名称，如 edit_pack_din、text_unpack_dout、uipanel_unpack、pushbutton_pack。

（2）控件的回调函数命名应该采用 MATLAB 默认的命名规则，即控件的标识名与回调函数名以下画线连接，如 edit_pack_din_Callback、edit_unpack_dout_CreateFcn。

## B.4　M 文件模板

MATLAB 的 M 文件分为脚本文件和函数文件，这两个文件的后缀均为.m，但是前者的图标是 🖹，后者的图标是 🖹。脚本文件不需要输入参数，也不需要输出参数，按照文件指定的顺序执行命令，计算过程中的变量保存在基本工作区，因此脚本文件中的变量相当于全局变量。函数文件既可以有输入参数，也可以有输出参数，函数文件中的变量只在运行期间有效，运行完毕就自动从内存中清除，因此函数文件中的变量相当于局部变量。

### 1．脚本文件

脚本文件的模块注释位于文件的最前面，第一行为脚本文件的简要概述，第二行是一些比较详细的解释，详细解释之后是版权信息，示例如下。

```
1.   %    血压监测与信号处理实验脚本文件
2.   %    计算收缩压、平均压、舒张压和脉率
3.   %    COPYRIGHT 2018-2020 LEYUTEK. All rights reserved.
```

### 2．函数文件

函数文件的第一行为函数定义行，函数定义行之后的连续若干以%开头的注释行即为帮助文本，用于描述该函数的功能。建议帮助文本的第一行用于简要说明该函数的功能，从第二行开始是该函数的详细说明，如函数的详细功能、用法、输入和输出参数说明、注意事项、开发和修改日期等，帮助文本的最后一行是版权信息，示例如下。

```
1.   function unpackOut = Unpack(unpackIn)
2.   %    根据袖带压对脉搏波进行聚类处理
3.   %    输入参数 unpackIn 为解包前的数据
4.   %    输出参数 unpackOut 为解包后的数据包
5.   %    COPYRIGHT 2018-2020 LEYUTEK. All rights reserved.
```

# 参考文献

[1] 胡晓冬，董辰辉. MATLAB 从入门到精通. 北京：人民邮电出版社，2010.

[2] 陈垚光. 精通 MATLAB GUI 设计. 北京：电子工业出版社，2011.

[3] 余胜威，吴婷，罗建桥. MATLAB GUI 设计与入门实践. 北京：清华大学出版社，2016.

[4] 沈再阳. MATLAB 信号处理. 北京：清华大学出版社，2017.

[5] 温正. MATLAB 科学计算. 北京：清华大学出版社，2017.

[6] 王广，邢林芳. MATLAB GUI 程序设计. 北京：清华大学出版社，2018.

[7] 赵骥. Matlab 基础与实例教程. 北京：清华大学出版社，2018.

[8] 温欣研，刘浩. MATLAB R2018a 从入门到精通. 北京：清华大学出版社，2019.

[9] 罗华飞. MATLAB GUI 设计学习手记. 北京：北京航空航天大学出版社，2020.

[10] 王赫然. MATLAB 程序设计. 北京：清华大学出版社，2020.